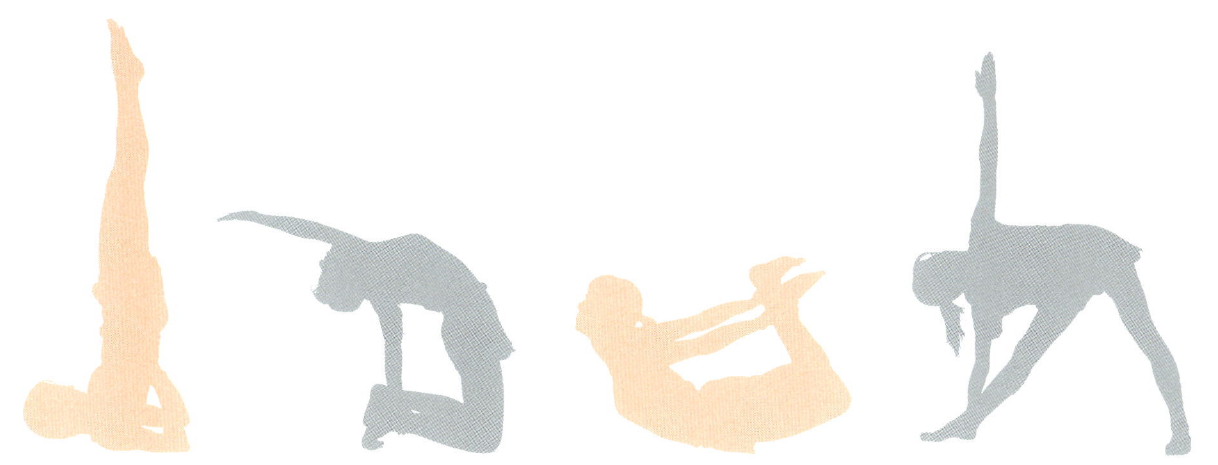

77の基本ポーズで分かる

龍村式ヨガレッスン

龍村 修

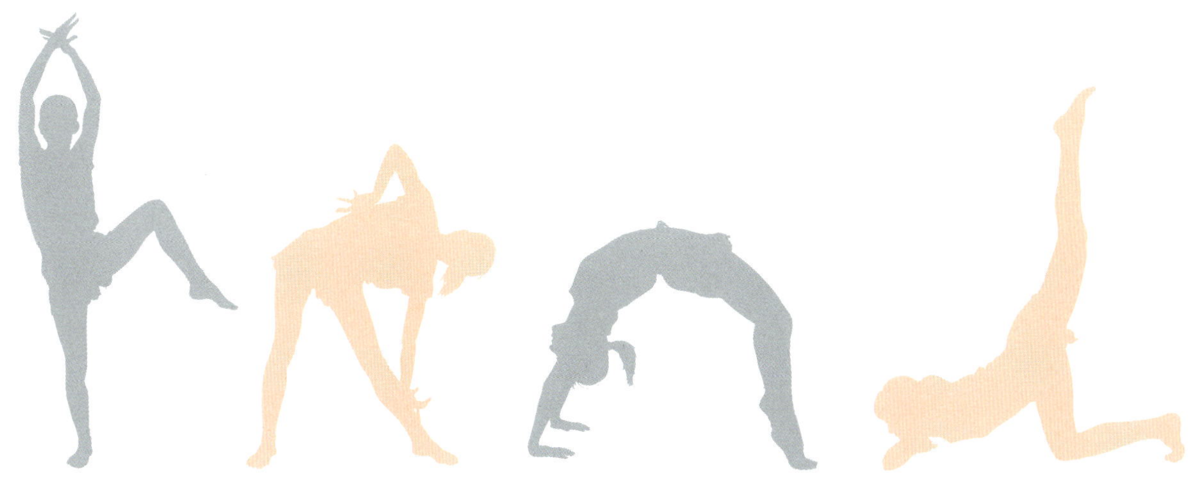

日貿出版社

本書の構成と留意点について

- ●サブタイトルで表記した77の基本ポーズとは、3章に掲載した各症状を改善する修正行法のことです。
- ●修正行法は便宜的に症例別で構成しておりますが、原理的には「生命の声を聞く」ことから生まれています。その意味で一つのポーズは心身全体の改善を目指したものといえます。修正行法の総合性と独自性が本書の主題です。
- ●掲載した行法は、比較的取り組みやすいポーズを中心にしました。
- ●また、本書のポーズはすべて一人で行えるものですが、各教室では互いに補強しあえるペアやグループで行えるものも実践しています。
- ●痛みを伴い、また不快なポーズは避けてください。
- ●一種類のポーズが終わったら、必ず「くつろぎのポーズの基本形」に戻り、呼吸が整ってから次に移ります。
- ●回数はその日の心身の状態に合わせて行います。また、左右の手足を替えて行う体操では、基本的にやりにくい方を多く、やりやすい方を少なく行うようにします。

はじめに

この本は、師である沖正弘先生が開発されたヨガ修正行法を原点とし、私が四十五年以上にわたり実践した行法とその成果を紹介したものです。

沖先生の著作は、本書の版元でもある日貿出版社から『ヨガのすすめ』をはじめ『冥想ヨガ入門』など和文・欧文含め、数多くが刊行されてきました。そして一九七八年に刊行された『呼吸体操によるヨガ修正行法』は、私が編集指導を担当させていただいたものですが、沖先生が開発された「修正行法」という沖ヨガ独特のヨガ行法は、世界中で実践されている修行法の中でも類を見ないものとなりました。

ヨガ修正行法を実際にやってみると、普通のヨガのポーズを実践するだけでは開けてこない生命の不思議世界が立ち現れてきて、ヨガの世界がグンと広がります。私自身が日本のみならず海外で修正行法の指導をさせていただくと、もっと勉強したいというヨガの指導員がたくさん出てくるのです。

また、能力開発や治病という面で、非常に効果を発揮する行法であり、さまざまな病気や異常な状態から救われ、また能力面で伸び悩んでいた人が壁を破り目標に到達されています。

さて、自分は健康であると思っていても、ほとんどの人たちが何らかの「ゆがみ」を持っています。そのために心身の不調感があり、各種の症状や愁訴が治りにくくなっていたり、本当はもっと能力があるのに発揮されず、ゆがみでブレーキがかかったりしている場合があります。本書ではそのゆがみを知り、改善することからスタートしています。ぜひゆがみを軽視しないで、自分のゆがみに気づいてください。

私自身、現在までにヨガに関する思想から実技面にいたる解説書を数多く出版しておりますが、本書に収録された解説と行法はその基本となるものです。お手元において、皆様の心身の改善にお役立ていただければ幸いです。

二〇一九年七月吉日　龍村　修

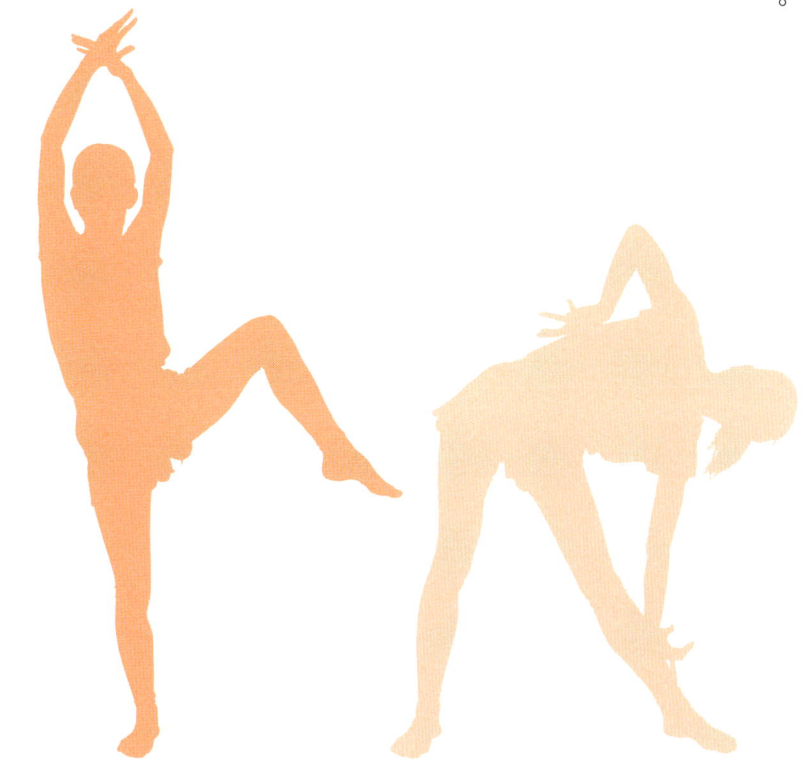

77の基本ポーズで分かる 龍村式ヨガレッスン◉目次

第1章 ヨガ修正行法の基本

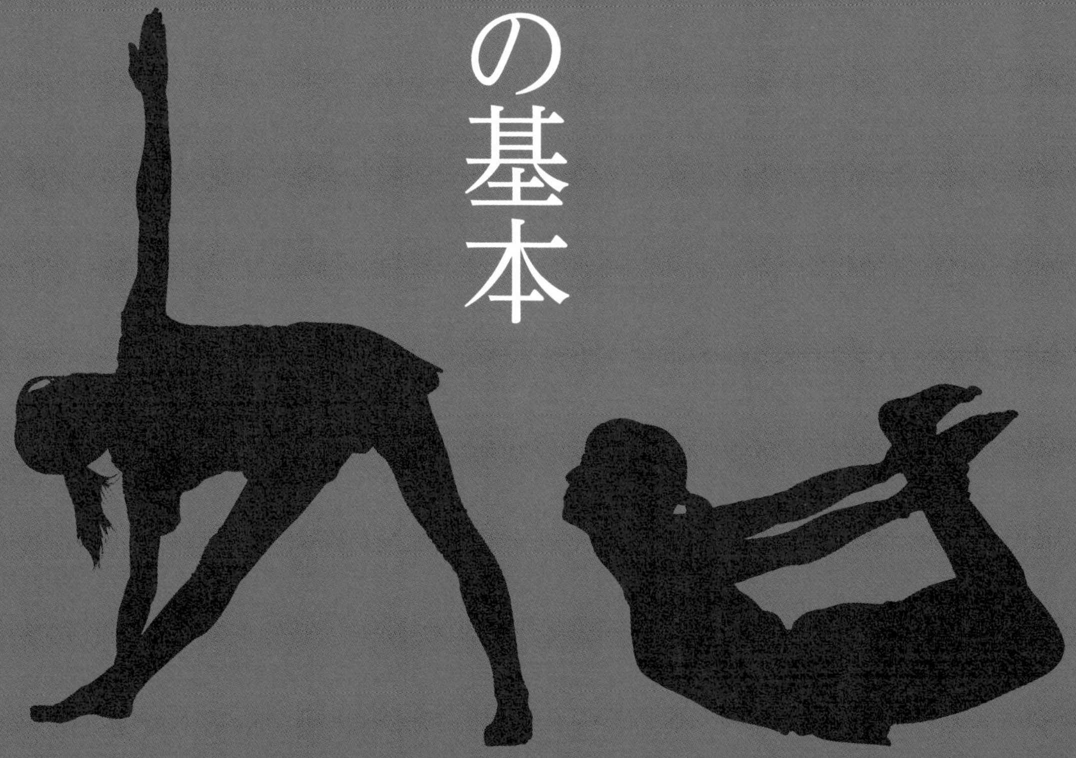

ヨガとは何か

ヨガとは「生きる」という唯一の目的のために、良いと言われているもののすべての中から、体験によって真実を体得しようとする学行です。

沖ヨガ道場では、各種の健康法を実際に一つ一つ行い、その効果の事実を判断し、その体験の統合により何が本当で何がウソかをはっきりとさせてきました。そして、その中から長所を導き出し、行法に取り入れています。例えば健康法と思われているものでも、そのものだけを続けていると異常体になることもあるし、部分的な刺激によって体力が低下したりします。ですから、正しく行えばヨガのポーズや冥想行法が健康法として完璧で、かつ最上のものとなるのです。

ヨガは、本来人間は健康であるのがあたりまえ、という考え方に立っています。病気や不健康という状態も、それ自体が本来あるのではなくて、悪を革新して健康を回復する働きが起こっているのです。また、生命の働きは適応性の働きですから、ある種の異常が起こると必ずそれに拮抗する反対の体制が起こってきて、自然にバランスが取れるようになっています。そして、この自然的なバランス回復法が修正行法なのです。ですから、ヨガではどんな病人でも決して病人扱いはしません。病人ほど、健康人以上に健康人扱いをし、健康人ぶらせ、宗教的奉仕活動をさせないと決して治らないのです。病人の健康法は、健康人以上に健康に生きる工夫をして生命の喜ぶ生き方をすることです。

ヨガでは、生命が神であり、お互いが尊い存在であるから長生きしなければならないのであり、個性別に生まれてきているということは、各人特有の使命があることである、と説いています。この真理が分かってくれば、なぜ生まれてきたのか、どのような生き方をしなければならないのかが自然と理解できます。

さらにヨガでは、最上に健康になる秘訣、最上に生きる方法は、生命が喜んでくださる生き方をすることである、と教えています。生命が喜ぶ生活とは、自分の能力が完全に発揮でき、自分が他の生きることに協力して、自他ともに満足することができることです。このような生き方をすることが、すなわち健康の原則であり、治病の原則であり、また長寿の原則なのです。

人間性を高めるヨガ修正行法

人間の身体の異常を正す時、生命体としての全体的調和ということを理解しなければなりません。人間も動物の一種類であり、肉体を保持しているのですが、精神をもって生活しているのです。この肉体と精神の結合体である人間を考える時、ヨガは肉体面よりも、精神（仏性）及び生活の面をより大切に考えています。

西洋医学は、病気の検査を中心とした分析によってとらえ、薬物やメスを用いて部分的かつ対症的な方法を施しており、症状によってはきわめて有効なものです。

また、東洋医学は、生命そのものを流動的なものとして、病が変化するにしたがって方法も変化していきます。ヨガは、この東西両医学の長所を取り入れると同時に、さらに詳しく個別的に見て、人間を精神面、生活面から総合的にとらえています。

ヨガの場合、哲学であるという意味で、精神面、生活面を重視していますが、この点、東西両医学は肉体面に偏っています。

ヨガの修正行法は、東西両医学よりも、より根本的であり、全体的、段階的、総合的なのです。それは、他物に頼らないことを原則とし、すべての訓練が工夫されているからです。この訓練の特徴は、仏性を開発し、高めることに協力しうる体に訓練することです。仏性が高まり整うためには、肉体の生理的能力が高まり、自律神経が整わなければなりません。その方法が他物に頼らず丹田力を高めることなのです。

この視点に立って、修正行法の目的は、心身の異常を正すのみならず、心身生活全体にあるゆがみや、偏りなどのアンバランスを取り除き、生命体に潜在しているバランス維持回復力がスムーズに働けるようにすることです。

このゆがみや、偏りといった悪条件とは、生活面では習慣であり、心理面では常識や学説への執着であり、体の面では、悪癖、姿勢のゆがみであり、また環境の面では風習、伝統などです。これらはすべて、変化、バランス、安定という自然法則のブレーキとなるもので、生命本来の力の発揮をじゃまするものです。

修正呼吸体操について

修正呼吸体操とは、修正行法（呼吸法、食事法、心理法、生活法など）の一つで、姿勢と動作のゆがみのくせを修正することにより、呼吸を正常にし、自然的に血行と神経の働きを整え、それによって心身の働きが整い高まるようにするのが目的です。すなわち、正常体（自然体・健康体）ならば、当然起こるはずのバランス回復に必要な姿勢や動作や息づかいが、病人、特に慢性病者の場合には、にぶっていて働けなくなっていますから、このにぶらせている筋肉及び骨格上の悪条件を取り除くために、本来ならば無意識的に自然に起こるであろうポーズや運動や呼吸を意識的に行うものです。

また、脳は緊張と弛緩のバランスが取れている時ほど、正常に働きますが、体にゆがみがあると偏った刺激が続くことになり、神経の働きが偏り、脳の働きが異常になり、バランスの取れた平常心を保つことがむずかしくなります。

そして、ゆがみがあると、バランス維持のために、余分な力を消耗しなければならないので、たとえ発病しなくても、疲労しやすくなり体力も低下します。このゆがみがブレーキとなって能力が発揮できないだけでなく、体力を発病の方に使うことになります。

修正呼吸体操で、このゆがみや偏りの無理が除かれると、自然に血行が良くなり、神経ホルモンの働きが整い、筋肉も柔軟化して骨格も正常になり、その結果、気分が良く、呼吸が深くなり、くつろぎ、やすらぎ、治る力（自然治癒能力）が高まります。仕事、スポーツ、勉強を行う場合に修正呼吸体操を行ってからやると、能力が十分に発揮できます。

修正行法の基本的な考え方

ヨガでいう修正という概念とその指し示している内容をここで確認しておきます。

矯正法でなく、修正法

沖ヨガでは、ゆがんだ体を相手にして、外から何らかの力を加えて正しい位置へ戻そうとする方法を矯正法と呼び、修正法と区別しています。修正法は生命の働きの邪魔をしているブレーキに気づいて、自分の生命に聞きながら、自身の力でそのブレーキになっているものを外して、本来生命が持っている自己修正の能力を発揮させることです。補助者と共に行う場合がありますが、施術者(整体師等)が患者に行うものと異なり、その意味で治療法ではありません。ヨガでは真実=自然法則の体得(悟り)を求めて行う訓練を行法と呼んでいますが、これが「修正」行法なのです。

修正行法はインドの語では、アカルマ行法(無業化行、浄業行)ですが、本書で扱うのは呼吸修正の分野で、全体としては、修正呼吸法、修正食事行法、修正心理行法、修正生活法などがあります。従って正しくは、体を動かしますが体操ではなく、業(悪習慣)の浄化法であり、氣・呼吸の癖を浄化して、自然法則にそった状態にする行なのです。

氣のゆがみを見る

伝統的な人体観では、肉体以外に、氣・エネルギーの動きや心の動きも一つの「体」とみて、その氣・エネルギーの状態を見ます。私たちは、「氣が上がっている」と言ったり、「氣が落ち着く」と表現しますが、それらは氣の状態を指した言葉です。肉体と氣の体の関係で言えば、氣の体レベルで氣の状態が先に変化して、それから肉体のレベルが変わるので、肉体に表現される前に「氣のゆがみ・アンバランス」があり、その結果が肉体にだんだん現れるとみます。「心身の変化に先んじて、呼吸が変化する」(沖正弘)という言葉は、呼吸=氣であり、肉体の変化の前に、生命のエネルギーの動きの変化があるという意味です。沖ヨガでは、診断法で肉体のゆがみを見ますが、実際にはその奥の氣のゆがみの状態を見ます。

ゆがみの分類と修正のポイント

肉体に現れるゆがみから実際のゆがみを分類すると、ほとんどの人は次の五種類のゆがみを多少は持っているので、五つのゆがみが入り混じっているものと思えばよいでしょう。正常なゆがみの範囲であればよいのですが、気づかずにそれを放っておくとだんだんゆがみが強くなり、異常を生じるようになります。異常がある人を見ると、ゆがみが必ずあります。病名などに関係なく、ゆがみを除く方法を実行すると、自然に異常が取れて行きます。

あらゆる異常は、一つだけのゆがみしかないのはまれですから、どれがゆがみの中心かを判断して、そのゆがみを修正することを中心にしながら、全体的に修正する必要があります。

①上下型は逆重心型とも言います。考えすぎで、頭の方にいつも氣が上がっている状態のために、肩や首がこり、頭痛がしたりして、神経症、ノイローゼにかかりやすくなります。現代人は体をあまり動かさずに、頭ばかり使っている人が多いので、このゆがみは誰でも持っています。

②屈体型は、ほとんどは前屈型のゆがみです。背骨が生理的湾曲以上に強く曲がっている型で、猫背体型がその例です。前屈みでパソコンに向かっ

〈ゆがみの種類〉	〈異常を生じやすい系〉	〈主関連腰椎〉	〈修正のポイント〉
①上下型（重心の上下）	脳・神経系	1番	首・腹
②屈体型（前屈）	呼吸器・循環器系	1番、5番	肩・恥骨
③偏り型（左右の偏り）	消化器系	2番、4番	手・腰
④捻れ型（左右の捻れ）	泌尿器・生殖器系	3番	首・ひざ・足首
⑤開閉型（開閉のゆがみ）	消化器・生殖器系	4番、5番	骨盤・肋骨

ている人は、前屈体型になりやすくなります。胸部が圧迫されぎみになるので、呼吸器や循環器に異常が生じやすくなります。

③偏り型は、背骨が左右に曲がり、重心も右か左に偏っています。肩の高さや骨盤も、足の長さも左右が違っています。胴体左右に圧迫された側と、引き伸ばされた側ができるので、背中の左右の筋肉のもり上がりや、腹筋も左右の強さや形も違ってきます。利き腕や利き足を無意識に多く使うことがゆがみの一因で、肝臓・胃など消化器系に異常を生じやすいのです。

④捻れ型は、背骨が左右に捻れているゆがみで、③の偏り型は同時に捻れにも左右差ができている場合が多いのです。日常生活で体を捻って使っている場合に生じやすく、振り返る時にいつも右からの人は右に捻れています。ゴルフなども一方に捻るので、捻れからの腰痛や背痛を生じやすいのです。ひざ痛・生理痛・流産癖は捻れが一因です。

⑤開閉型は、骨盤部の開きすぎと閉じすぎや左右に開閉のアンバランスがある型で、捻れや偏りも伴います。横座りをしていると、骨盤の左右のずれだけでなく、股関節部に左右差が出てきます。これが下腹部臓器のうっ血や貧血を起こし、機能を低めます。また、合蹠座法をすると左右のひざの高さに差が出ます。

修正の方法には、消極法・積極法・関連部位使用法がある

具体的な方法には、本人の生命力の強弱や体の状態に応じて、一見は逆に見える方法を、時と場合に応じて個人別に使い分けます。

●消極法（バランス法）

痛みが強くある場合等は痛みを避けて、楽な方向へ、やりやすい方へ、気持ちが良い方へ動かしながら、流すような呼吸法をしながら動きます。病人や体力の弱っている人向きです。操体法という技術はこちらの方法を主に使っています。

●積極法（開発法・強化法）

特に痛みがないが、ゆがみがある状態の時は上記のみでは能力が開発されていきません。そこで、基本的にやりにくい方向へ、慣れていない方向へ、より困難に挑戦して、積極的に負荷をかけて、ただし気持ちが良い（痛快）範囲まで、呼吸が深まるように、呼吸に力を込めて行います。やりにくいことと思っても、無理に行うのではなく生命に聞きながらちょうど良いことを行うのが、ヨガです。無理をすると素人のストレッチ・エクササイズと同じになり、ヨガではなくなります。

病人やいま痛みがある人の場合は、積極法を行うと無理になる場合があるので、消極法のみを行います。

●関連部位使用法

アジアの人体観には、不可視のエネルギー（氣）が体に流れるポイントがあるとしています。いわゆるツボ（経絡／経穴）やナディー／チャクラがそれです。また反射部位といわれているのもそうです。沖ヨガではそれらを一括して関連部位と呼んでいますが、氣の流れの邪魔になっている箇所や硬い所の関連部位を刺激すると、ゆがみが取れたり痛みが消失します。「指ヨガ」や「耳ヨガ」等ではこの関連部位を多用しています。

修正呼吸体操を始める前に

　修正行法、特に修正呼吸体操は型（ポーズ）を取って行うので、普通の体操のように見えるかもしれませんが、そうではありません。修正呼吸体操は型を取るのが目的ではなく、型を取り呼吸を変えることによって起こる、内部の変化を求めて行うものです。つまり修正呼吸体操は、意識層を変化させることによって、無意識層に影響を与える自律行法の一つなのです。あくびとかくしゃみ、せきなどは、身体が無意識的に行っている自然修正法なのですが、それを意識的に行って内在力を喚起するのが、この修正呼吸体操なのです。ですから、この体操を行う時は冥想の状態で正確に行わなければなりません。心を落ち着けて動禅として行い、呼吸を整えて内部を変化させ、くつろいだ人間としての一番自然な状態を回復するのが目的なのです。

　前述したように、修正呼吸体操は本来あくびとかくしゃみと同じもので、その時々の身体が要求する動きをすることなのですから、いつまでも同じ体操を続けるものではありません。ゆがみが修正された後、同じ体操を続けては、効果が出ないばかりか害を生じることもあります。修正呼吸体操は、身体の変化に応じて変えていかなければなりません。

　また、修正呼吸体操は身体の外部から内部へ影響を与えるものですから、さらに効果を上げるには、食事や心といった内部から外部へ影響を与えるものを一緒に行わなければなりません。そうすればお互いに影響し合って相乗効果が生じます。事実、食事前に修正呼吸体操を行えば自分の栄養になるものとそうでないものがよく分かりますし、逆に自分に必要なものを食べていると自然に楽な呼吸ができるような体操をしています。また、鍼（はり）や指圧の前に修正呼吸体操を行えば、鍼や指圧の本当の効果が出ますし、行った後に自律訓練や座禅をすれば、より一層やりやすく、本当の意味で冥想行法になります。

　本書にあげている体操は、ごく基本的なものですから、本当の効果を出すためには、これに個性別の修正行法を加えて行わなければなりません。本来、修正呼吸体操とは、その人の身体がその時に要求する動きをして、その人の自然状態を回復することなのです。

修正呼吸体操を始めよう

　まず、修正呼吸体操を行う時は、食後二時間～四時間以後で、実感としておなかの中に何も入っていない状態が良く、大小便も済ませてから行います。また、服装は楽なものにして、時計・めがね・アクセサリー類をはずします。

　体操に入る前に、柔軟体操を軽く行い、くつろぎのポーズ（後述）を数分取ってから、あくびや伸びも意識的に行った後に開始します。

修正呼吸体操＝呼吸に動きがついたもの

　体操中の呼吸は、伸びやあくびの時のように、深く腹に吸い込んでから、力強く吐きながら行います。また、呼吸と動作は必ず一致させてリズミカルに行います。例えば、足を上げて上下に振る時は、上げた時に吸い、下げた時に吐くようにします。

（注）長い吐息で行えば、注意集中力とくつろぎ力が高まり、また、リズミカルな呼吸は肋骨（ろっこつ）を整え、その開閉力を高めます。

楽しみながら、自分のペースで

　楽しんで、無心に行うことです。早くしようとあせったり、効果を気にしていらだったり、とらわれたり、力んだりしないで、良い気分を味わいながら、にこやかな顔で行います。

正確に、ゆっくり、あきらめずに

　すべての動作は意識的に丹田に力を集中してから、指示通りの正確な動作で行います。そして、各々の修正呼吸体操は、刺激のポイントがすべて異なるので、それらの違いを把握しながら行うようにします。また、仰向けの体操の場合はアキレス腱を伸ばして行います。間違って行うと効果は半減します。

動作は、これ以上できないと思えるところまで、正確に行います（伸ばすところは充分に伸ばし、力を入れるところは充分に入れる）。力を出しきれば緊張、充分にくつろげば弛緩が得られ、バランスが高まってきます。

やりにくい動作（例えば、起き上がる動作）もはずみを使ってやらないことです。動作（ここでは起き上がること）自体が目的ではなく、その動作をやろうと努力することが呼吸や筋肉・骨格に刺激を与え、それが本来の修正呼吸体操を起こす力になるのです。

くつろぎのポーズで心身を整えて

一種類の修正呼吸体操が終わるごとに、必ず「くつろぎのポーズ」を取って（二〜三分）、呼吸が整ってから次のポーズに移ります。このくつろぎのポーズの時、刺激の反応が起きるのです。ですから、正しく行わないと、効果が半減し、また害すら与えます。異常回復力は心身がくつろいでいる時に、最も良く働きます。最後にはくつろぎのポーズを長く充分に取るようにします。

回数は体に相談して決める

その日その時の心身の状態に合わせて、自分で生命に相談して回数を決めればよいのです。「生命に相談する」とは、「今日はこれくらいにしておこう」とか「今日は昨日よりできそうだな」と、自分の体調に合わせて、自分で調子をみながら行うということです。こうすることで、次第に自分の体調の変化にも敏感になっていきます。だからこそ、沖ヨガでは体操の回数を限定しないのです。もし、分かりにくいのなら、基本的には各々の体操のうち、やりにくいポーズは多く、やりやすいポーズは少なく行うのが原則です。一ポーズは二〜七回程度を規準とし、やりにくいポーズは自分にとってより必要なものであるから、より意識を集中して行うようにします。同じく、左右繰り返して行う体操の場合も、やりにくかった方を多く行うのが原則です。一日一〜三回、朝・夕・夜などに行い、毎日続け、やりにくいポーズができるようになったら、回数を減らして軽くやればよいのです。

修正呼吸体操後は心と体も変化する

修正呼吸体操を始めるといろいろな変化が心身に現れますが、ぐっすり眠れるようになったり、体が軽く感じられるようになるだけでなく、人によっていろいろの部分が痛くなったり、眠気が強く起こったり、ゲップ・せき・タンが出たりして、諸々の異常を感ずる時があります。それらは一時的現象で神経がマヒしていたのが敏感になって異常が治ろうとする時に起こるのです。反応の特徴は一日の間でも変化があり、練習を続けていくと、自然に異常感もなくなってしまうことです。

快感・痛快・苦痛と呼吸で分かる生命の声

縮んでいるところを伸ばそうとしたり、何かの動作をしようとすると、快感や苦痛を感じる場合があります。

ヨガでは、「快感」は生命が喜んでいることを知らせてくれていると理解します。快感にはゆるむ快感と、締まる快感、痛快感があります。また、「苦痛」を感じる時は、生命がそれをしてはいけないと教えていると理解します。従って苦痛になるまでやってはいけません。

しかし一見、苦痛に思える「痛快」もあるのです。特に身体がこって固くなっている人は、簡単な刺激でも苦痛を感じ、逃げようとしますが、よく味わってみると、痛快感である場合が多いのです。ですから、その感覚をよく見極めて、痛快感の範囲ならば、呼吸も楽になり、気分も良くなりますから、やることが生命に従うことになります。生命の声は呼吸が楽になり、気分が良くなることで分かります。

丹田の働きについて

本書では丹田力について解説して行きますが、ここで丹田の働きについて整理しておきましょう。

バランス維持の中心

まず、丹田は肝臓や胃のような人体内にある物質的な概念ではなく、古代の賢人が発見した生理的なバランス維持の働きの中心点です。それは具体的には次のようになります。

①物理的、力学的バランス維持の中心点

丹田に氣を集める動作を繰り返していると、例えば柔道など武道で相手が押そうとしても押されにくく、投げようとしても投げられにくくなります。また、一般のスポーツでも安定した動作になります。氷の上を普通の靴で歩いても滑りにくくなります。

②生理的、化学的バランス維持の中心点

古来、丹田に氣を集めれば、健康・長寿になることが経験的に説かれていますが、それは生命のバランス維持の働きに協力するからです。すなわち、人間の体は、血液中のpHや体液のミネラルバランスが常に一定に保たれているように働き、また自律神経（交感神経・副交感神経）やホルモンは拮抗的に働いていますが、丹田に氣を集めることによって、この恒常性維持の機能（ホメオタシス）が強化されてくると言われています。

③自然治癒力、免疫力の働きの中心点

修正行法の基本行の一つに「笑いの行法」があります。笑っている時の呼吸を真似ることから始め、意識的に笑いながら本当におかしくなるまで笑うようにするものです。笑っている時には下腹が締まり、丹田部に自然に力が集ります。笑いは呼吸の変化や心の変化を伴いますが、医学の世界では精神神経免疫学という分野も登場し、心の状態が、従来から知られていた自律神経系や内分泌系だけでなく、免疫系にも大きな影響を与えていることが、医学的に立証され始めています。

腹式呼吸法の中で、特に意識的に丹田に力を集める呼吸法を丹田呼吸法といいます。この方法は丹田に力がこもり、自然治癒力や免疫力の強化に役立ちます。腹式で吸息したあと、下腹部がある程度ふくらんだままで、肛門を締め、息を吐きながら同時に腹をへこませないで、息を下腹に押し込む気持ちで横隔膜を下げると、下腹をゴムマリのようにすることができます。丹田を中心に、上下と前後から締めるようにするわけです。七、八割程度この状態で吐息してから、下腹の力を抜き、残りの息は腹をへこませながら吐きます。吐き切ったら、腹式呼吸でゆっくりと吸息していきます。こうすると、一回ごとに丹田が充実してくるのが分かります。

④心理的バランス維持（仏性）の土台として

修正行法では、人間の生理状態はそのまま心理状態に影響し、心理状態はすぐに生理状態に影響すると考えています。つまり丹田力が高まると心理的安定力、つまり仏性が高まるようになり、両者の強さは比例します。この丹田力と仏性力を同時に高め整える行法が、生命力強化法になります。

心のリラックス能力

かつてのヨガ道場には、難病の人たちがたくさん訪れてきて、長年にわたり実践的に研究させていただきました。その経験から言えることは、どんな病気の人でも、ヨガを食・息・動・心の生活全体で行って、その結果、明るくなって心の緊張が解けて、上半身の力が抜けてきた人ほど、難病が早く治癒していくのは事実だということ

です。逆に、病気を「絶対に治すのだ」と執着している人は、心が緊張したままになるからか、治癒の働きにブレーキがかかってしまいます。その意味では、心の放下力（リラックスできる能力）はそのまま治癒力であり丹田力になるのです。

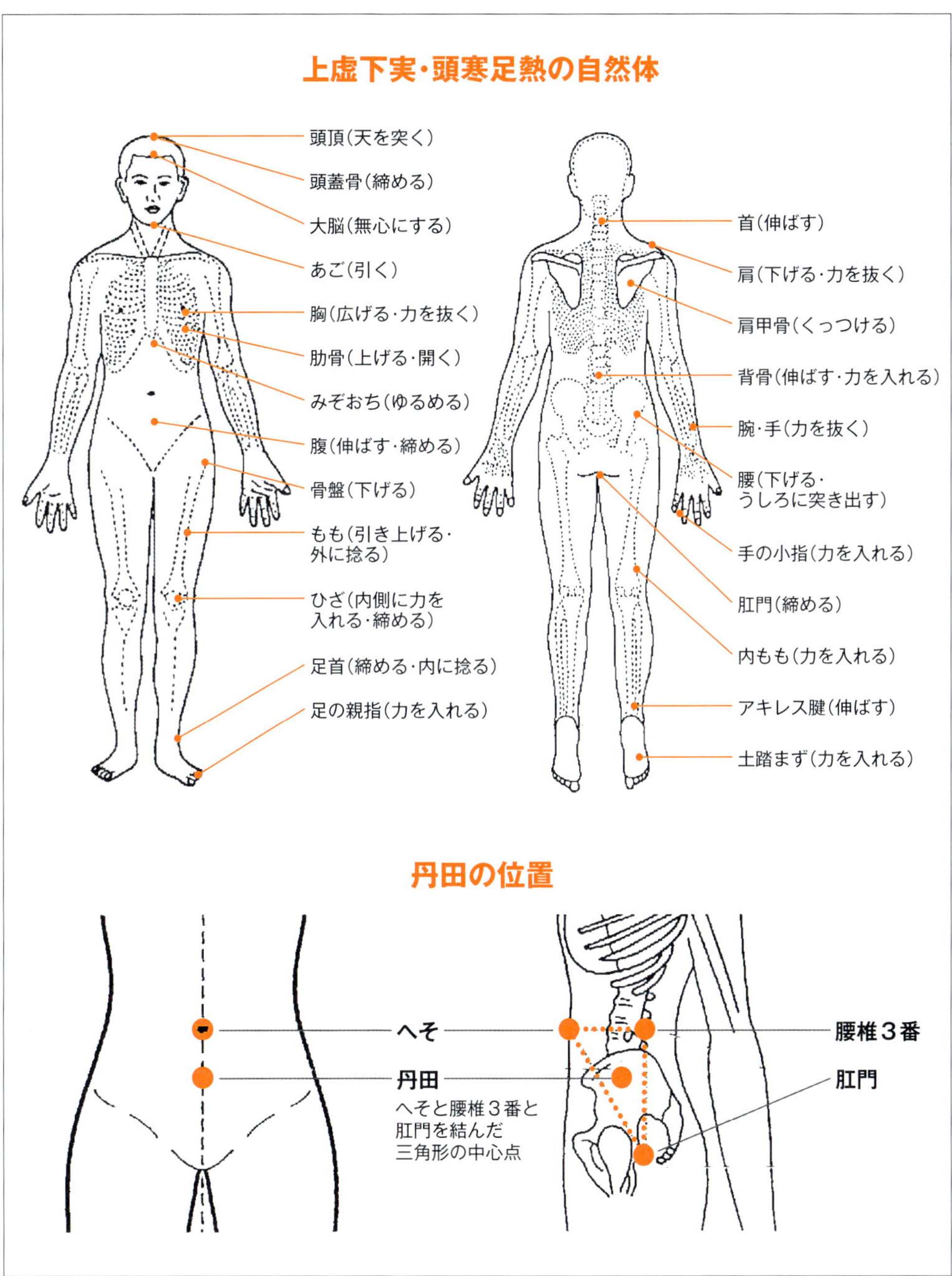

丹田に氣を集めるコツ

丹田にエネルギーや氣を集めるコツはいろいろありますが、生活の中ですぐにできて、だれでも実践できる三つの方法を紹介します。

①常に肩・首・腕・手の力を抜き、緊張が残らないようにする

こまめに肩や首を回したり、両手を頭上で組んで上方へ腕を伸ばすようにして、パッと脱力したり、腕をぶらぶらさせる（スワイショウ：氣功の基本動作）などが有効です。

②腰を下げて、腰と足の親指やひざの内側に力が集まる姿勢や動作

相撲の四股踏みは、丹田に氣を集めるための典型的な動作です。また、空手でいう騎馬立ちの姿勢も、自然に脚部と肚に氣と力が集まってきます。

③機会あるごとに、息を吐きながら下腹を締め、同時に肛門を意識的に締める

満員電車の中でも、歩いている時でも会議中でも、いつでも気がついたら、数回、意識的に下腹を締めながら息を吐き、肛門を締めることを一日に何回でも行います。

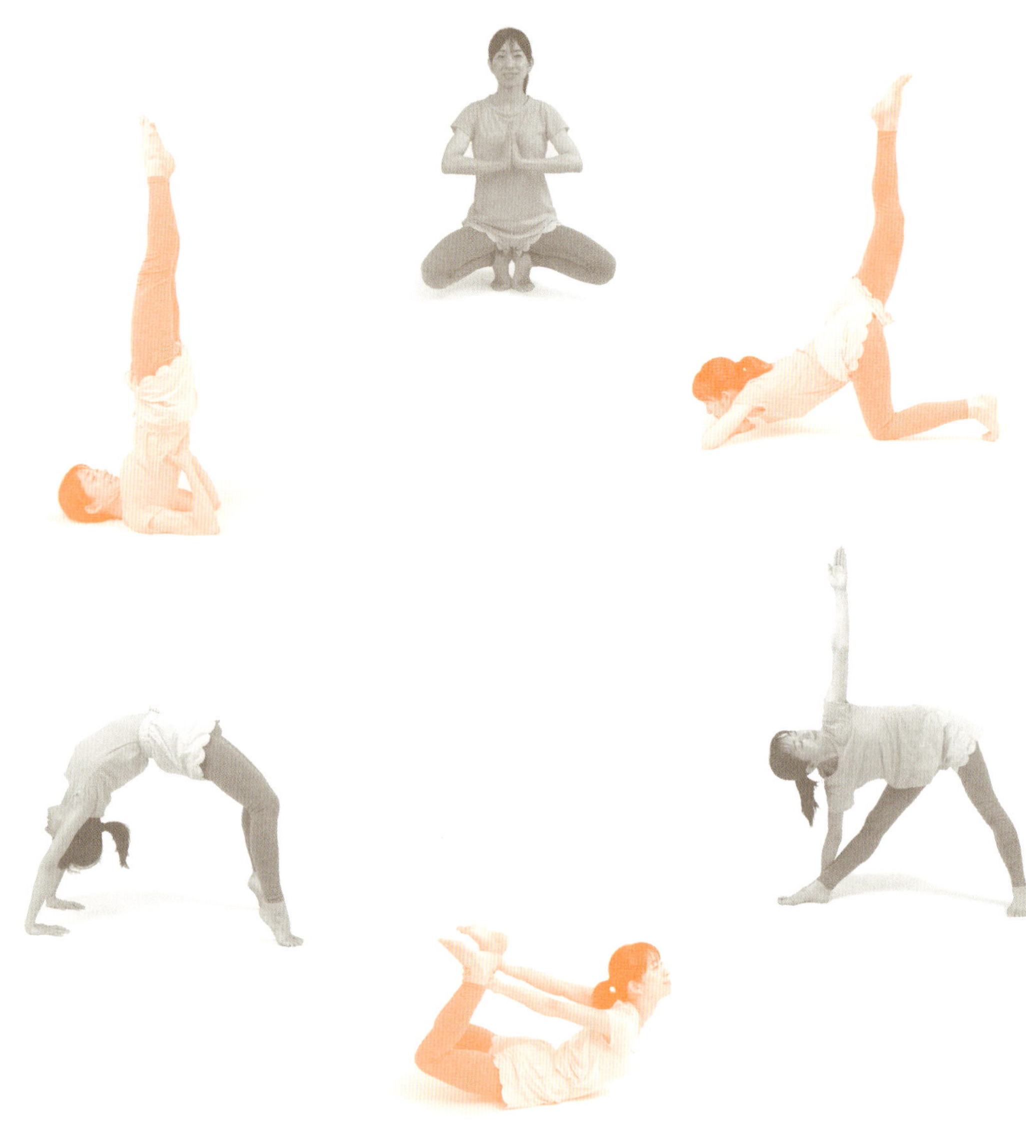

第2章 準備行法

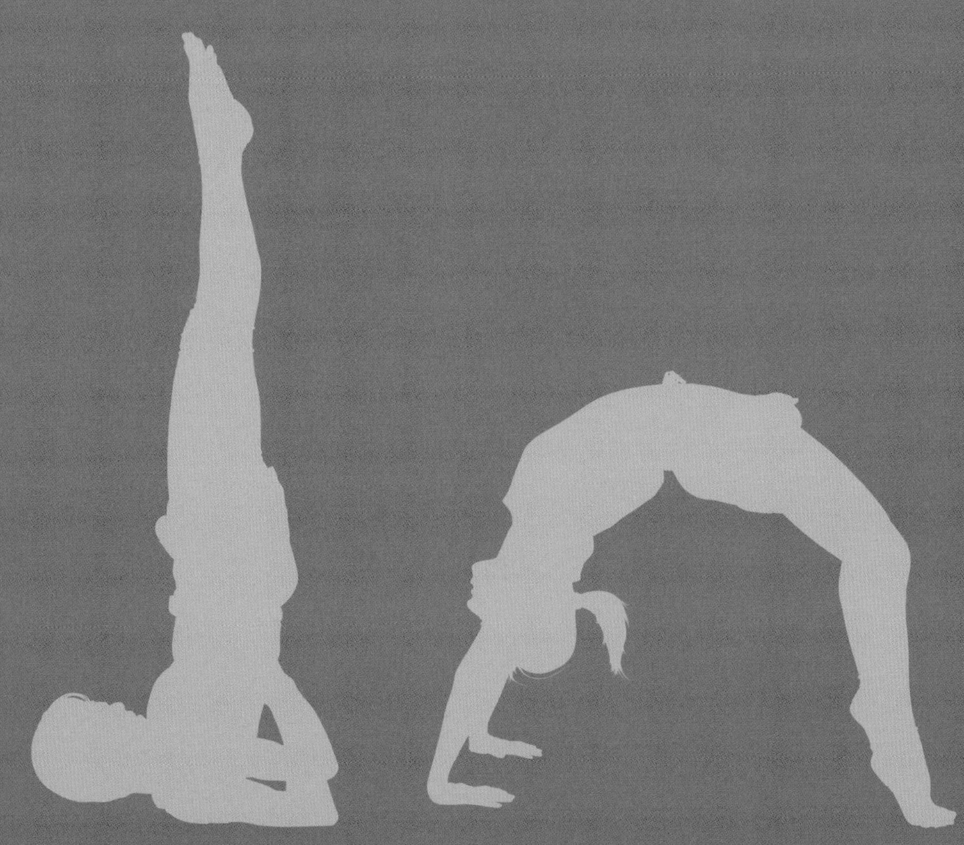

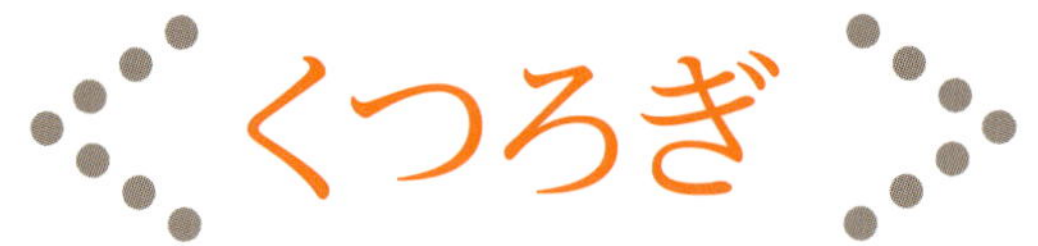

くつろぎ

くつろぎのポーズは単なるリラクゼーションではなく生命（自分を活かしている力）に目を向けることで、冥想への導入になります。くつろぎの中で自己の内部を観察し、筋肉内部の緊弛の感覚や気血の流れの感覚に意識を向けることで、体内の意識力を高めます。

❶ くつろぎのポーズの基本形（すべてのポーズの前後に行う）

足も手も30度位に開き、あごを軽く引き、口をぽかんと開け全身の力を抜いて、床に身体を投げ出す気持ちになる（手のひらは上向き）。意識的に深い呼吸へ移っていき、一息吐くごとに身体から緊張が抜けていくとイメージする。

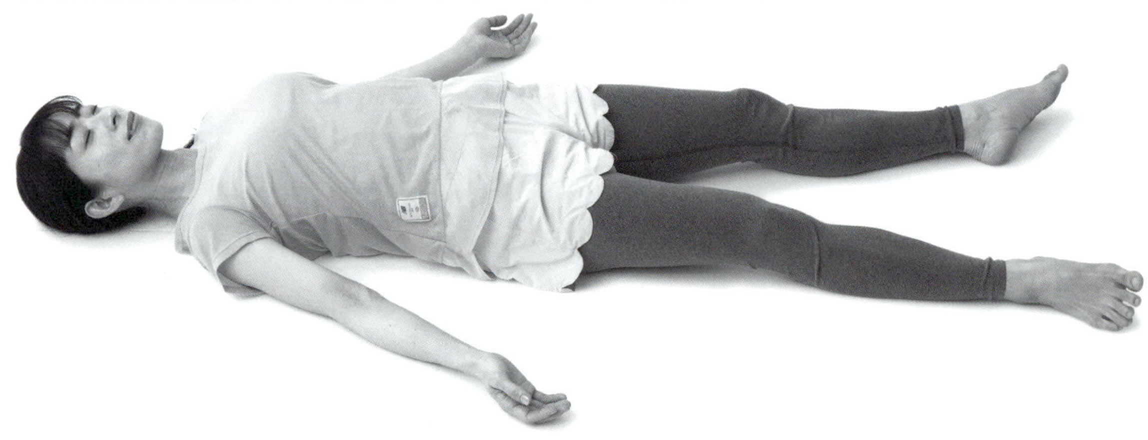

❷ 伸展と弛緩の基本（上下と左右の伸びで全身をくつろがせる）

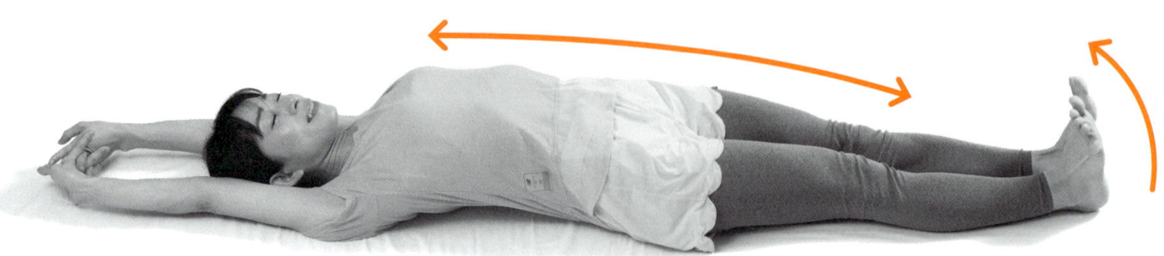

A：仰向けになりアキレス腱を伸ばし、両手を頭の上で組んで手のひらを外向きに返し、息を吐きながら全身を上下に伸ばして伸びとあくびをする。

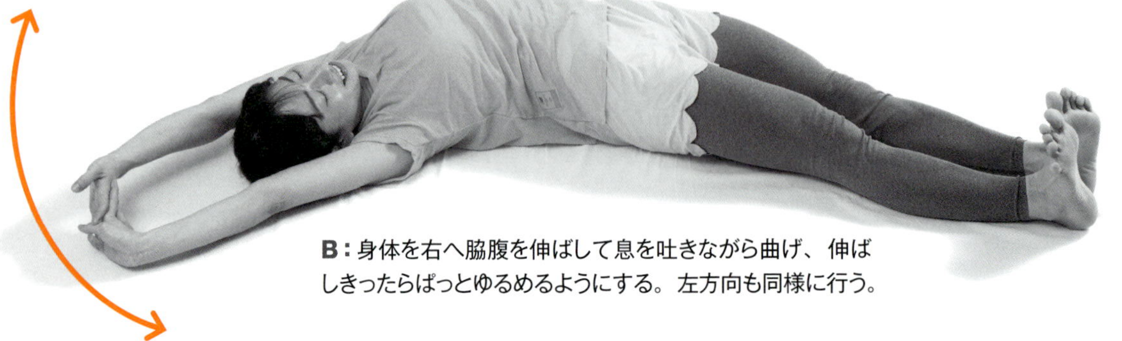

B：身体を右へ脇腹を伸ばして息を吐きながら曲げ、伸ばしきったらぱっとゆるめるようにする。左方向も同様に行う。

❸ 体側伸展が苦手な人に（体の側面のこりや縮みを取る）

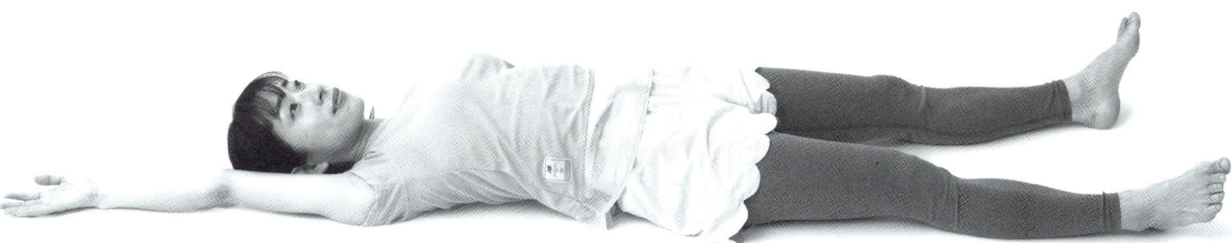

A：仰向けになり、息を吐きながら右手を上へ、左手は下へ伸ばす。

B：息を吸って吐きながらアキレス腱を伸ばし、右手と右足を思い切り伸ばす。

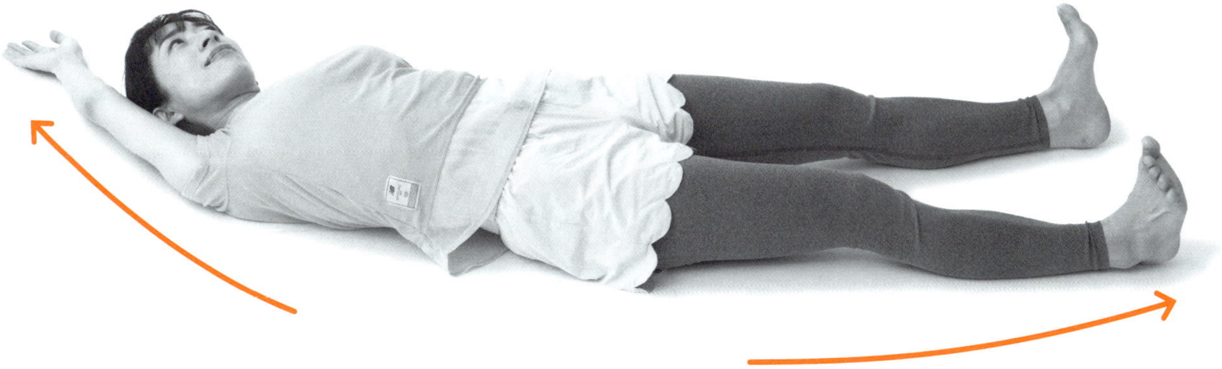

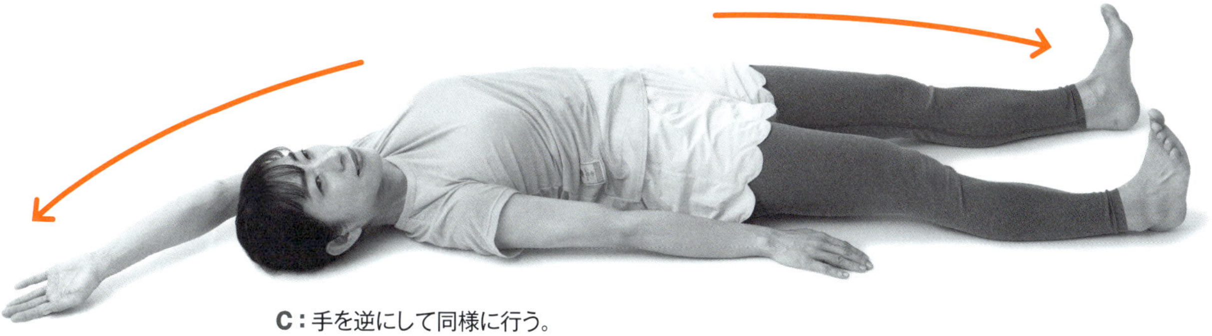

C：手を逆にして同様に行う。

❹ 腰が硬く骨盤が開きにくい人に（腰の緊張を取る）

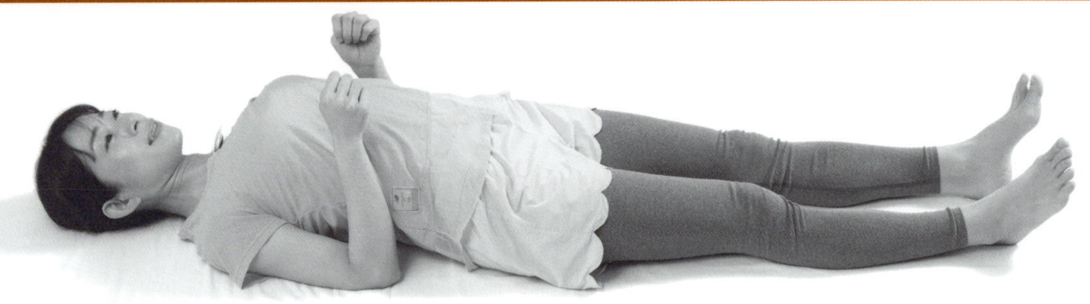

A：仰向けになり、ひじを立てて胸の横で両手の握りこぶしを作る。

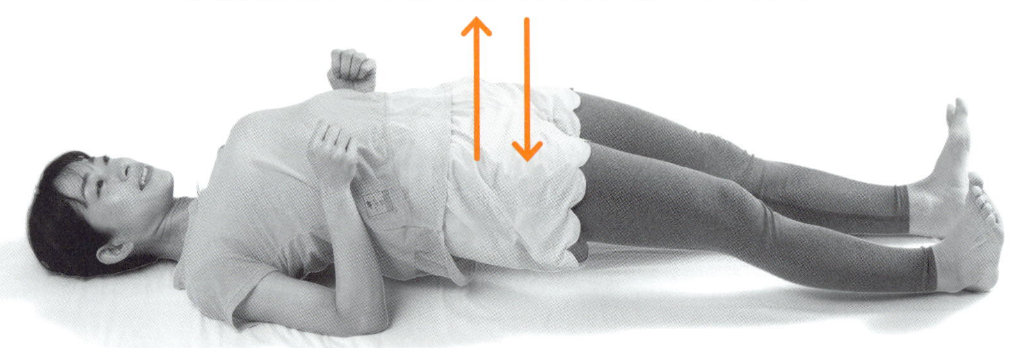

B：アキレス腱を伸ばし、息を吸いながら腰を思い切り上げて、腰に力を入れてハッと息を吐くとともに力を抜きストンと落とす。この動作を数回繰り返す。

❺ 肩がこる人に（上背部や肩部のこりと縮みを取る）

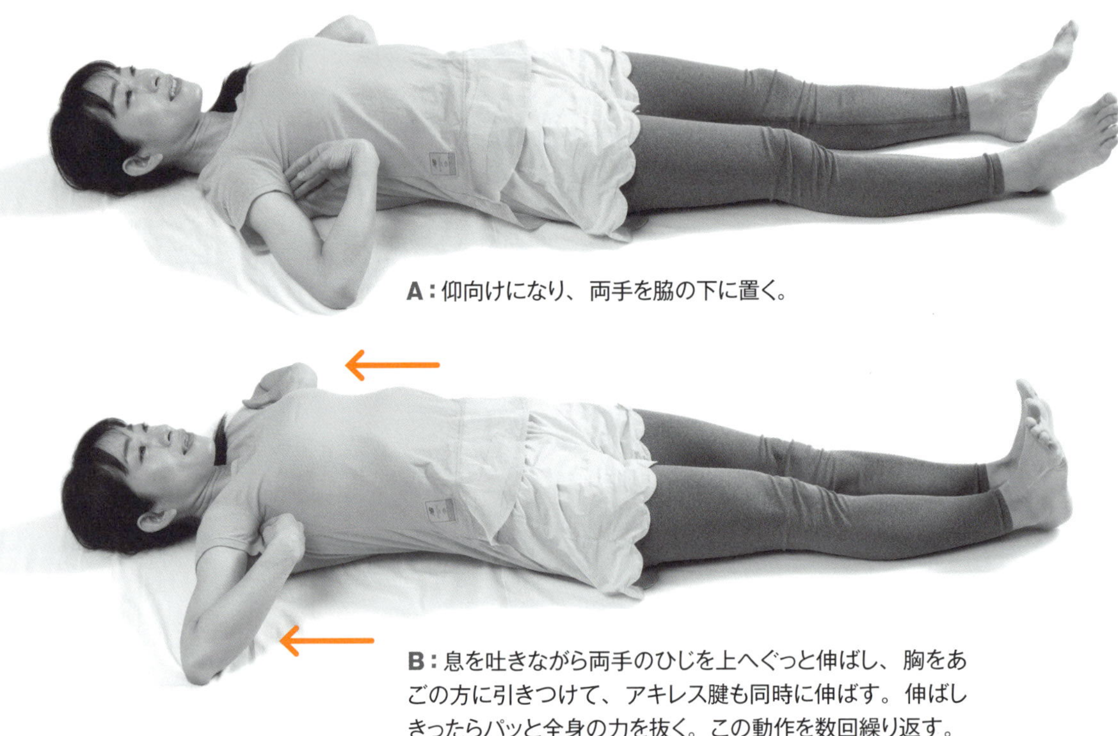

A：仰向けになり、両手を脇の下に置く。

B：息を吐きながら両手のひじを上へぐっと伸ばし、胸をあごの方に引きつけて、アキレス腱も同時に伸ばす。伸ばしきったらパッと全身の力を抜く。この動作を数回繰り返す。

❻ 首がこり、寝つきの悪い人に（首部のこりや緊張を取る）

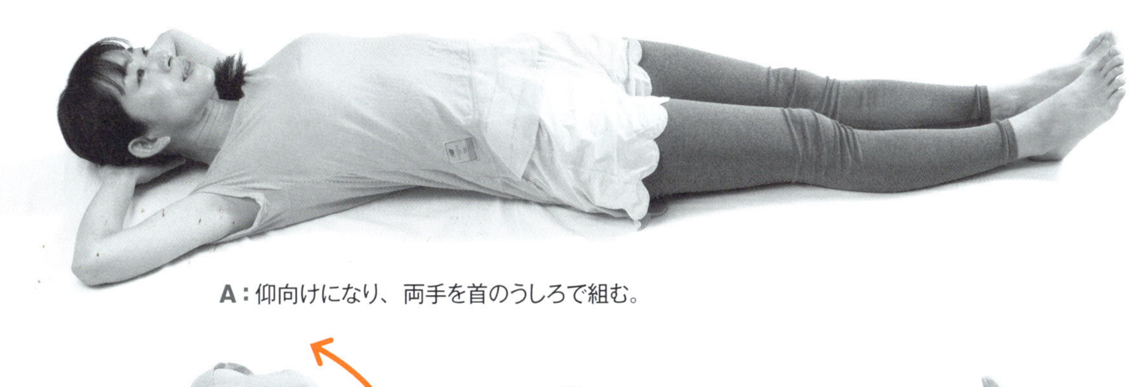

A：仰向けになり、両手を首のうしろで組む。

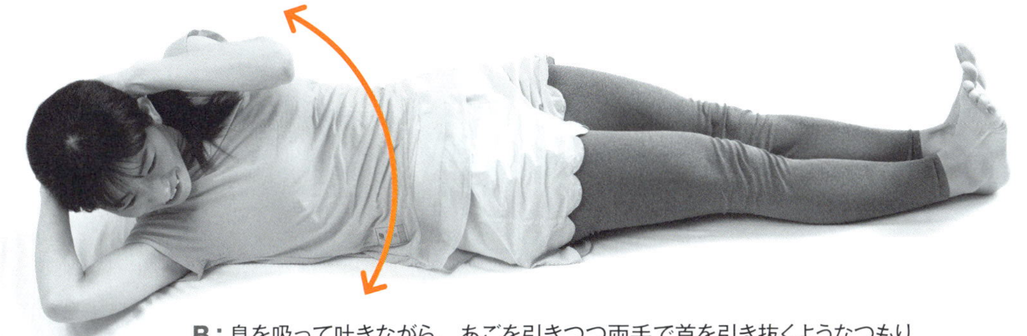

B：息を吸って吐きながら、あごを引きつつ両手で首を引き抜くようなつもりで左の首裏を伸ばし、同時にアキレス腱も伸ばす。同様に反対方向も行う。

❼ 呼吸が息苦しい人、寝起きの悪い人に（胴体の捻れや縮みを取る）

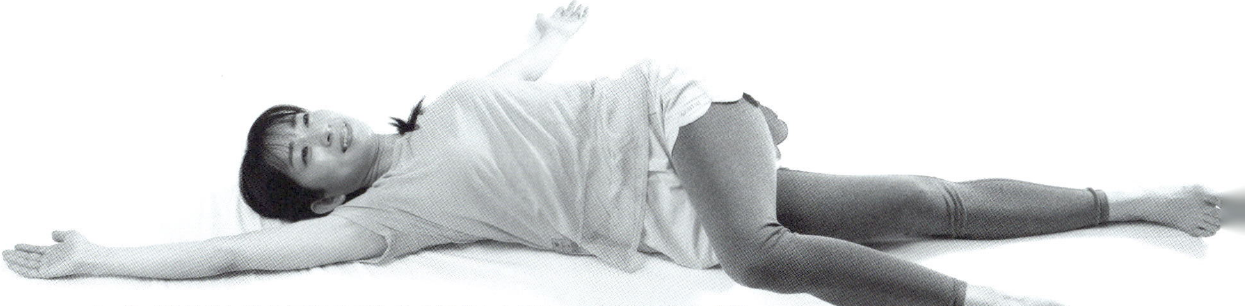

A・B：朝起きた時の気持ちで自分の好きなように、思い切り全身の伸びとあくびを意識的に繰り返す。なお、普段横向きでないと眠むれない人は、体が捻れているということである。

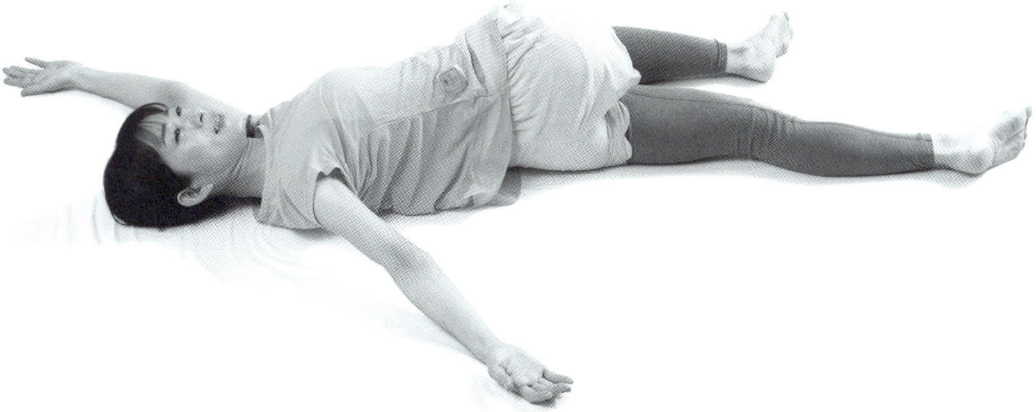

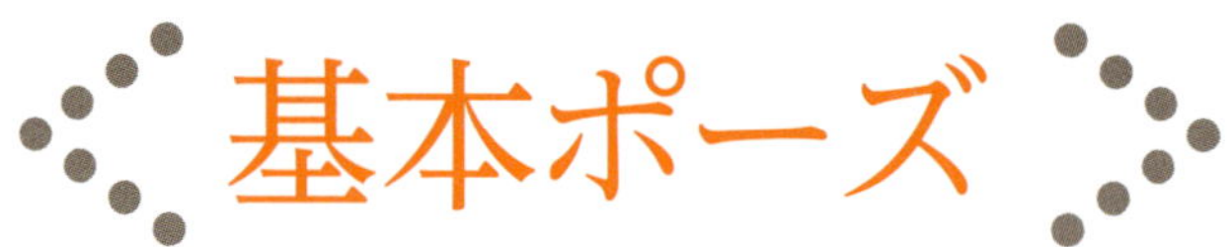

基本ポーズ

本書では、これから解説する各種の修正呼吸体操の中でさまざまなポーズを紹介していますが、まず、基本となるポーズとその生理的および心理的効果を解説していきます。実際の修正体操では各所にそれぞれのポーズが採用されていますので、よく練習して下さい。

❶ ネコのポーズ

《生理面の効果》

猫のように全身をしなやかにして老化を防ぐ。縮みつまった背中を伸ばし、氣の流れを良くして、自律神経の安定を導く。

《心理面と美容面の効果》

心の緊張や興奮を取り除き、神経を休めるので心の適応性が高まる。また腹部の脂肪を取ってウエストからヒップ、足にかけての線を整えて美しく引き締める。

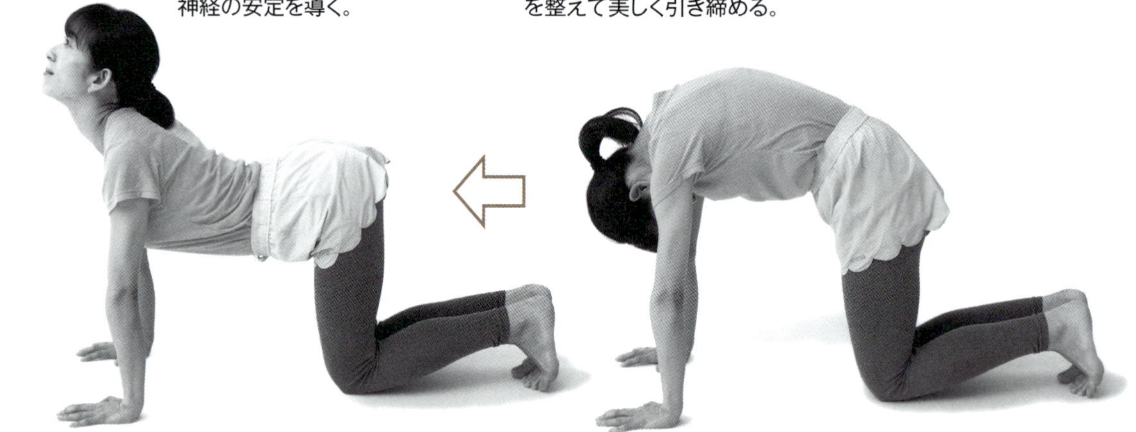

❷ コブラのポーズ

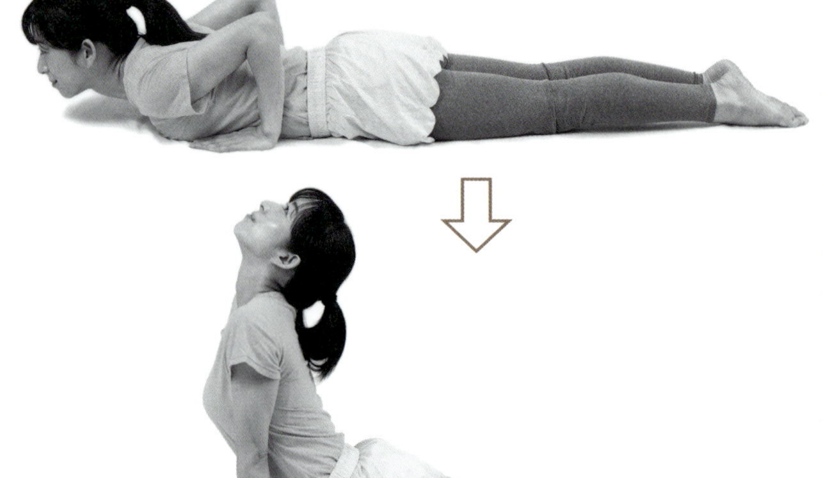

《生理面の効果》

胸筋と腹筋が伸び、その上ぐんと後屈するので胸筋の萎縮硬化、肋骨の下垂と開閉力失調、腹筋の無力化、内臓圧迫、腰筋力低下、腰椎の前湾曲失調を解消する。また肺が強化され心臓の血行が促進され、消化能力、特に排泄力が強まり、さらに脊椎の弾力が増し生殖器異常にも効く。

《心理面と美容面の効果》

自然に気力が充実し、自信が出て実行力が高まる。バスト・ヒップを発達させ、ウエストを締め、背中の無駄な肉を取って美しいプロポーションが作れる。

❸ 前屈のポーズ

《生理面の効果》

足裏・背中・首などの筋肉と背骨を伸ばし、老化を防ぐ。また腎臓の調子を整え、肝臓と脾臓の肥大を治し、生殖器・直腸・前立腺・子宮・膀胱などに豊富な血液を供給する。

《心理面と美容面の効果》

意欲的、創造的な精神を呼び覚ます。また腹部全体の筋肉を強く縮めるので脂肪が取れ、腰部・腹部が引き締まり、ヒップとウエストの均整が取れ美しくなる。

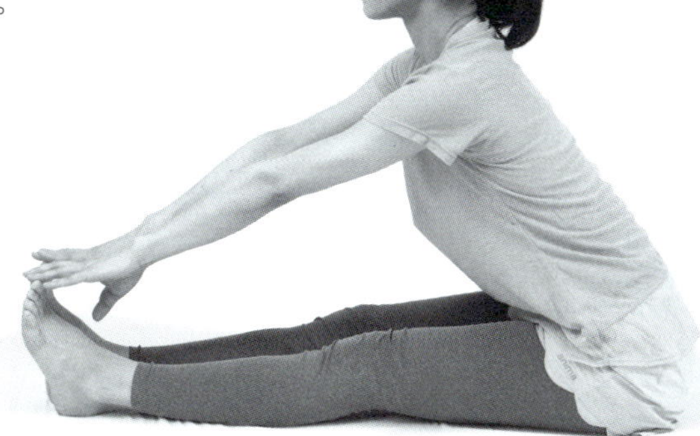

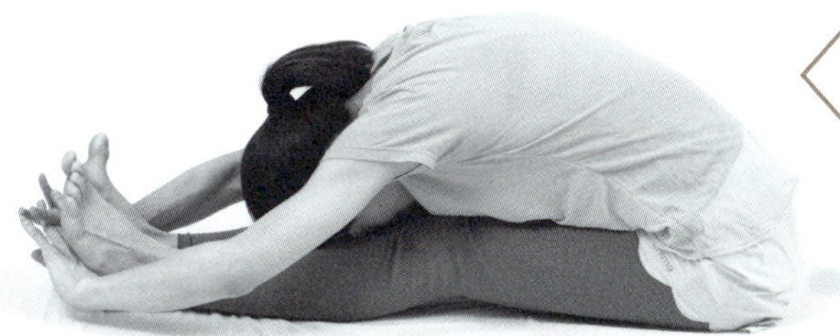

❹ 魚のポーズ

《生理面の効果》

胸郭を広げ、呼吸力を高める。肝臓・脾臓・腸や生殖器の機能を高め、肺の強化、心臓の血液循環の促進、背中のうっ血を排除する。

《心理面と美容面の効果》

胸の筋肉が開くので性格が陽気になりくつろいだ気分になる。また、腰と腎臓が引き締まって活力が湧き、生活に張りが出てくる。

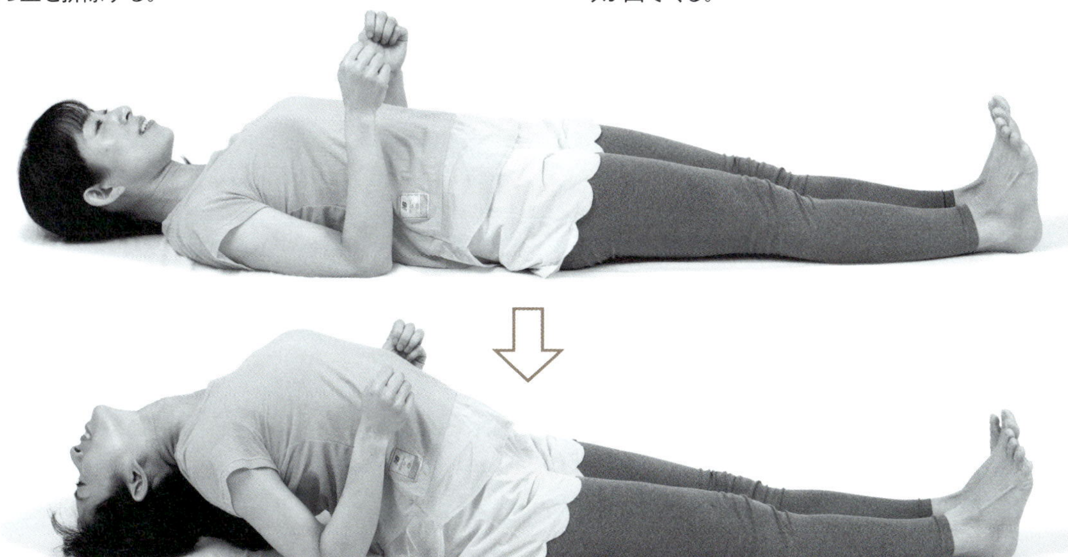

❺ 逆さか立ちのポーズ

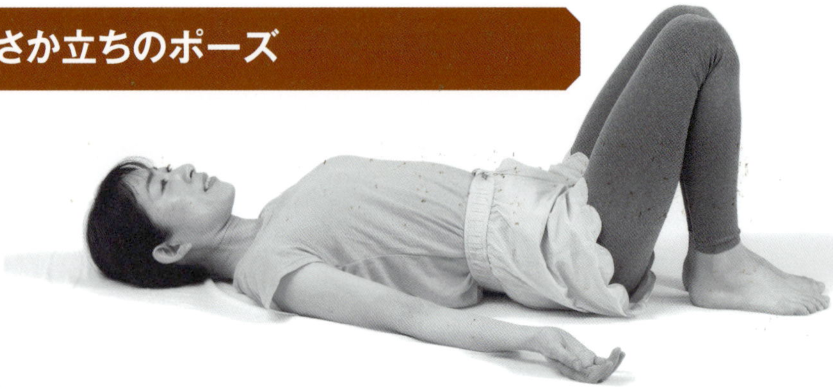

《生理面の効果》

あごを胸につけて首を伸ばし、甲状腺を強く刺激し、頭部・腹部・背骨の血行を良くする。若返りの効果の他、脊髄の造血機能を高め、内臓の下垂、胃・腎臓・子宮の位置異常に効き目を示す。足と腹部の血行、ことに肝臓の血行不良によく効く。

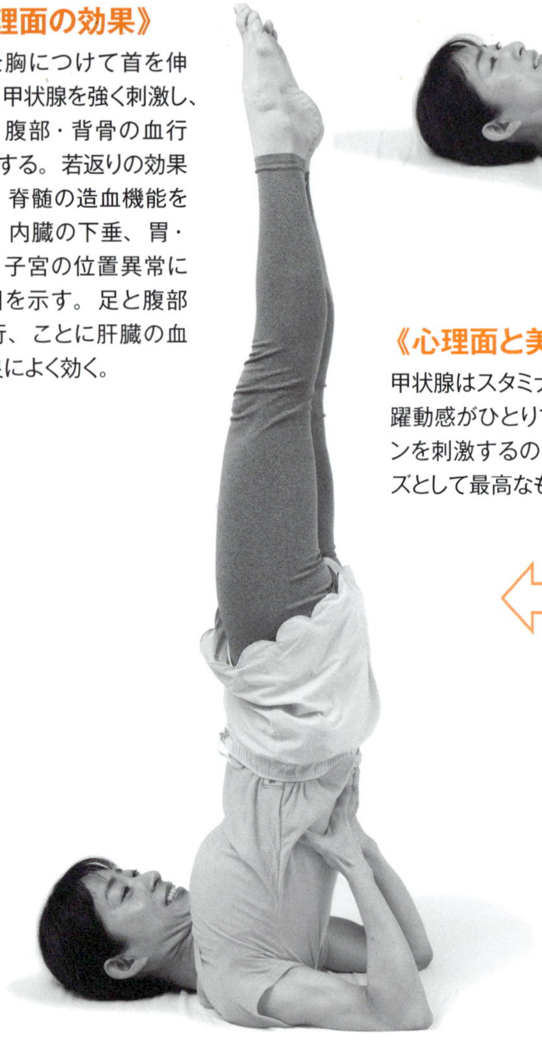

《心理面と美容面の効果》

甲状腺はスタミナ腺なので、元気はつらつとした躍動感がひとりでにみなぎってくる。またホルモンを刺激するので、全身的に若返り、美容ポーズとして最高なものになる。

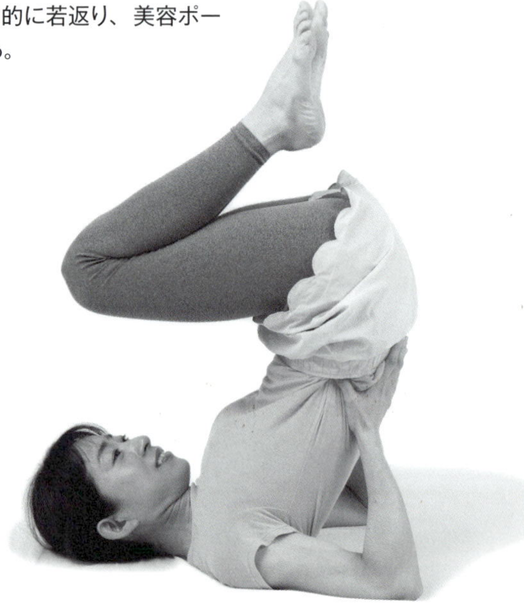

❻ 三角形のポーズ

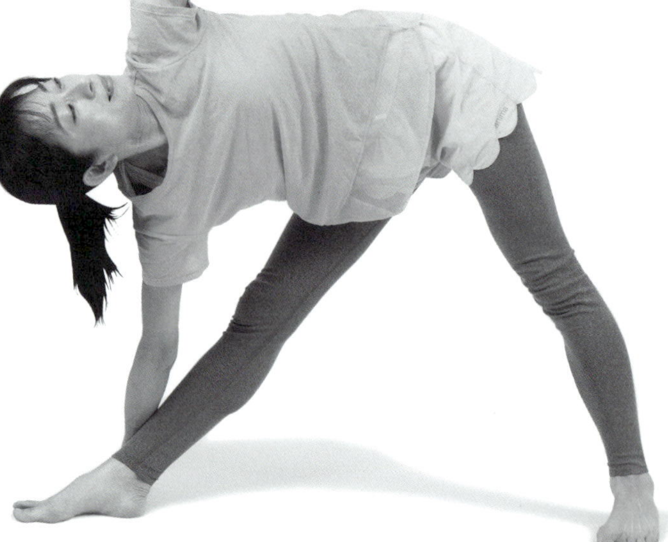

《生理面の効果》

骨盤を整え、脇腹や胸の筋肉の萎縮硬化を取り去り、その影響でゆがんでいた姿勢や内臓の位置異常、器官のうっ血または貧血などの異常を治す。さらに腸の蠕動運動を促進して、便秘や下痢を解消する働きもある。

《心理面と美容面の効果》

身体の姿勢の左右のバランスを回復するので、自然にイライラした状態を取り除き、大らかな落ち着いた気分をもたらす。また片寄った姿勢が直るので、足を長くスマートにする効果がある。

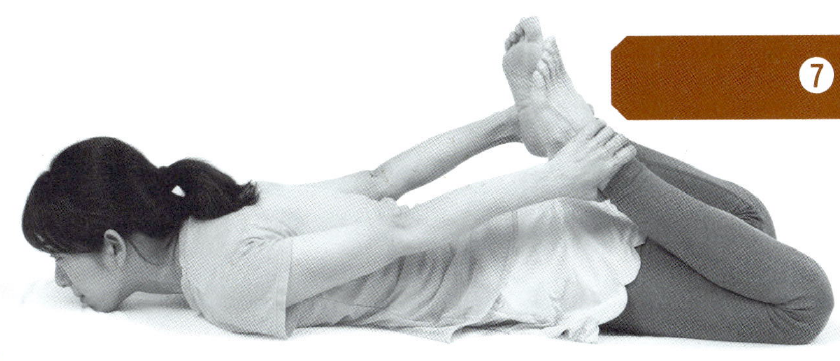

❼ 弓のポーズ

《生理面の効果》

背中と腹の筋肉に充分な刺激があるので、内臓全体に効果が及ぶ。また各内分泌腺を活動させ脊椎全体を強める。特に性腺の活動を高めるので、インポテンツ・不妊症・月経不順などに効果がある。さらに腰筋と腹筋の刺激で、便秘・消化不良・リューマチ・太り過ぎにも効果がある。完成ポーズのリズム呼吸で内臓がマッサージされるので、特に座ったまま仕事をしている人にはすばらしい疲労回復になる。

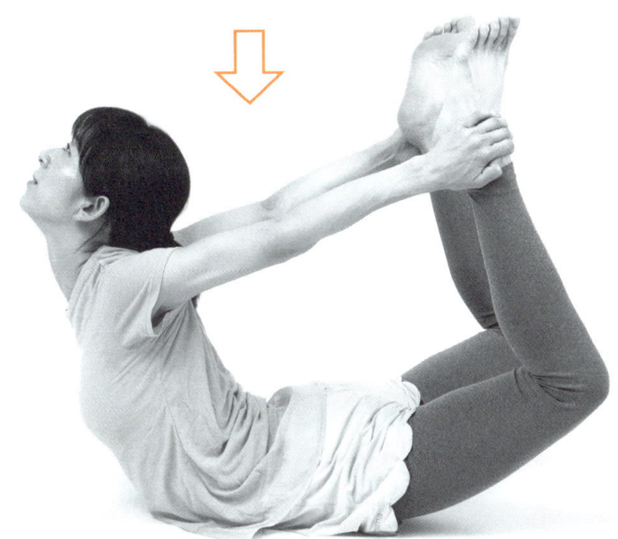

《心理面と美容面の効果》

積極性を呼び覚ます効果がある。また胸を反らすのでバストを発達させ、ウエストを強く締めてヒップを豊かにする。

❽ アーチのポーズ

《生理面の効果》

背中と胸、腹部の筋肉全体に刺激を与え、血行を良くして、内臓全体に効果を及ぼす。特に内分泌腺を活発にして、性腺の活動を高める。また腹部の筋肉をよく伸ばすことによってうっ血を取り、前屈姿勢を矯正する。

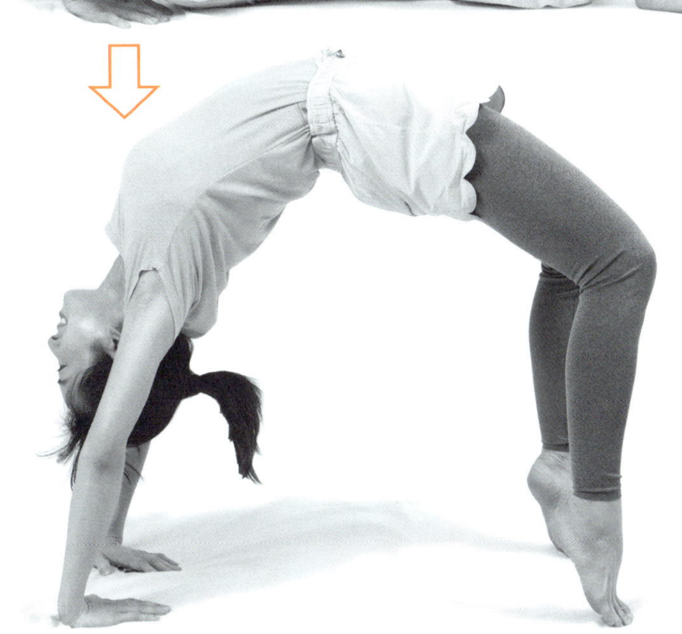

《心理面と美容面の効果》

交感神経と副交感神経の働きを高める。また欲望や感情が安定し、気分がやすらいでくる。腹部のぜい肉を取り、バストとヒップを発達させ、背中の線が美しくなる。

❾ すきのポーズ

《生理面の効果》

背骨と上背部の筋肉が完全に伸ばされ、同時に腹部の筋肉が強く収縮されるので腹筋が強化される。特に下腹部のうっ血が除かれて内臓下垂が正常に戻る。また背中の筋肉が柔らかくなり、脊椎が正しい形になる。その他、筋肉の疾患、腰痛、首の捻れ、神経痛、習慣性の便秘症、胃・肝臓・脾臓などの疾患に効果がある。

《心理面と美容面の効果》

背骨が強化されて、疲労が除かれて気力が充実する。また、肥満症に対して効果があり、背中と腹のぜい肉が取れてすっきりとした体つきになる。

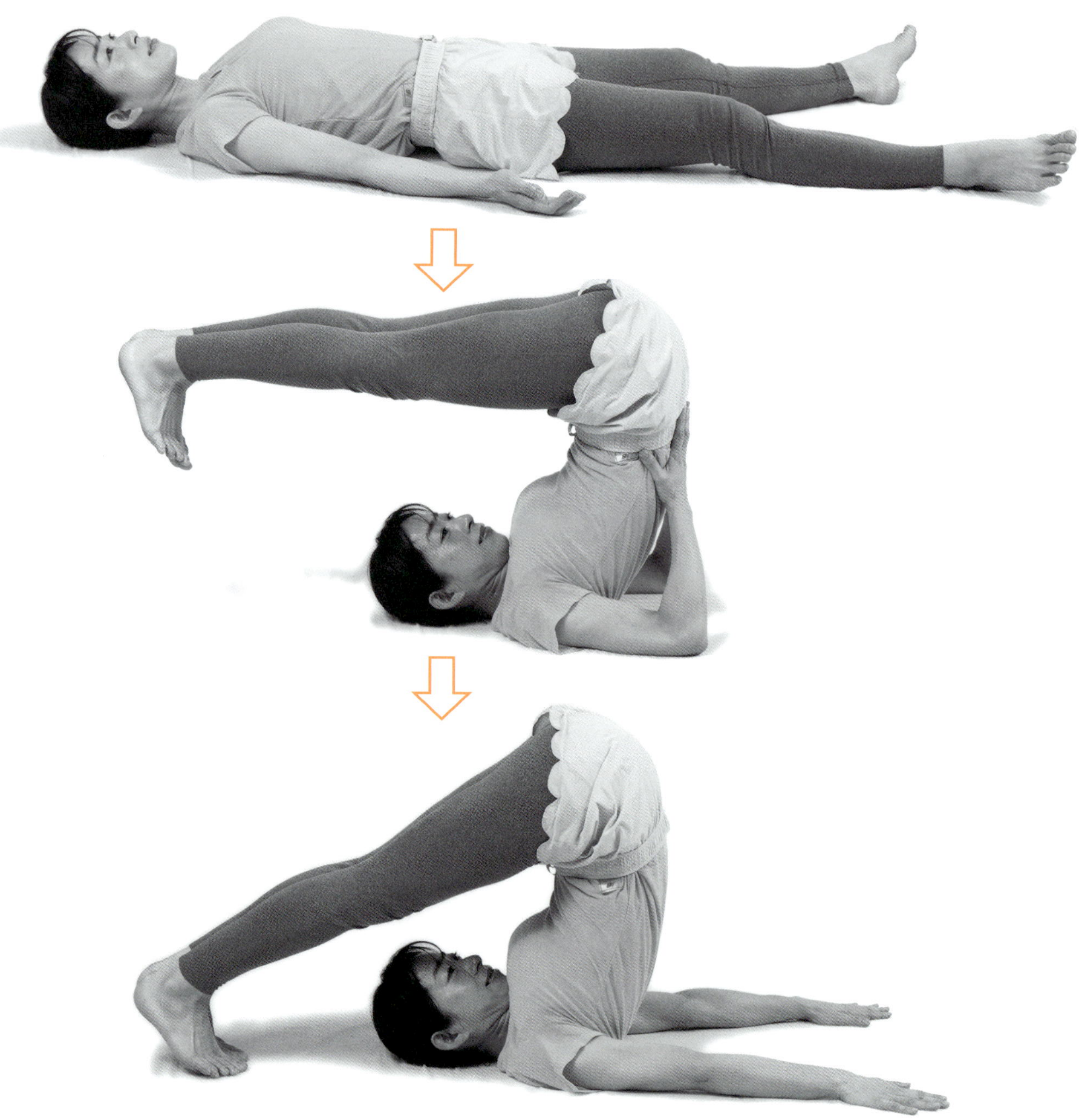

ゆがみを自己診断

ゆがみとは

「ゆがみ」とは、物の形が曲がっていたり、捻じれている状態をさしますが、体にゆがみがあると、体をなめらかに動かそうとしても、そこで骨格や筋肉の動きが滞ってしまい、曲がり切らなかったり伸び切らなかったりすることがあります。それに伴って呼吸も浅くなります。

また、ゆがみを抱えたままでヨガや運動をすると、一部分に強い負荷がかかって余計にゆがみがひどくなり、逆に健康を損ねてしまう恐れが生れます。さらに、筋肉の緊張によるゆがみやこわばりがあると、血液やリンパがスムーズに流れなくなり、肩こりや腰痛、冷え性など、さまざまな症状を引き起こします。本書で解説した修正行法では、丁寧に体をほぐしながら、全身のゆがみを取る方法を紹介しました。

①なおしていけないゆがみもある

ゆがみを発見しても、そのゆがみの原因が外側の異常（筋肉など）にあって、それが内部に影響して、内部に異常を起こしている場合と、内部の異常が原因で、その保護作用として外部にゆがみを作っていて、異常に見えるように現われている場合とがあります。

例えば、胃の異常が原因で、その異常部の力を抜くために左肩がこっている場合や、何らかの原因で骨が弱くなり、その副木の役割を果すため筋肉がこっている場合などがあります。こうした時に、そのこりを取るために、やたらに針、灸、指圧等をやると、異常部の保護作用としてこっているというバランス状態がくずれるため、かえって胃や骨の異常を悪化させることになります。これは治してはいけないものなのです。したがって、外側からだけの診断、眼に見えるものだけで診断すると、まちがってしまうこともあるのです。

②修正行法の大切さ

手術をした時は、その影響は全身に及ぶことを悟らなければなりません。妊娠中絶などは、全身が出産するための方向に協力体勢を作り出しているところを、断ち切ってしまうわけですから、手術の後にすぐ動いたりすると、元に戻らないうちに他の動きで邪魔をしてしまうことになり、異常を残す結果となります。ゆがみを残したままで薬を飲んだり、色々なことをしてみても、かえっておかしくするだけです。修正行法を行なってから手術をすれば、治りも早く薬も良く効きます。むちうち症なども、修正を行なって全身のゆがみを正すとすぐに治ってしまいます。

③ゆがみは未病の要因

未病とは「病気ではないけれど、何となく毎日調子が優れない」という状態をさしますが、この原因にゆがみがあるかも知れません。慢性化したゆがみは、ストレスになって神経系（主に神経細胞の働きによって情報の伝達と処理を行う一連の器官のこと）の働きを狂わせます。特に自律神経のバランスが崩れると、慢性的に疲労が抜けなくなります。血行やリンパの流れも悪くなり、発病の原因になるとともに、その異常部を保護するために、正常であった他の部分にまで負担をかけ、異常を生じさせます。

④ゆがみと脳の関係

脳は神経系の中枢で、心身のバランスが取れている時ほど正常に働きます。しかし体にゆがみがあると、感覚神経（体や内臓の感覚の動きを中枢へ伝える神経のこと）を通して脳に偏った刺激を与えることにより、脳の異常を誘発する恐れがあります。脳は感情や思考などの精神活動もつかさどっているので、脳に異常があると、心の平静を保つことも難しくなります。わずかなゆがみであっても、長期にわたって続くと、さまざまな影響を及ぼします。

⑤日常的な要因について

●習慣化したゆがみ　パソコンの前に座りっぱなしのプログラマーや、立ち通しの販売員など、悪い姿勢や動作が毎日続くと習慣化してしまいます。首や肩のこり、腰痛や静脈瘤などを引き起こすこともあります。

●使いやすい部分を使い過ぎたための過労によるゆがみ　いくら慣れていて使いやすいとはいえ、いつも片側ばかりを使っていれば、疲労します。利き手側の肩は、もう一方に比べて硬くなりがちです。片側ばかりの奥歯を使うのも、頭部をゆがめることになります。

●運動不足や太りすぎによるゆがみ　運動不足は骨格を支えている筋力を減らし、ゆがみの原因になります。また、走るのが困難なほど太っているのも、関節などに負担をかけます。

●心の緊張やストレスによるゆがみ　長期にわたってストレスを受けることで、毛細血管が収縮して血行の流れが悪くなり、こわばりの原因となります。日々のストレスも問題ですが。急激なショックを受けた場合も、ゆがみを生じることがあります。

●食べ物や食べ方からくるゆがみ　ゆがみが、食べ物や食べ方の影響から起こっている場合も非常に多いのです。その良い例をあげると、肉食過剰の人には右足が短い人が多く、野菜食の人には左足が短い人が多いことです。背中の盛り上がりの差に現れているように、内臓別の負担の差がゆがみを作っているのです。

簡単にできるチェック方法

修正行法を始める前に、自分がどのようなゆがみを持っているのか自分自身で把握しましょう。身体には優れた均衡保持能力があるため、部分的なゆがみがあっても、骨格や筋肉が互いにカバーし合っているので、本人はなかなか気がつかないものです。特に普段あまり体を動かさない人は、体の意識が低いので、小さなゆがみに気づきません。ここでは一人で簡単にできるチェック法を紹介します。あなたの無意識の癖や体のゆがみを見つけて下さい。

《セルフチェック10のリスト》

A：いつも同じ側の腕（肩）でバッグを持っている。
B：椅子に座るといつの間にかひざが開いてしまう。
C：椅子に座ると無意識に足を組んでしまう。
D：パンツの裾直しの時、「左右の足の長さが違う」と、指摘されたことがある。
E：食べ物をかむ時、いつも同じ側でかんでしまう。
F：歩いている時、つまずくものが何もないのに転んでしまう。
G：自分ではまっすぐ歩いているつもりなのに、いつの間にか左右に曲っていることがある。
H：靴底の減り方が左右の足で違っている。
I：よく足裏にタコができる。
J：証明写真などを撮影する際に、「右肩を少し上げて」「あごを引いて」などと、カメラマンに姿勢を直されたことがある。

《診断結果》

●0～1項目：ゆがみはほとんどなく理想的な姿勢です。しかし、毎日の生活の中でゆがみは生まれます。予防とリラクゼーションを兼ねて、修正行法を取り入れましょう。

●2～3項目：多少のゆがみが見られます。今はわずかなゆがみでも、放置するとどんどん大きくなります。ゆがんでいる部分をしっかり把握し、修正行法にチャレンジしましょう。

●4～5項目：ゆがみだけでなく、冷え性や腰痛など、ゆがみが原因の身体の不調も、日常的に感じているのでは？　修正行法を行うとともに、普段の姿勢から気をつけていきましょう。

●6～10項目：複数のゆがみが混合した「ゆがみ体質」です。今は大丈夫でも、将来的にゆがみが原因の不調や病気になってしまう恐れがあります。修正行法をはじめとして、運動・食事・心身の相関関係など、総合的に学ぶことをお薦めします。

自己診断法の実際

ここではゆがみの「自己診断法」を解説していきます。実際の診断法は多岐にわたりますが、基本となるのが「立位」「坐位」、そして「動作」でのゆがみを見ることです。日ごろ、教室でも行っているもので、一人でも確認できる方法です。

壁立ちチェック法

静的な（静止している時に現れる）ゆがみを見る自己診断法です。壁を使うことで一人でも診断しやすくなります。
両足をそろえて、体を壁につけるように立ちます。普段の姿勢が診断できるように、あまり緊張しないで立ちます。鏡を使った確認も併せて行えればベストです。

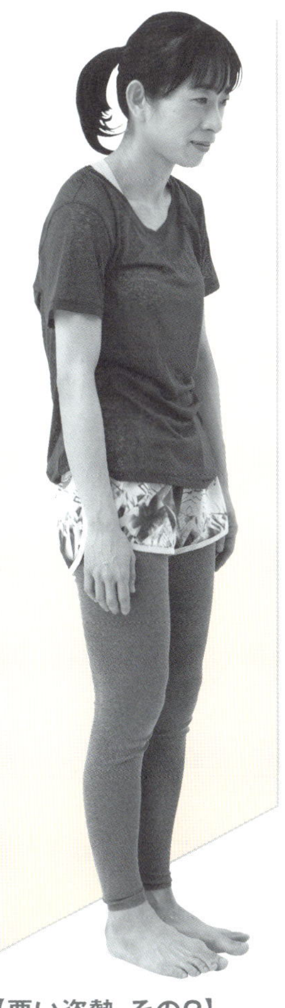

【悪い姿勢･その2】

- 後頭部が壁から離れている。⇒うなだれている。
- 背骨付近だけが壁についている。⇒猫背になっている。
- 壁にお尻をつけると、腰も壁についてしまう。⇒腰椎に自然な彎曲がない。

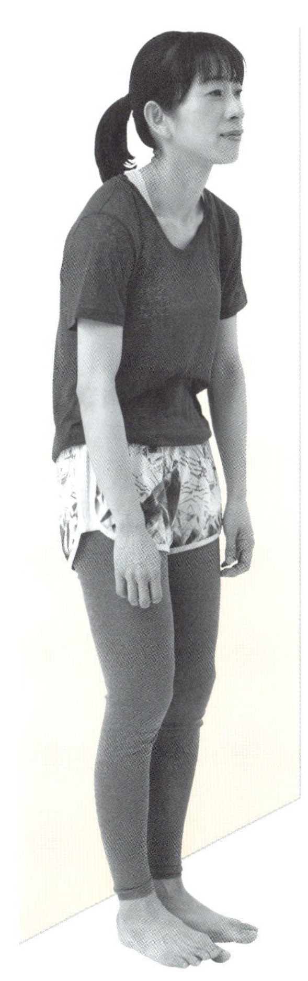

【悪い姿勢･その1】

- 背中が壁についている。⇒首が曲がってあごが前に出ている。
- 肩甲骨が壁についていない。⇒肩の位置が前側にずれ、胸が委縮して閉じている。
- 足の裏側が壁から離れすぎている。⇒ひざが「く」の字に曲がっている。

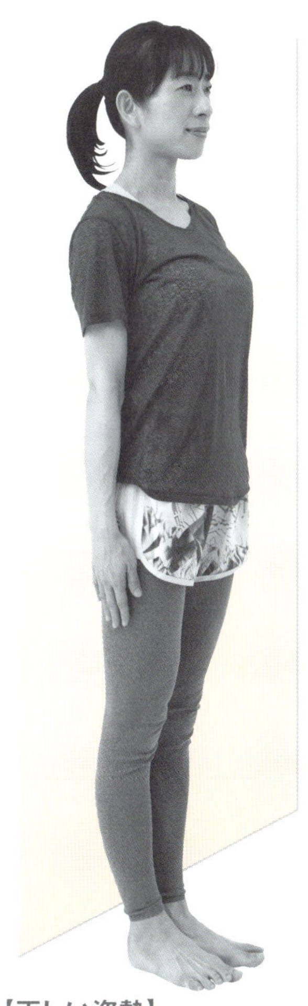

【正しい姿勢】

- 後頭部が壁についている。
- 肩甲骨が壁についている。
- 壁にお尻をつけると、腰椎に自然な彎曲ができる。壁との隙間に手のひらが入るくらいがちょうど良く、拳骨が入るようでは反りすぎている。
- ふくらはぎが壁についている。
- 太ももは適度に壁と離れている。ただし離れすぎは良くない。
- 鏡の前であれば、肩や鎖骨、腰の位置に左右差がないかをチェックする。

足踏みチェック法

静的なゆがみを見る「壁立ちチェック法」でゆがみが見つからない方でも、動的な（動作をしている時に現れる）ゆがみを持っている場合があります。目安となる「足踏みチェック法」を試してみましょう。

用意するもの：
大きな紙に、直径50センチの円を描き、円の中心を交点にして、十字の基準線を引きます。床にガムテープを貼るだけでも構いません。

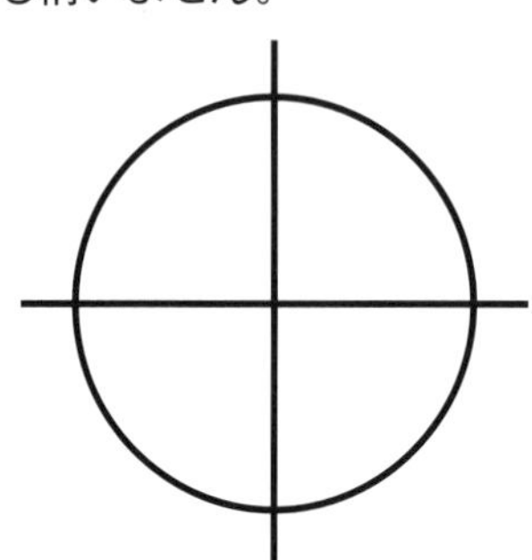

①十字の中心に立つ。
②目を閉じ、その場で50歩ほど足踏みをする。腕も自然に振るようにする。
③終わったら目を開けて、中心からどのくらい離れているかを確認する。中心からのズレが大きいほど、動的なゆがみが大きいことを示す。円の内側にとどまっていたら、動的なゆがみは比較的少ないといえる。

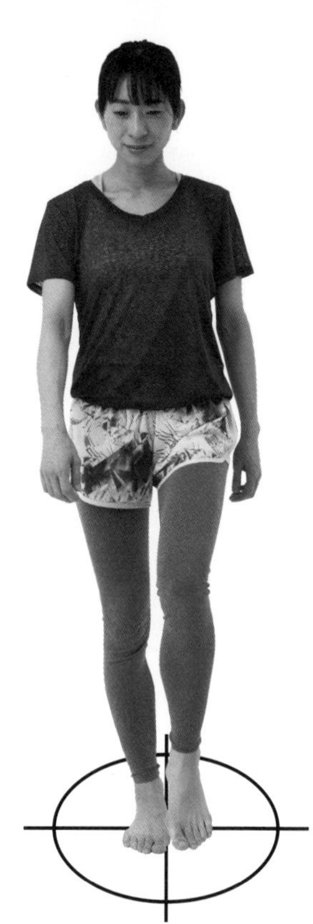

診断結果

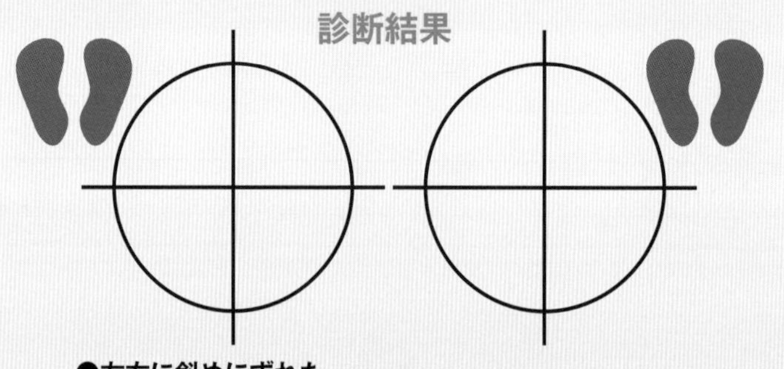

●左右に斜めにずれた
大きくずれるほど、背骨が左右方向に曲がり、体の重心も右か左に偏った「偏り型」の傾向がある。

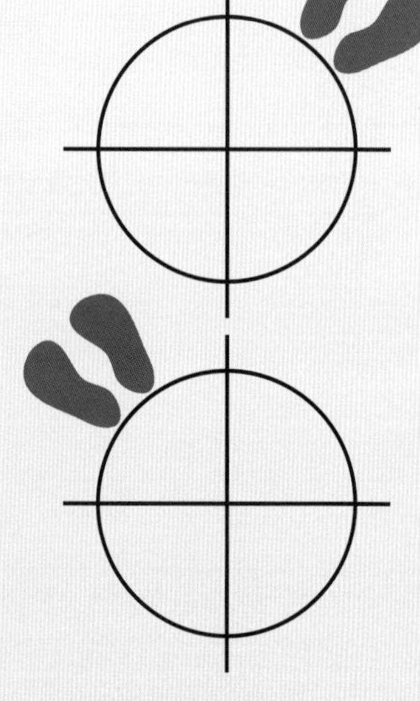

●右もしくは左に旋回
腰部の捻れが大きいタイプである。「捻れ型」もしくは「開閉型」の傾向がある。

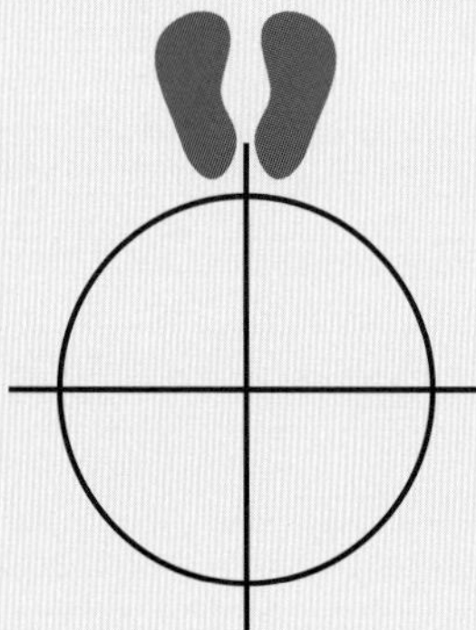

●前方にずれた
大きくずれるほど頭の方に常に氣が上がっている「上下型」の傾向がある。

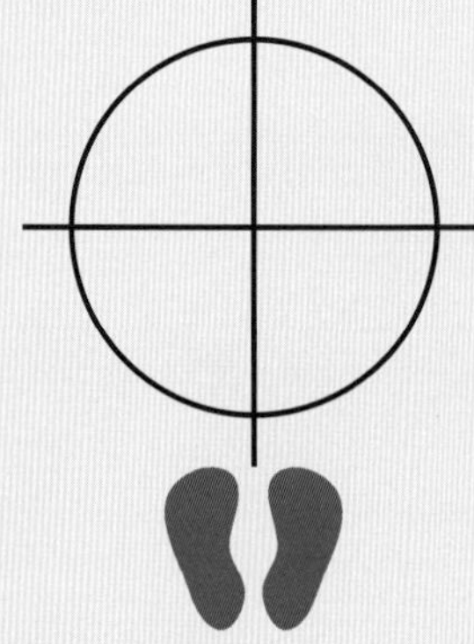

●後方にずれた
重心が後ろにずれている。猫背や前屈型のゆがみとなる「屈体型」（老人型）になっているかもしれない。

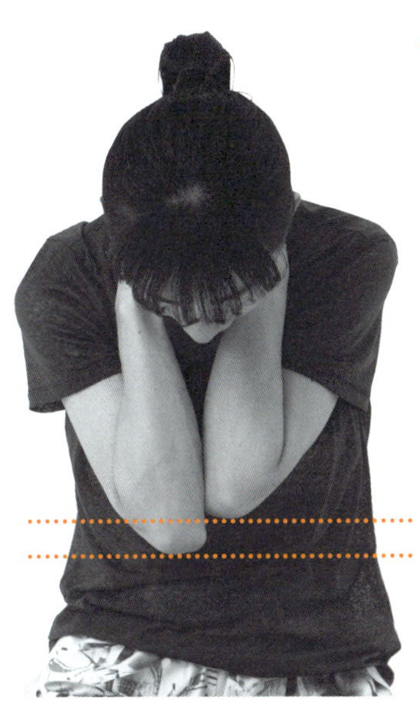

②両手を首のうしろへあて、両ひじが顔の前でそろうように閉じて、ひじの長さの左右差を見る。

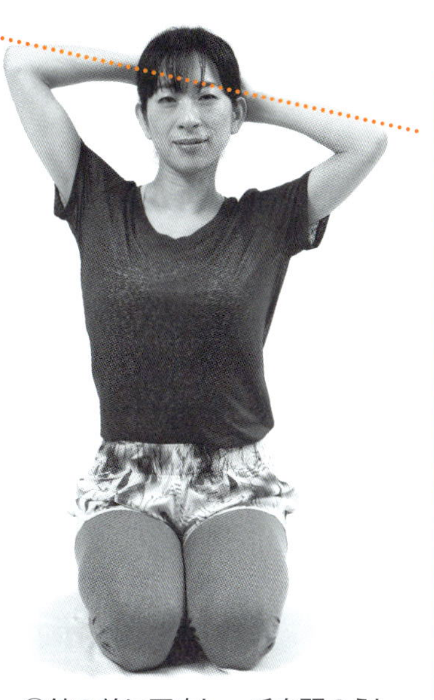

①鏡の前に正座し、手を頭のうしろで組んで、自然な状態で両ひじの高低差を見る。

肩甲骨のチェック法

正座をして、両手を首のうしろで組み、両ひじの高低差や前後差から、肩甲骨のゆがみをチェックします。この時、足のつま先を重ねて正座をすると、骨盤がずれて正しく判断できません。足先を重ねずにそろえて座るようにします。
肩甲骨付近の筋肉の硬化、それに伴う肩の位置の異常などが、ゆがみとなって現れます。鞄をいつも同じ側で持ったり、テニスなど、偏りの出やすいスポーツをする人は、大きな差が見られることがあります。

骨盤のチェック法

足の左右の開き具合や、足の長さをチェックすることで、骨盤のゆがみが分かります。仰向けに寝転んで、楽な位置へ足を投げ出します。

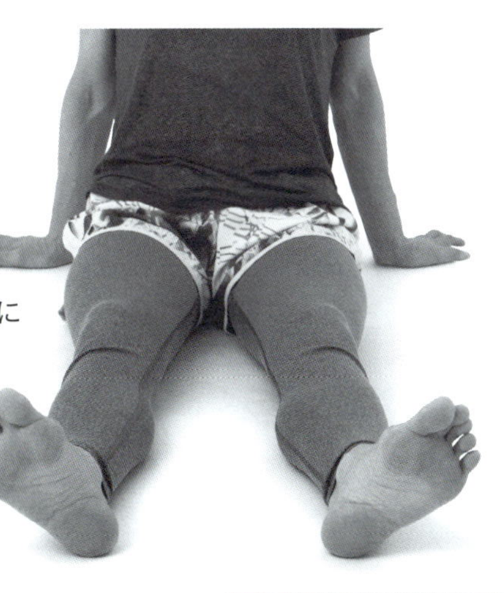

【正常な状態】
足の長短がなく、足は左右対称に開かれ、足の角度は60度位。

【好ましくない状態】

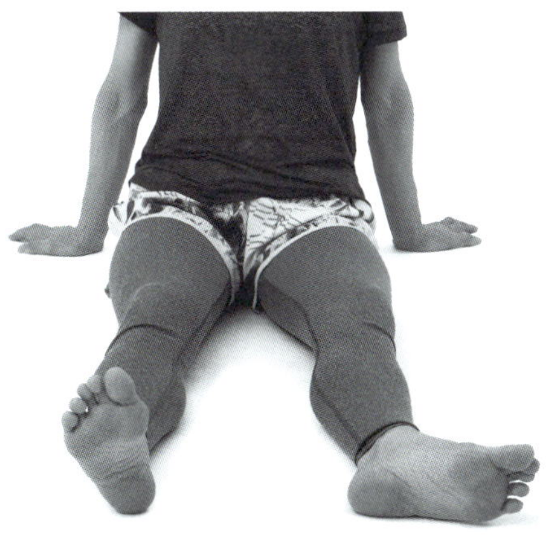

両足の開き方に左右差がある場合は、骨盤が捻れている可能性が、足の長さに左右差がある場合は、骨盤が傾いている可能性がある。

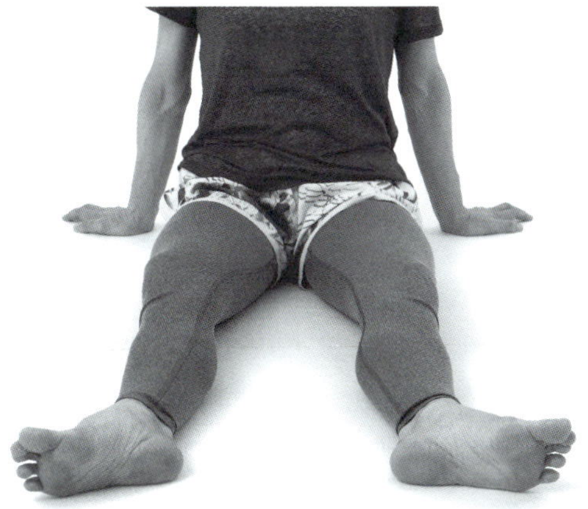

両足とも角度が60度以上では、骨盤が正常な状態よりも開いている可能性がある。

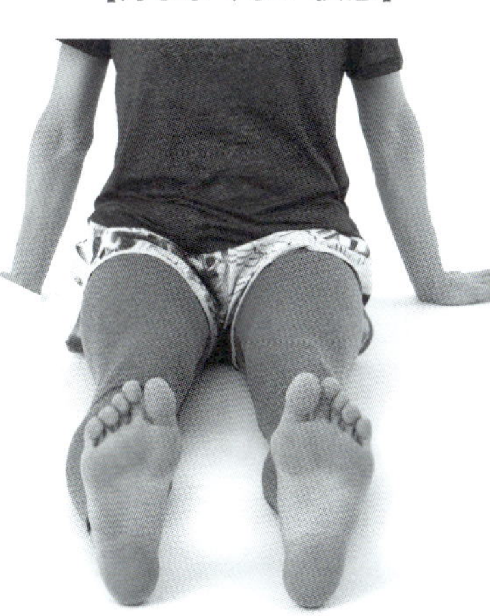

両足とも角度が60度以下では、骨盤が正常な状態よりも閉じている可能性がある。

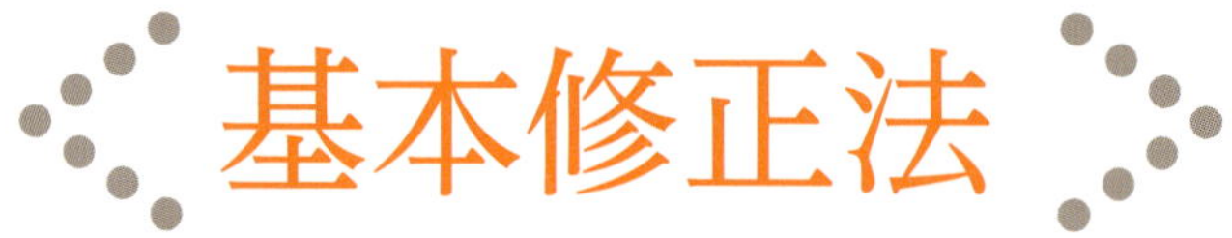

基本修正法

ゆがみの型に応じた、基本的な修正法をここでは紹介します。ゆがみを修正する中心になるのは骨盤と腰です。どのゆがみが自分の中心になっているかの判断は、経験を要しますので省きますが、誰でもこの七つのタイプを多少は持っていますので、一つだけやるのではなく、全部やってより苦手なものを多く行います。

① 逆重心基本修正

首や肩など上半身に氣が上がった型（逆重心型）を修正します。❶は下腹部に氣を集めて重心を下げ、❷は腰部に氣を集めて重心を下げます。

❶ 仰向け、足上下

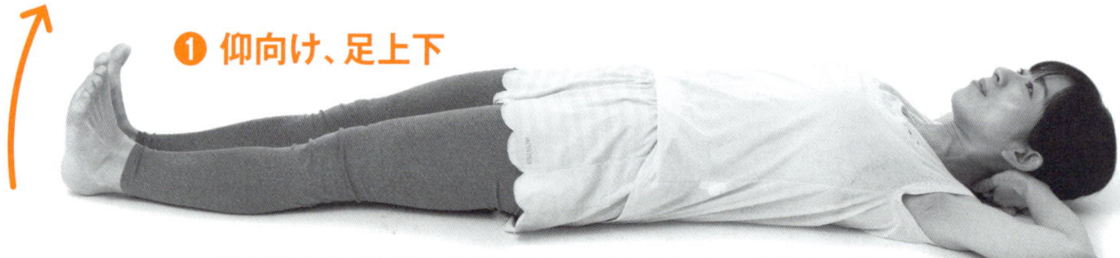

A：仰向けに寝て、両手を首にあて、ひざとアキレス腱を伸ばす。

B：息を吸って吐きながら、両足を床から5センチ程度上げ、そこから、呼吸に合わせて吸う息で足を30センチ程度上げ、吐きながら5センチまで戻すことを繰り返す。

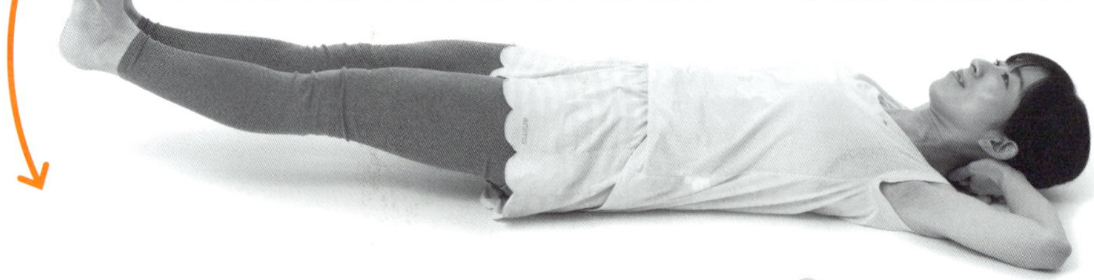

❷ うつぶせ両手わき、上体と足上下

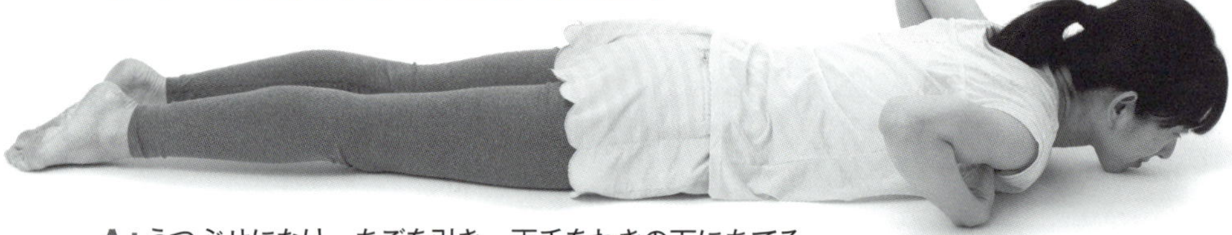

A：うつぶせになり、あごを引き、両手をわきの下にあてる。

B：息を吸って吐きながら上体と足を少し上げ、そこから呼吸に合わせて吸う息でさらに上げ、吐く息で下げることを繰り返す。

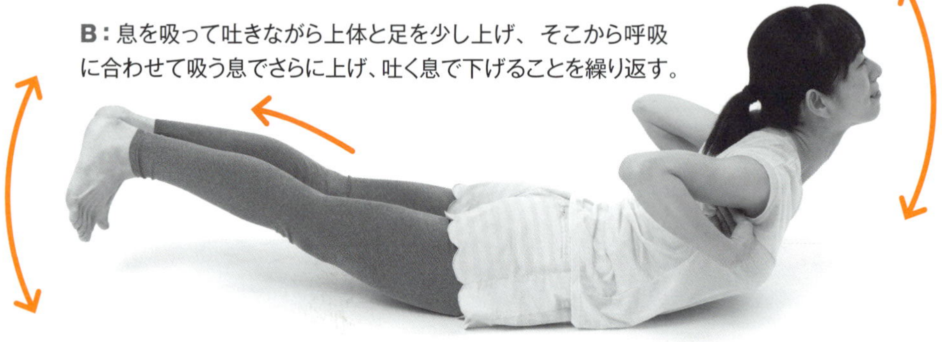

② 前屈基本修正

猫背や老人性前屈、喘息のための前屈を修正し、呼吸器官を整え、前後に偏った氣のバランスも整えます。

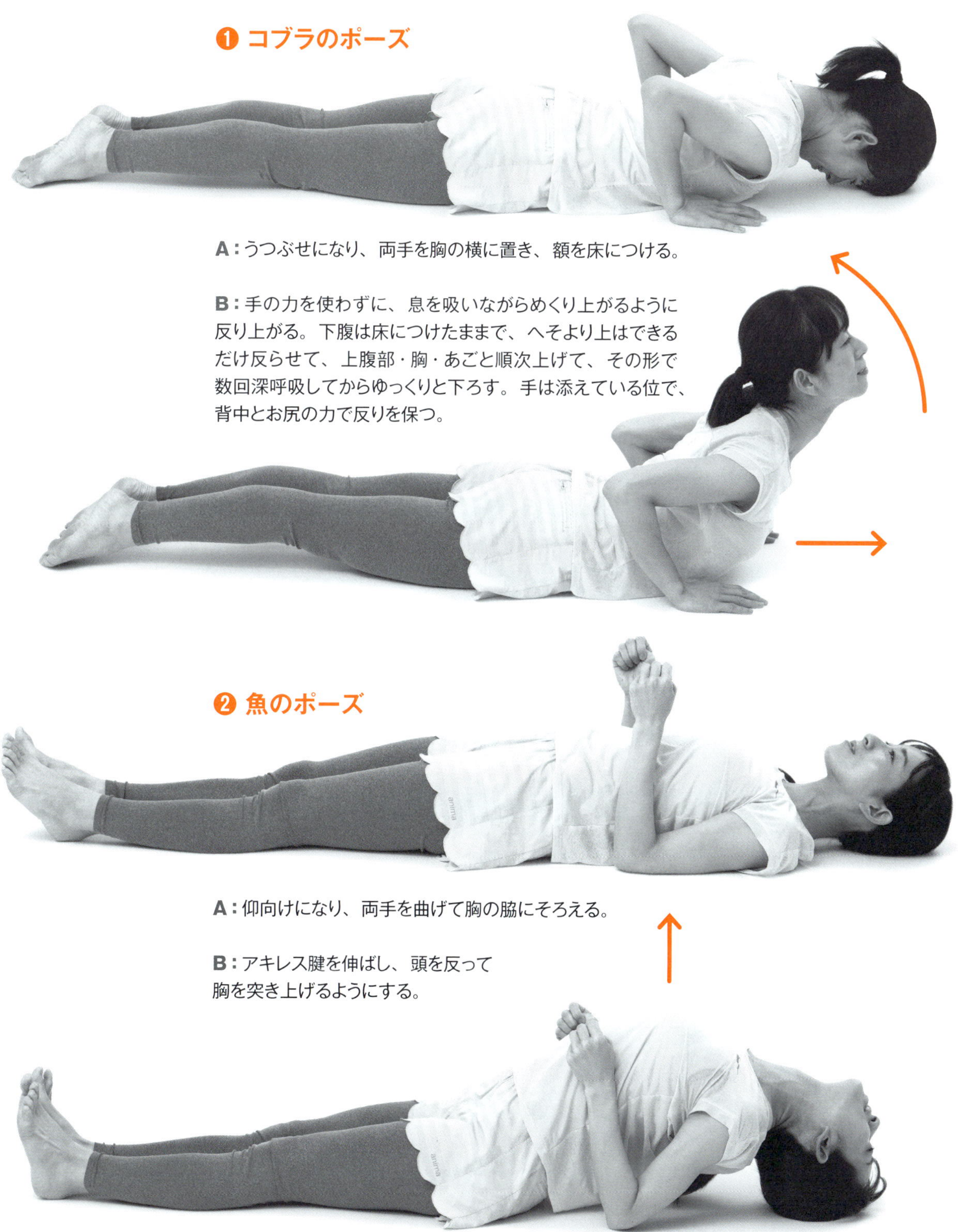

❶ コブラのポーズ

A：うつぶせになり、両手を胸の横に置き、額を床につける。

B：手の力を使わずに、息を吸いながらめくり上がるように反り上がる。下腹は床につけたままで、へそより上はできるだけ反らせて、上腹部・胸・あごと順次上げて、その形で数回深呼吸してからゆっくりと下ろす。手は添えている位で、背中とお尻の力で反りを保つ。

❷ 魚のポーズ

A：仰向けになり、両手を曲げて胸の脇にそろえる。

B：アキレス腱を伸ばし、頭を反って胸を突き上げるようにする。

③ 左右の偏り基本修正

骨盤の左右の偏り、側腹部や背部の左右の力、肩甲骨部の左右の偏りを修正し、氣のバランスを整え、消化器系の異常を良くします。

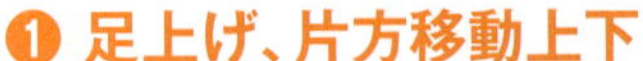

❶ 足上げ、片方移動上下

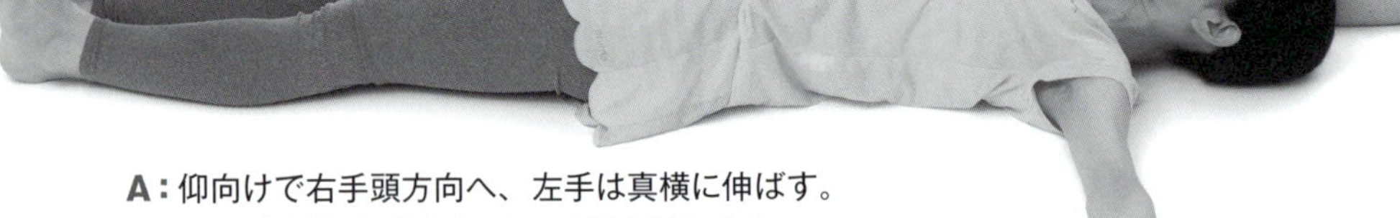

A：仰向けで右手頭方向へ、左手は真横に伸ばす。アキレス腱を伸ばし床から5センチ程度浮かせる。

B：息を吸って吐きながら、両足を水平に左に移動し、行けるところまで行ったらそこで足を上下する。息を吸いながら上げ、下げながら吐く。手を変えて反対側も行い、やりにくい方を多く行う。

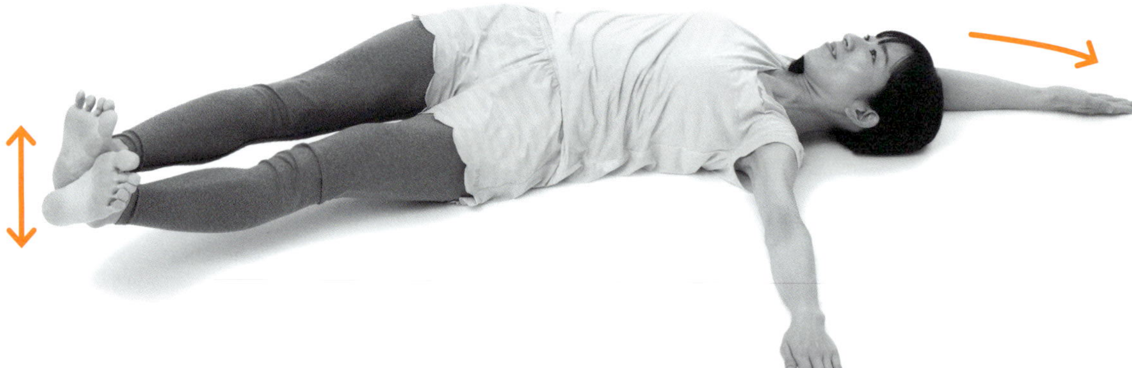

❷ うつぶせ、片方移動上下

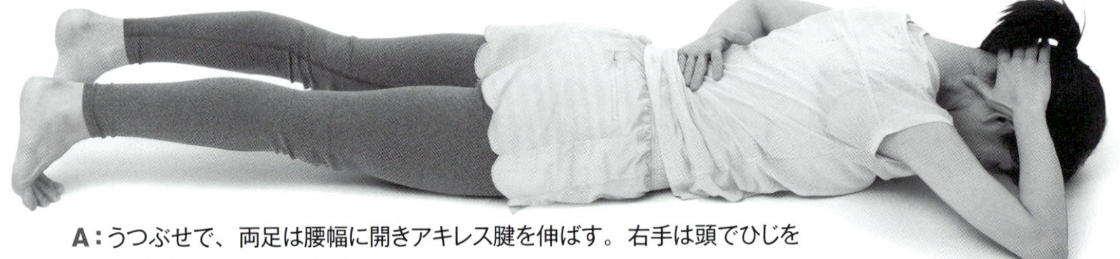

A：うつぶせで、両足は腰幅に開きアキレス腱を伸ばす。右手は頭でひじを張り、左手は腰にあてておく。

B：息を吸って吐きながら上体を反らせ、水平に体を左へ移動して、そこで息を吸いながらさらに上げ、吐きながら下げることを繰り返す。手を替えて反対側も行い、やりにくい方を多く行う。

④ 左右の捻れ基本修正

骨盤の左右の捻れ、腹部・肋骨・背部の捻れを修正し、氣のバランスを整え、泌尿器系や生殖器系の異常を良くします。

❶ 仰向け、片ひざ立て捻り

A：仰向けに寝て、左ひざを曲げ右足の上に乗せ、左手は真横に伸ばし、右手は左ひざの外側に当てる。

B：息を吸って吐きながら、右手で左ひざを押しながら右へ倒していき、吸いながら元へ戻すことを数回行う。反対側も行いやりにくい方をより多く行う。

❷ 胸つきネコで腰左右倒し

A：四つん這いになり、両手を曲げてひじを張り、両手をあごの下に置き胸を床につける。

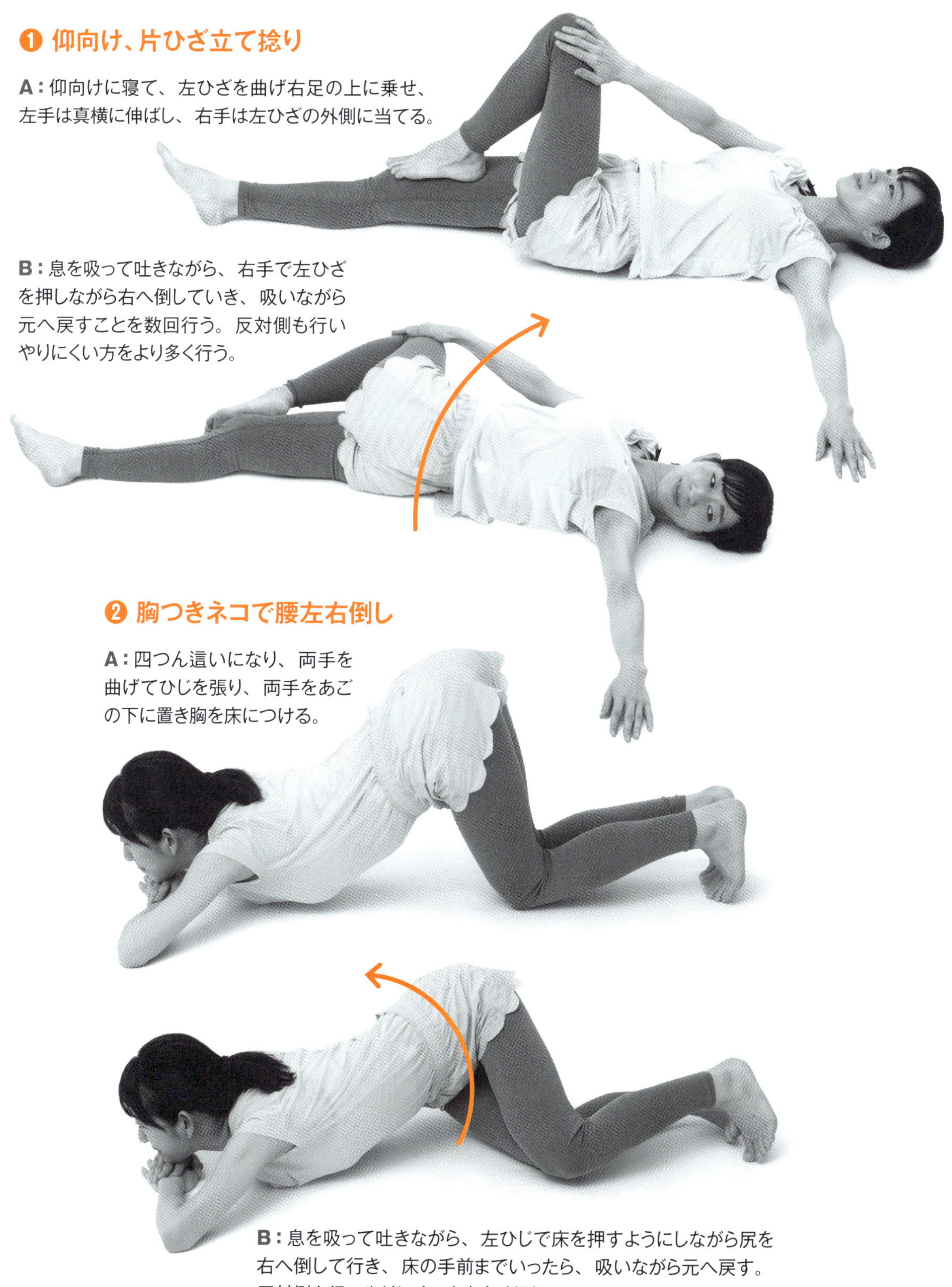

B：息を吸って吐きながら、左ひじで床を押すようにしながら尻を右へ倒して行き、床の手前までいったら、吸いながら元へ戻す。反対側も行いやりにくい方を多く行う。

⑤ 骨盤開閉左右の調整

骨盤のより閉じた側を開き、開いた側を閉じるための基本修正です。
下腹部内臓の偏りや、そこからくるうっ血や血行の不全を正します。

❶ 片ひざ開き起き上がり

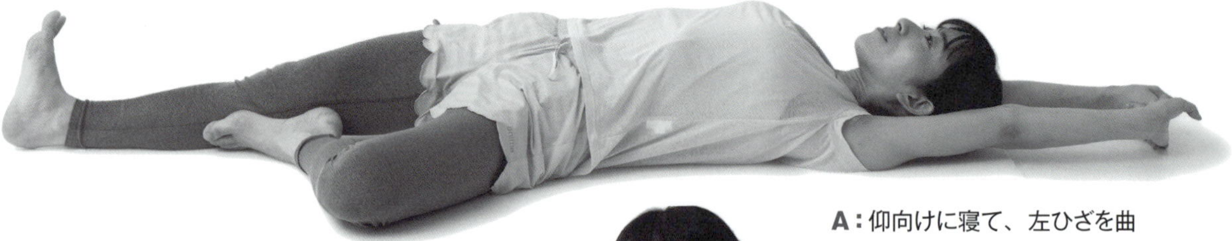

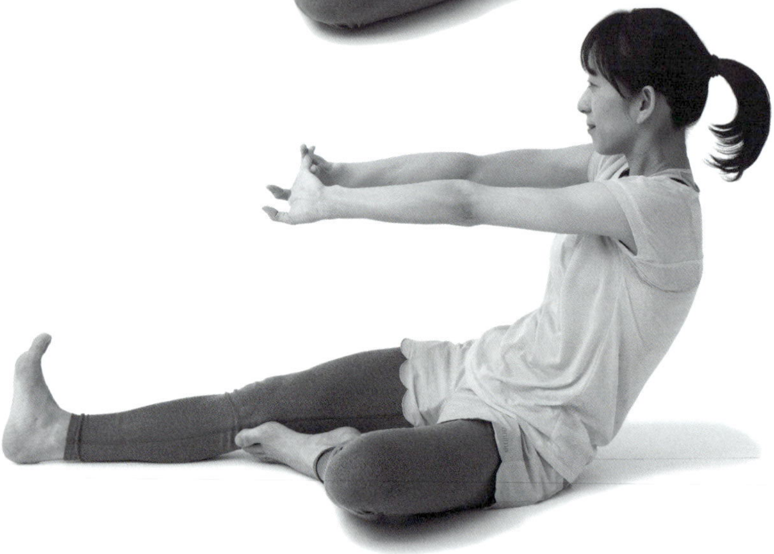

A：仰向けに寝て、左ひざを曲げて外へ倒し、左足裏は右ももにつけ、両手は頭の方へ伸ばし、両手を組んで裏返す。

B：息を吸って吐きながら、左ひざを開きつつ反動をつけずにゆっくり起き上がろうとする。反対側も行い、やりにくい方をより多く行う。

❷ 片ひざ締め起き上がり

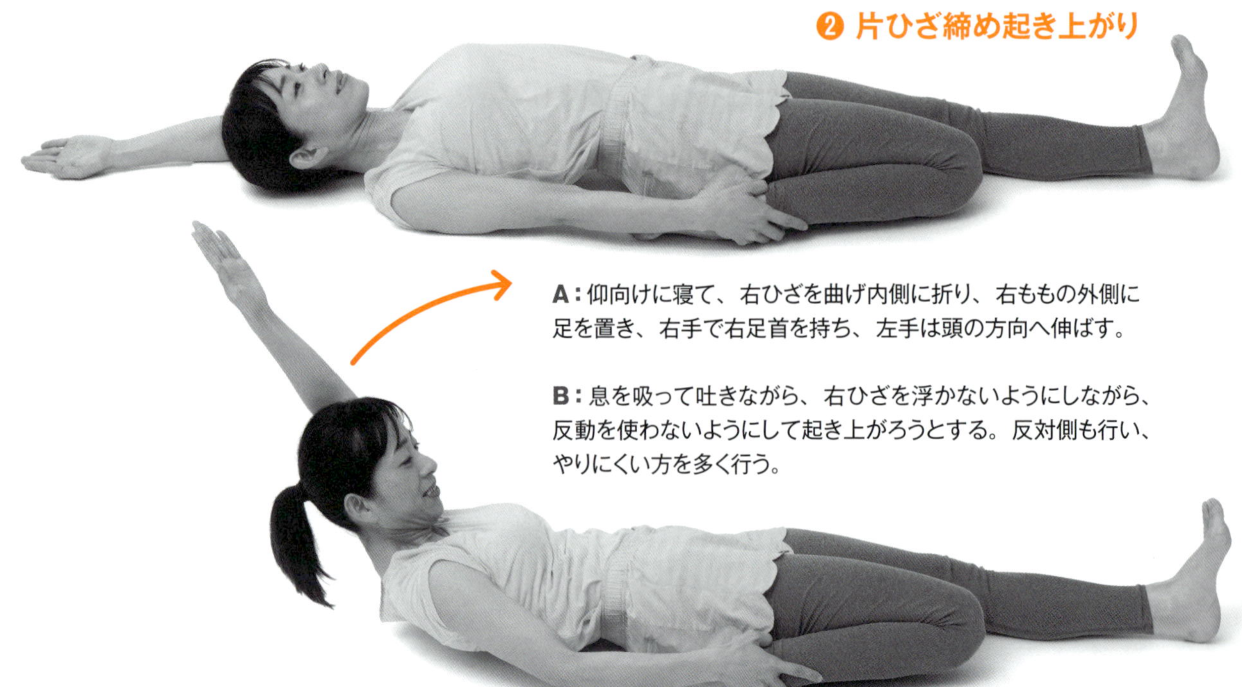

A：仰向けに寝て、右ひざを曲げ内側に折り、右ももの外側に足を置き、右手で右足首を持ち、左手は頭の方向へ伸ばす。

B：息を吸って吐きながら、右ひざを浮かないようにしながら、反動を使わないようにして起き上がろうとする。反対側も行い、やりにくい方を多く行う。

⑥ 骨盤開閉力の強化

腰腹部と骨盤周りの筋肉群を合蹠とわり座の形で起き上がることで強化します。骨盤の開閉力が高まり、安定した腰腹部を作ります。

❶ 合蹠起き上がり

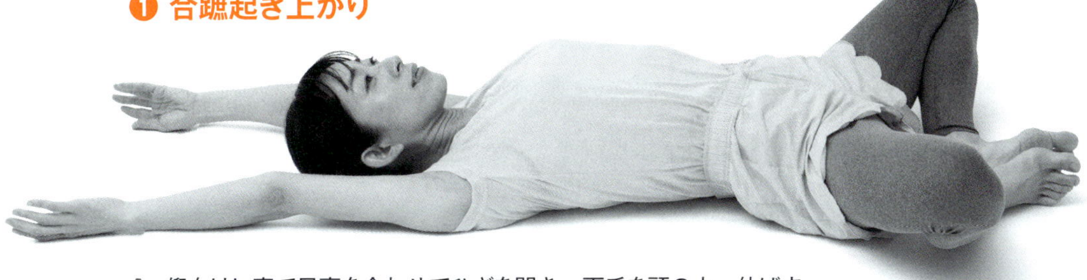

A：仰向けに寝て足裏を合わせてひざを開き、両手を頭の方へ伸ばす。

B：息を吸って吐きながら、反動をつけずに、ひざは開いたままで、両手は親指側へ捻じり（内捻り）ながら起き上がろうとする。

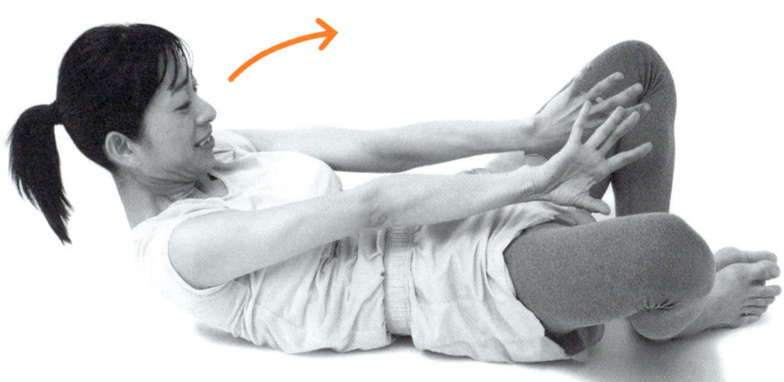

❷ わり座起き上がり

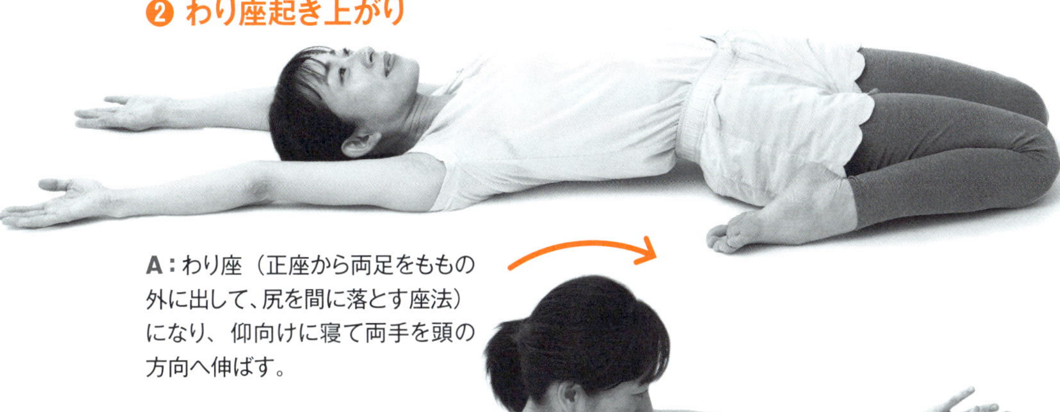

A：わり座（正座から両足をももの外に出して、尻を間に落とす座法）になり、仰向けに寝て両手を頭の方向へ伸ばす。

B：息を吸って吐きながら、反動をつけずに、両手は内捻りし、両ひざを締めながら起き上がろうとする。

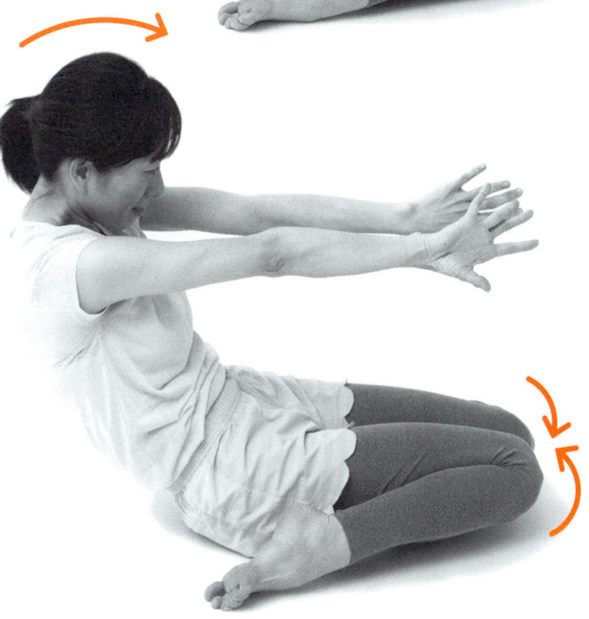

⑦ 横座り左右倒し捻り

骨盤の左右の傾きと捻りを同時に正します。骨盤まわりの筋肉群のアンバランスが正されてからも、ゆがみが戻りにくい方法です。

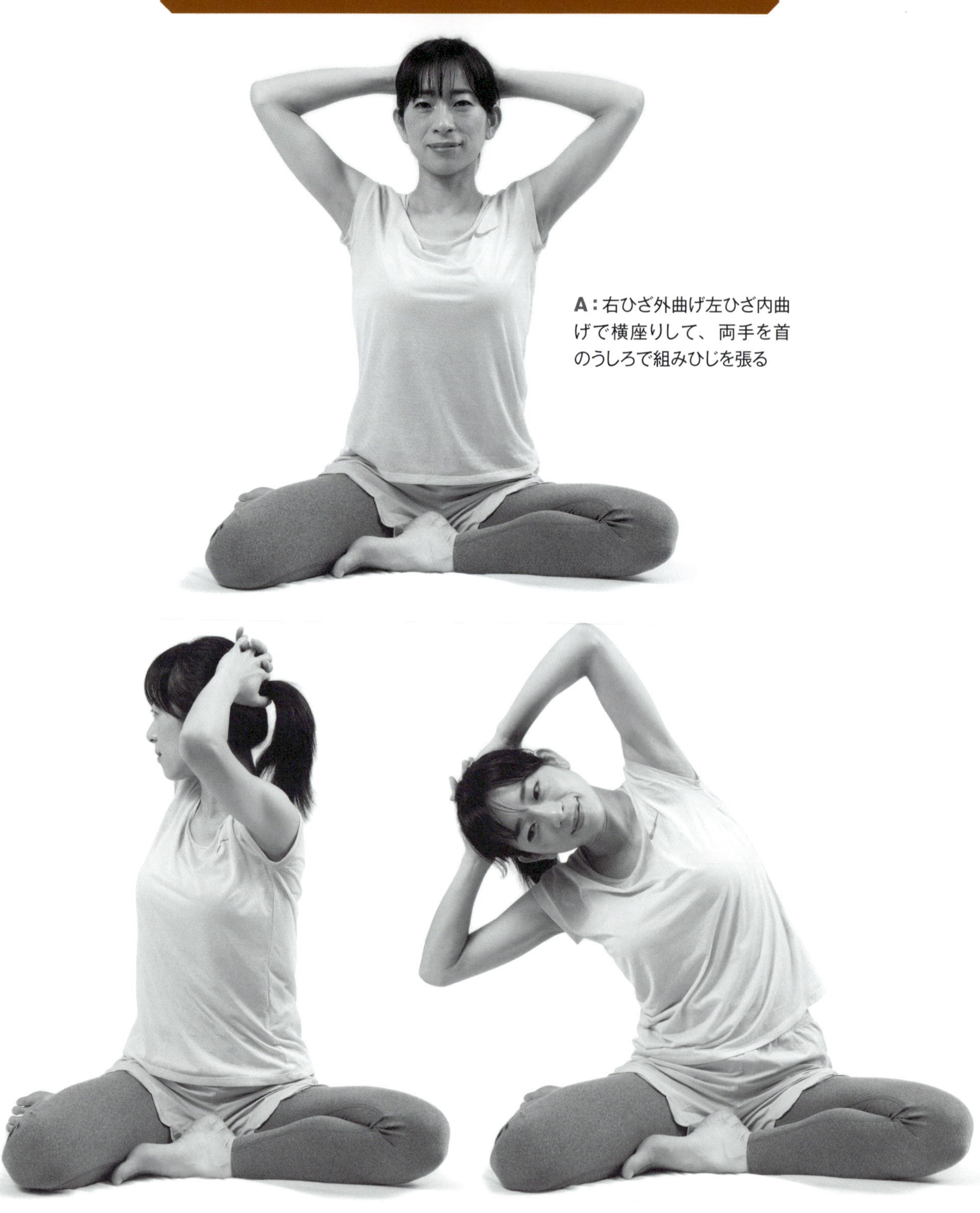

A：右ひざ外曲げ左ひざ内曲げで横座りして、両手を首のうしろで組みひじを張る

C：息を吸って吐きながら、右へ捻って、吸いながら中央へ戻る。足を組み替えて行い、やりにくい方をより多く行う。

B：息を吸って吐きながら、右へ曲げて左わき腹を伸ばし、吸いながら中央へ戻る。

第3章
実践・修正行法

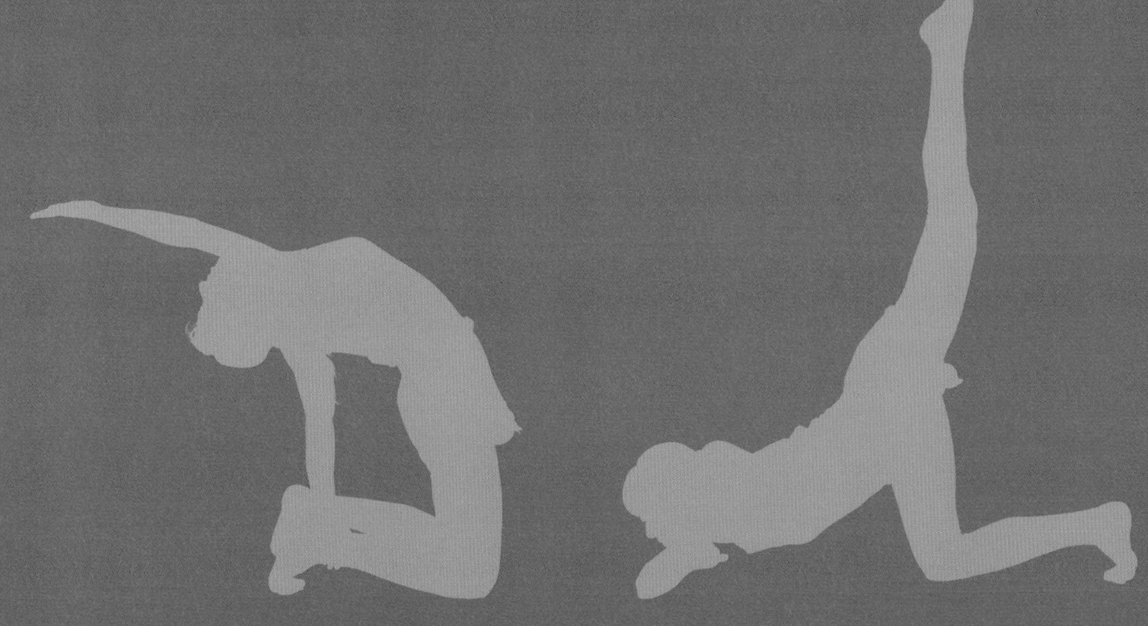

準備体操

実際の修正呼吸体操を行う前には、手足の関節をほぐし、全身をストレッチして和らげる準備体操をします。また、全身の緊張をほぐす簡単な方法に「揺らす」という動作があります。ここではその基本的な方法を紹介していきます。

❶ 足指回し

親指から小指まで、順番に足指を回してほぐしていきます。指の両側面をつまむように持ち、息を吐きながら、ワインの栓を抜くように回転させ、「つまっている」足指の関節を開くように、右回しと左回しをそれぞれ10回ずつ行います。

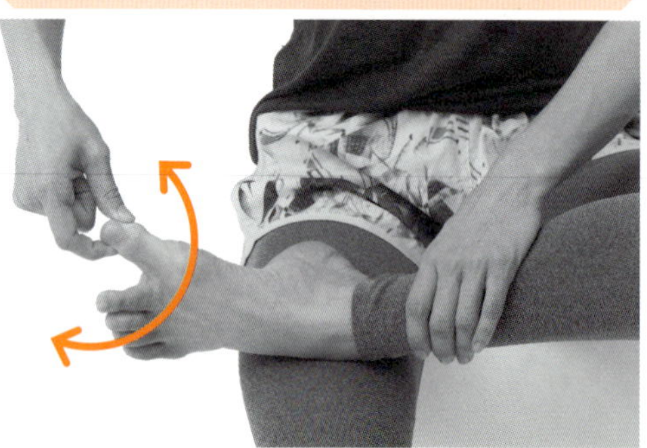

❷ 足首回し

足指の間に手の指を一本ずつ交互に挟み込み、息を吐きながら、ゆっくりと足首を回します。右回しと左回しをそれぞれ10回ずつ行います。

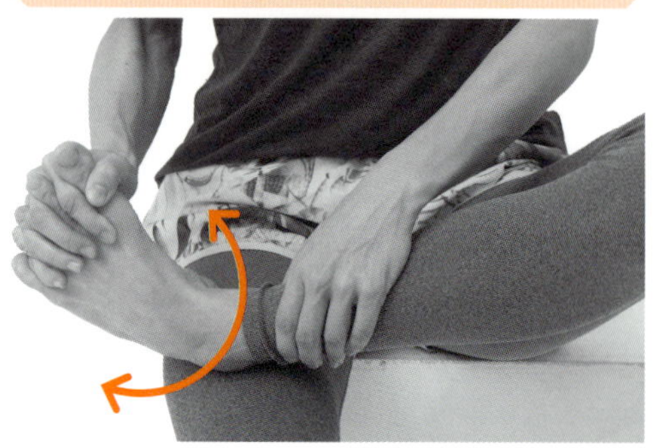

❸ 手足ぶらぶら

手足の各関節を和らげる体操で、仰向けで両手両足を高く上げ、力を抜いてぶらぶらと揺らします。手足の毛細血管の「つまり傾向」を解消し、血行が良くなり、末端が冷たくなる冷え性の改善にも効果的です。

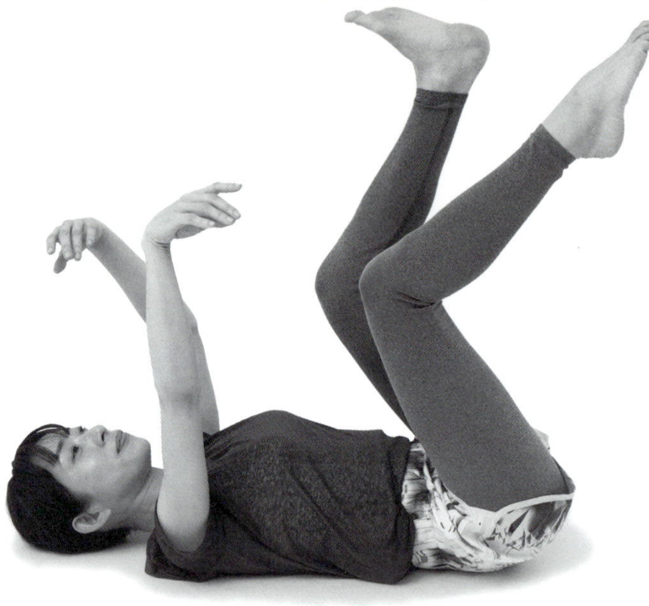

❹ 首回し

呼吸に合わせてゆっくりと首を回します。右回しと左回しを、どちらも同じ回数行い、「こり」や「つまり」を感じる部位があれば、その部分を意識しながら丁寧に回すようにします。

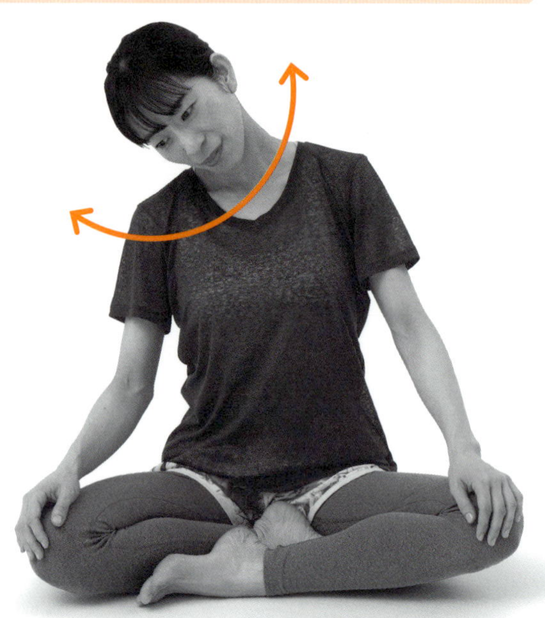

⑤ 腕・手・指のストレッチ

肩から腕、手の指先までストレッチできる準備体操です。腕の交差を逆にして、指の組み方を替えて左右均等に刺激を与えるようにします。

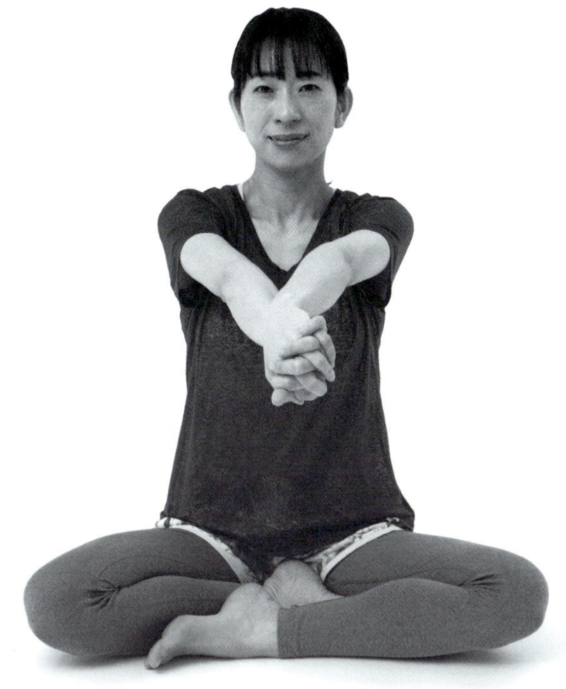

①右腕を下、左腕を上にして、両腕を交差させて指を組み、息を吐きながら、腕を前方にぐーっと伸ばしてストレッチする。

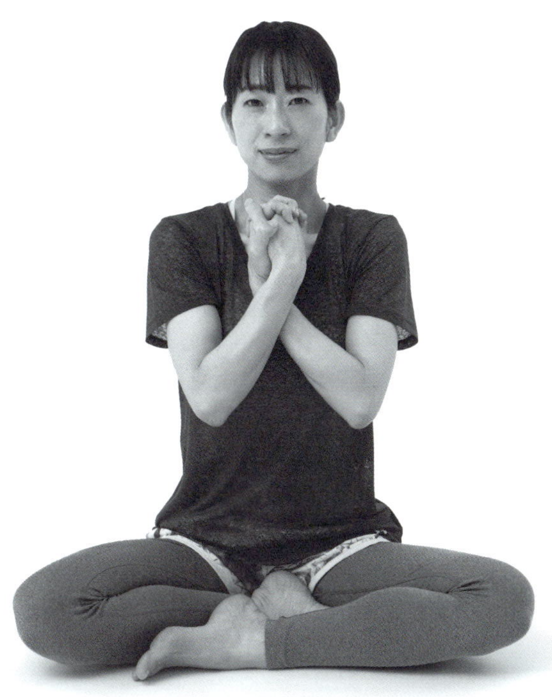

②ゆっくりひじを曲げ、腕を胸につける。

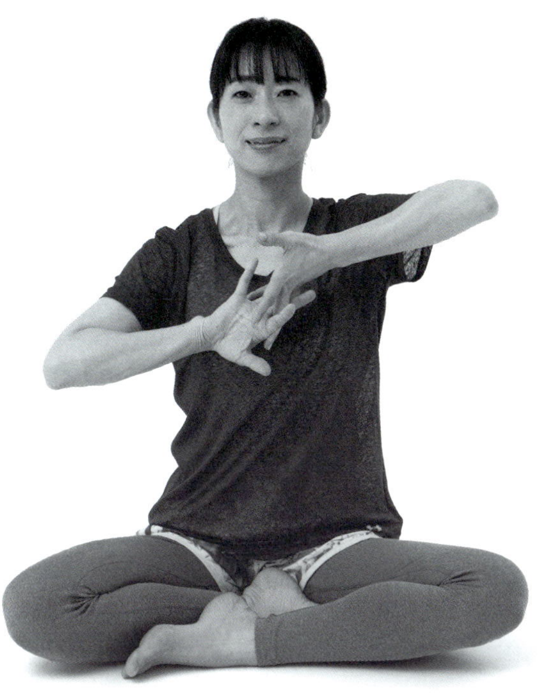

③組んだ指先を離さずに、ひじを左右に開く。

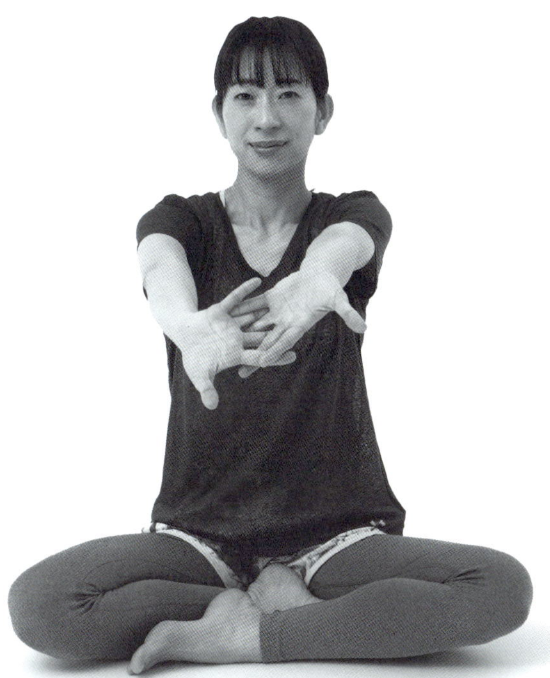

④手のひらを開きながら前側にぐーっと突き出す。組んだ指先を反らし、しばらく呼吸を繰り返す。

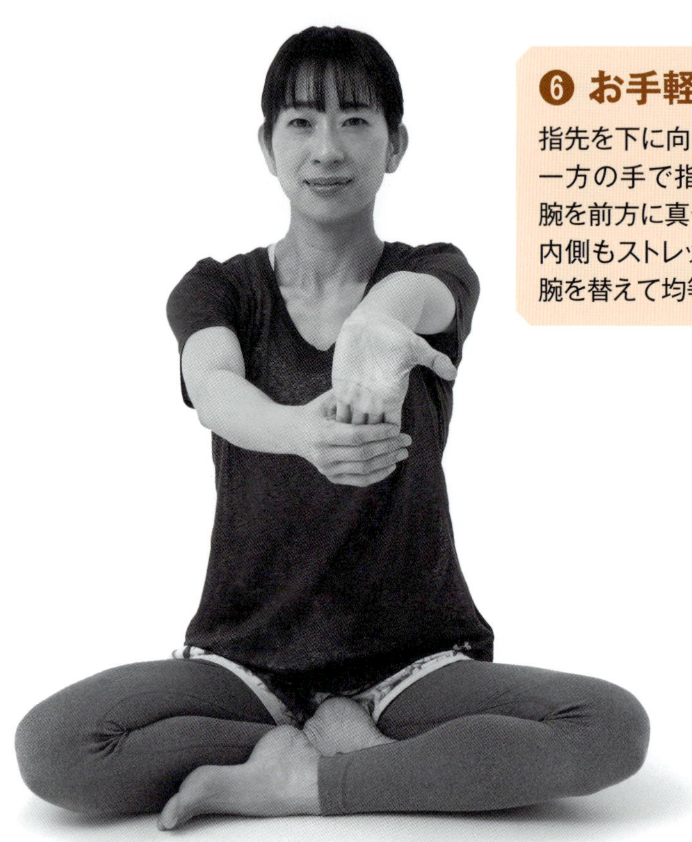

❻ お手軽ストレッチ

指先を下に向けて腕を伸ばし、もう一方の手で指先をつかんで反らせ、腕を前方に真っすぐ伸ばして、腕の内側もストレッチします。右と左の腕を替えて均等に刺激を与えます。

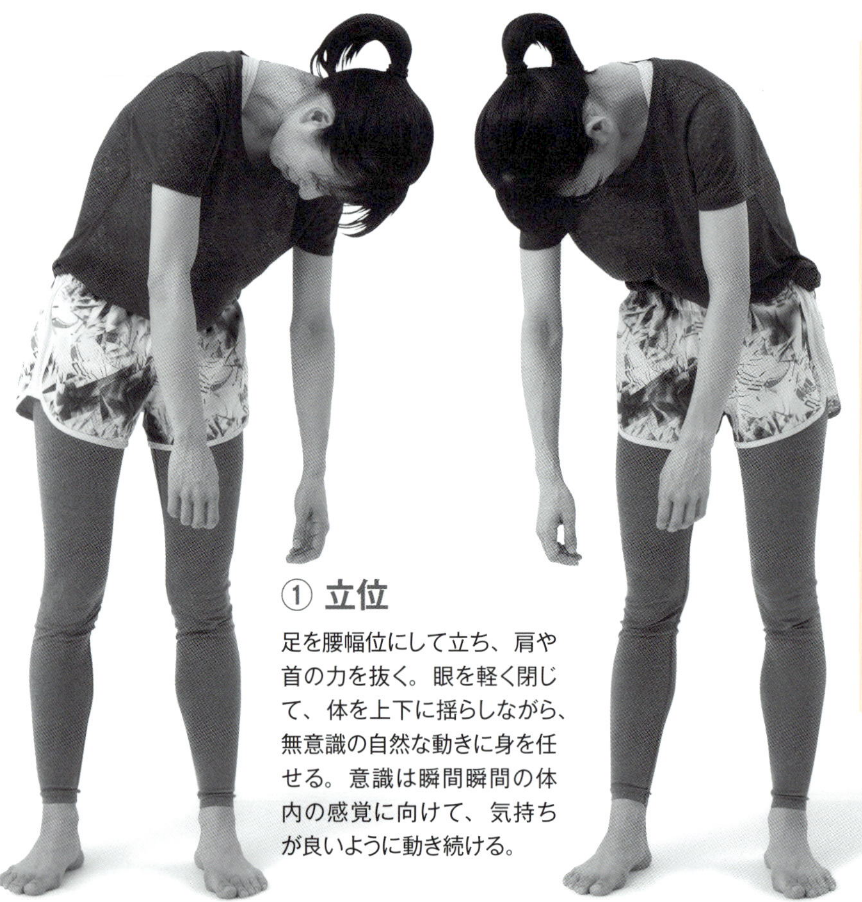

① 立位

足を腰幅位にして立ち、肩や首の力を抜く。眼を軽く閉じて、体を上下に揺らしながら、無意識の自然な動きに身を任せる。意識は瞬間瞬間の体内の感覚に向けて、気持ちが良いように動き続ける。

❼ 全身をゆるめる自然修正法

「揺らす」という適度な振動は人をリラックスさせますが、意識的な修正法の前に行うこの「自然修正法」には、「立位」「坐位」「臥位」の3種類があります。それぞれ、5分から15分程度、頭で考えずに、体（生命）の声に身を任せるようにして、気持ち良いと思う姿勢で、体を揺らし、ごろごろと伸ばしたり、縮こまったりして自由に動くようにします。疲れた体のリセットにも最適です。

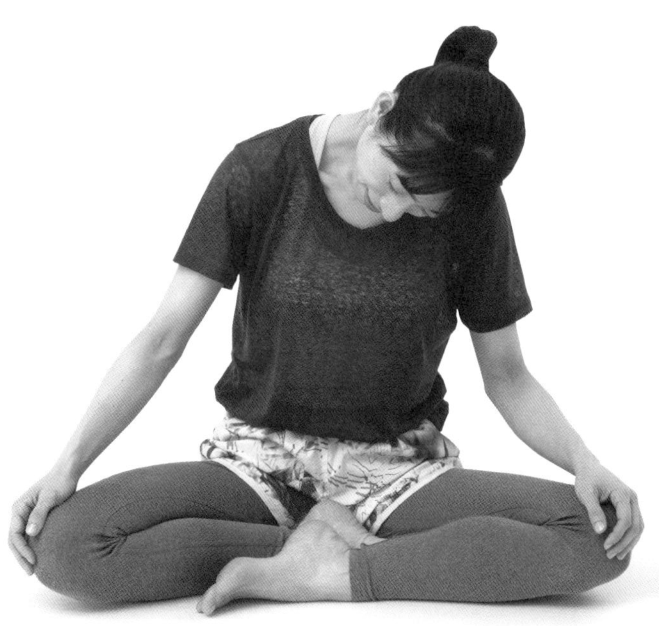

② 坐位

お尻を床につけて自分が楽なように座る。自分が海の中の海藻になったイメージで、尾骨が海の底にあり、背骨が海藻になって、潮の流れのままにゆらゆらしている感じで、左右前後に揺れる。

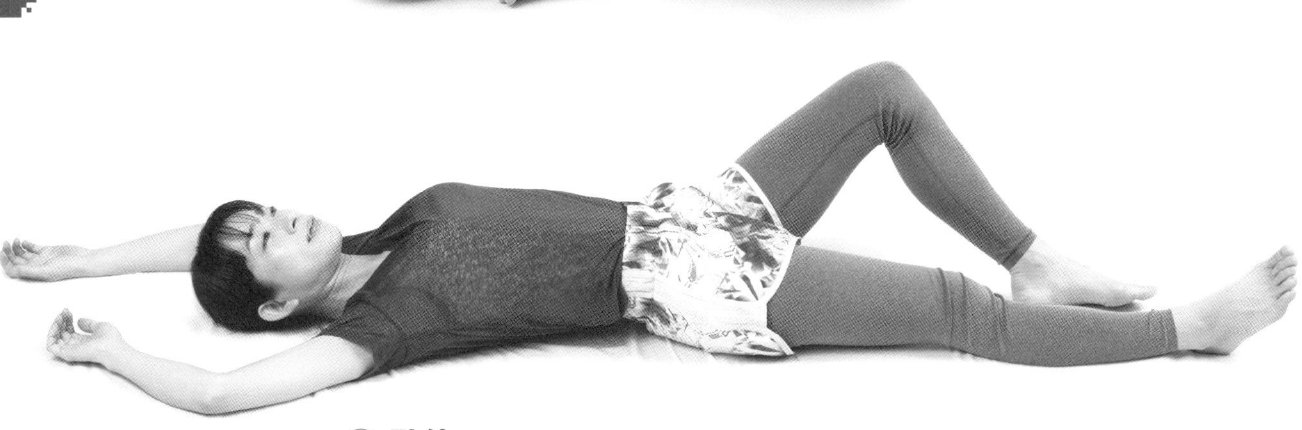

③ 臥位

仰向けでごろごろと寝転んで、伸びをしたり、ゆらゆらと体を動かす。朝起きた時に、気持ち良くあくびや伸びをするような感覚で。

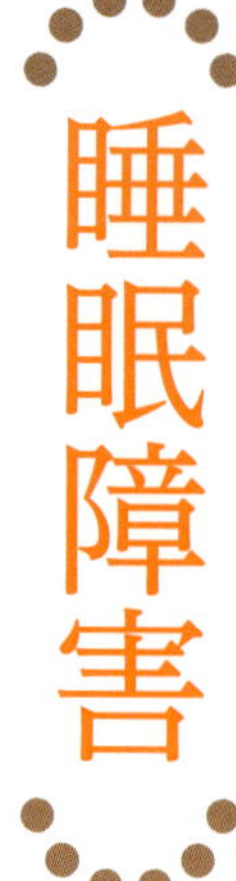

深く眠ることは健康の基本です。不眠や浅い眠りしかできない、睡眠時に無呼吸になって日中は眠くて仕方がない、疲労が抜けないなどは眠りを妨げる何かがあるということを意味します。

深い眠りとは大脳の新皮質や辺縁系が活動を休めている状態ですが、眠れないのは、体・心・生活の中にそれを邪魔する刺激があるということです。辺縁系は欲望・本能・感情の腑で内臓の働きとも関係しているので、感情がいらだっていたり、心配事があったり、胃の中に食物があったり、部分疲労があったり、血行が悪かったりすると、その刺激で緊張や興奮してよく眠れなくなるのです。

早く、よく、また深く眠るには、筋肉がゆるみ、呼吸が静かになり、副交感神経が主導権を握った状態が必要です。そのためには、肩・首・上背部・胸の緊張をほぐし、骨盤をゆるめることが必要です。ここで紹介する修正呼吸体操は、そうした状態に導くものです。

❶ 仰向け、足裏伸展法

足裏部の縮みは骨盤の前傾、首部の硬化、胸部の下垂と硬化を誘うので、足裏部の伸展は深い眠りへの基本になります。

A・B：仰向けになり左右の足を上げてみる。ひざが曲がり縮んでいると十分に上がらない。

C：上がらない方の右足にベルトかタオルを引っ掛けて両手で持ち、息を吸って吐きながら、右足を引きつけつつ裏側を伸ばし、吸いながらゆるめることを繰り返す。数回行ったら、伸ばしたままで数呼吸耐えてから下ろすようにする。

❷ 首抜き、アキレス腱伸ばし -1-

頭脳疲労でアキレス腱が縮み、首も硬化して後頭骨も下がり、首の筋肉や頸椎下部が縮んだ状態を修正し、頭の血行を良くします。

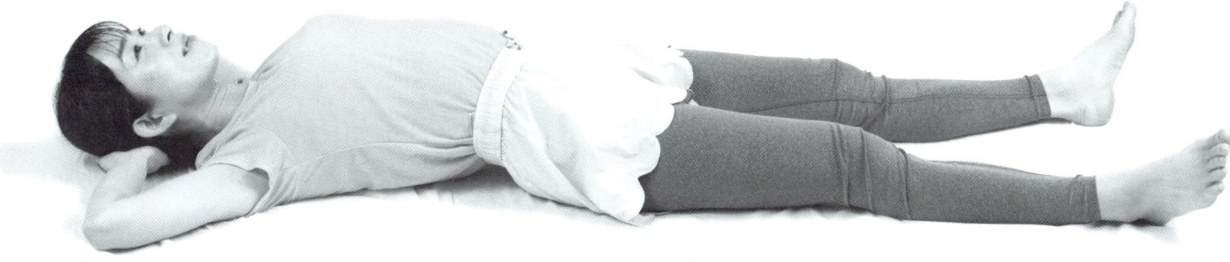

A：仰向けになり、両手は首のうしろで組んでひじを張る。

B：息を吸って吐きながら、アキレス腱を強く伸ばし、それと同時に首を引っこ抜くように後頭部をつかみ、両ひじを張って首を伸ばし、パッと力をゆるめる。これを繰り返す。

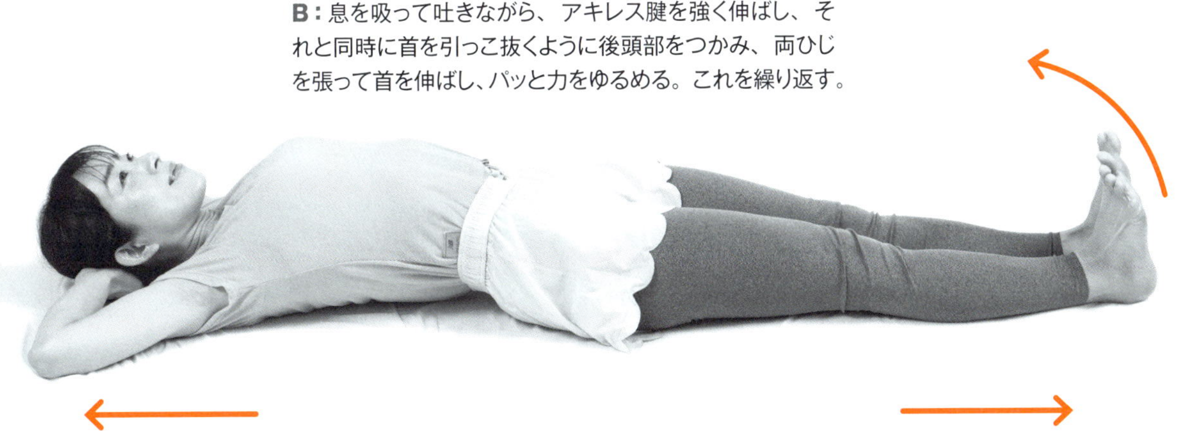

❸ 首抜き、アキレス腱伸ばし -2-

仰向けになり、両手は首のうしろで組んでひじを張る（❷のAのポーズ）。息を吸って吐きながら、つま先をグッとすねにつけるような感じでアキレス腱を伸ばし、同時に両手で頭を挟んで後頭部を引っぱり、あごを胸につけるようにして首を強く伸ばす。パッと力を抜いて最初のポーズに戻り、これを繰り返す。

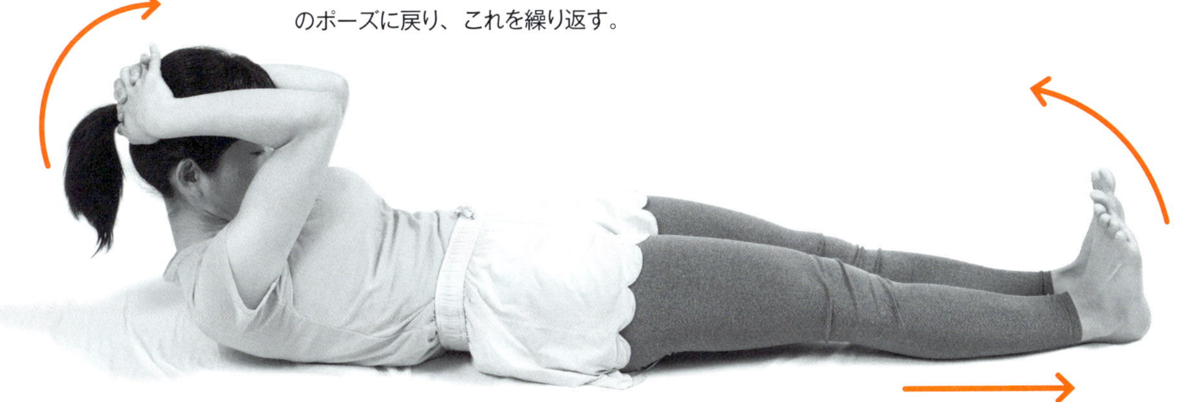

❹ 首抜き、側腹伸ばし

後頭骨の締まり具合の左右差を取り、頭への血行を良くし、側腹部の呼吸筋の縮みを取り、横腹の血行を良くして呼吸を深めます。

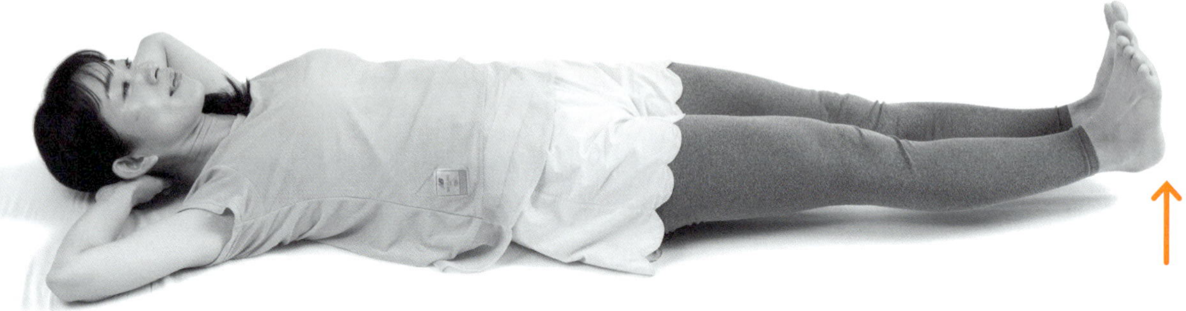

A：仰向けになり、両手を首のうしろで組みひじを張る。両足はそろえてアキレス腱を伸ばし、足を5センチ位浮かせる。

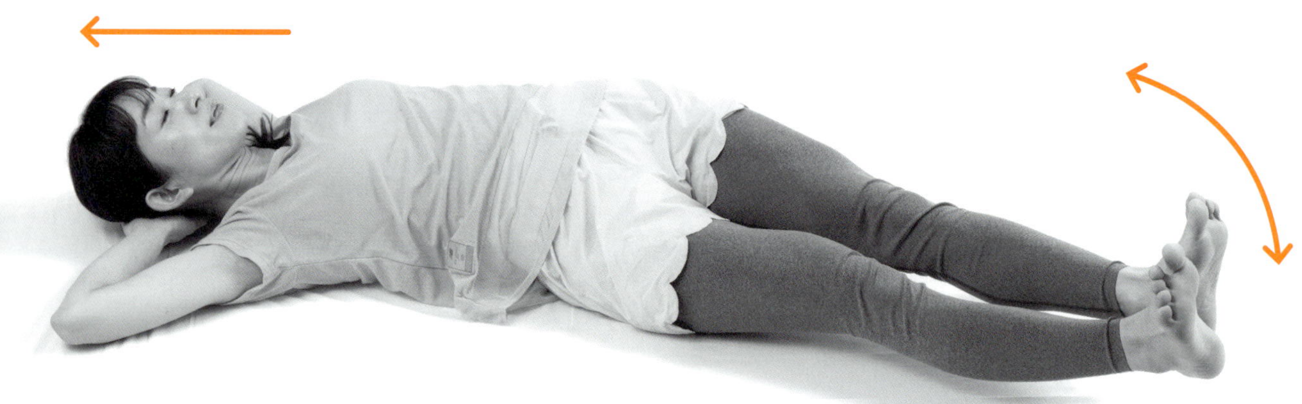

B：息を吸って吐きながら、左手で左後頭部を押し上げるようにして、ひじを頭の方へずらし同時にそろえた両足を右へ振る。次に息を吸いながらゆっくりとAに戻り、吐きながら左へ振る。これを数回繰り返す。

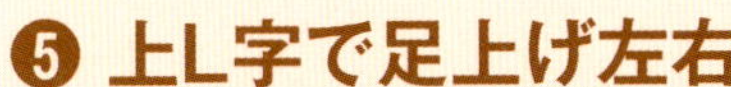

❺ 上L字で足上げ左右

腹の力不足や腰の硬さで起こる、胸部や肋骨の開閉力の左右差、縮みを取り、胃や肝臓を刺激して腹部の筋肉を鍛え、血行を良くします。

A：両足をそろえて仰向けになり、両腕を上向のL字型に置き、親指を中にして軽くゲンコツを握る。息を吸って吐きながら両足のアキレス腱を伸ばし、90度の位置を目指して上げる。

足が90度に上がらない人は、前もってベルトやタオルを使って足にひっかけて、息を吸って吐きながら伸ばし、吸いながら緩める足裏伸ばしを行なうようにする。

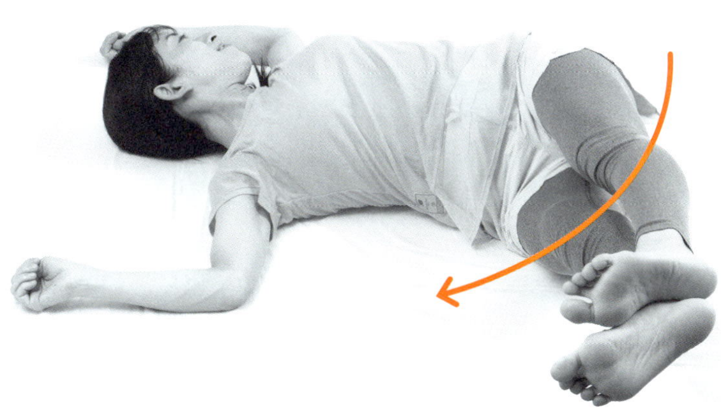

B：息を吸って吐きながら、頭を左へ向け、両方の足のひざとアキレス腱を伸ばしたまま、右側の床近くまで振り下げる。この時、ゲンコツとひじ、肩が浮かないように注意する。

C：息を吸いながらAの姿勢に戻り、息を吸って吐きながら、頭を右に向け、両足を左側に倒す。中央へ戻してから床へ足を下ろす。くつろぎの基本ポーズをして終わりにする。

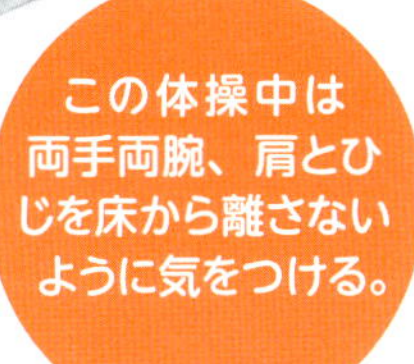

❻ 胸つきネコからコブラ

胸部や腹部の縮み、肋骨の下垂などによる呼吸の浅化傾向、自律神経の緊張傾向を修正し、また呼吸力をつけます。

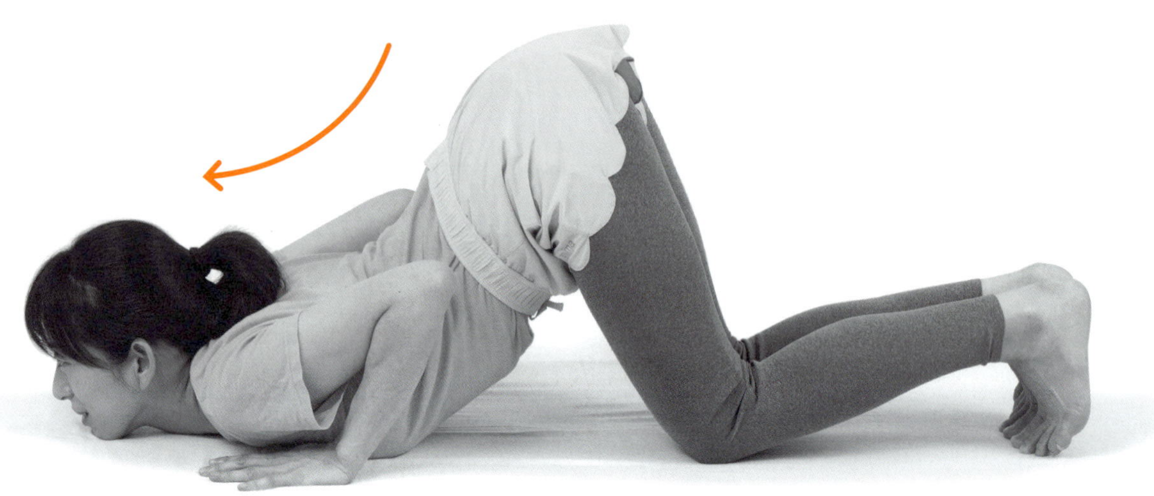

A：胸つきネコのポーズから入る。うつぶせになり、両ひざを床につけて手を胸の横に置き、息を吸って吐きながら上体を前方にずらしていく。

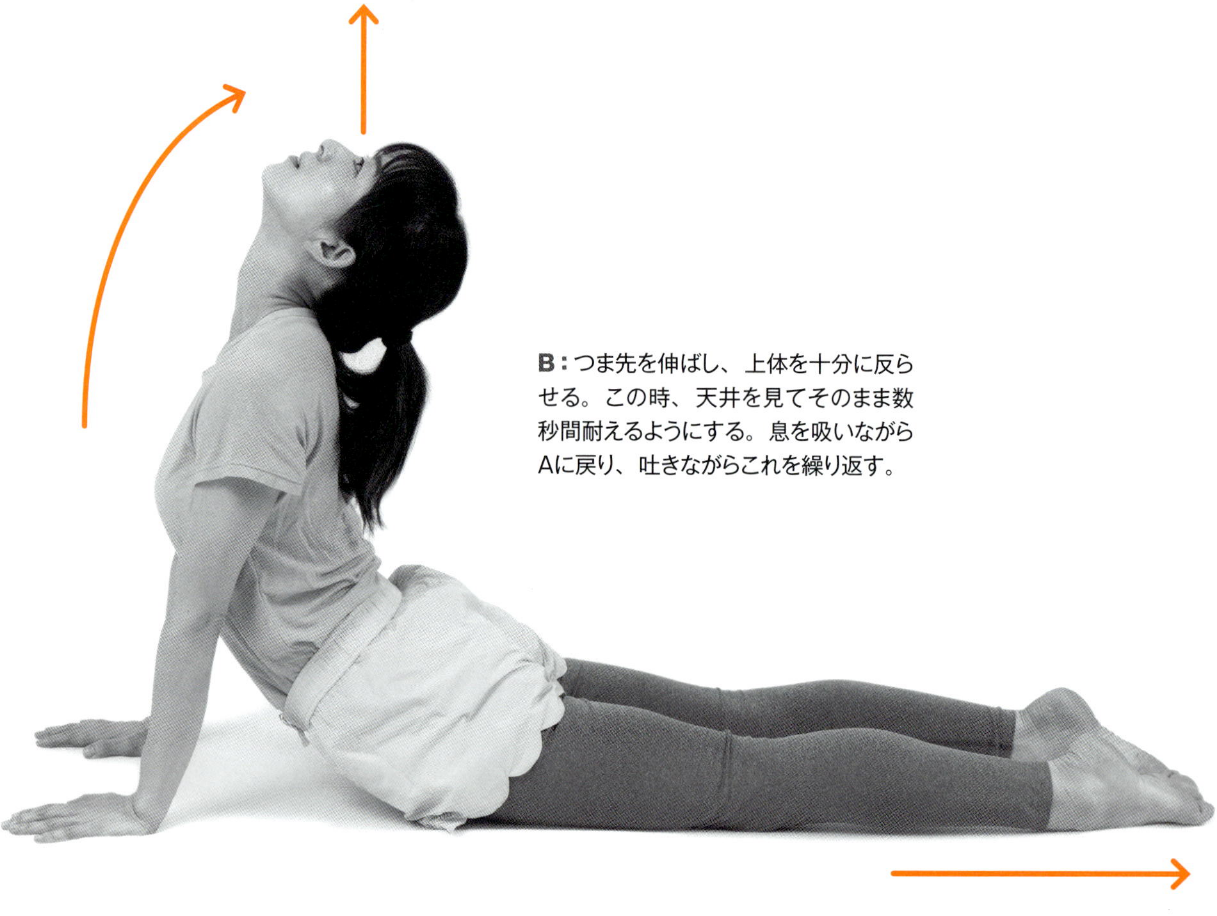

B：つま先を伸ばし、上体を十分に反らせる。この時、天井を見てそのまま数秒間耐えるようにする。息を吸いながらAに戻り、吐きながらこれを繰り返す。

視力異常

視力異常はたんに眼だけの異常ではなく、内臓や筋肉・背骨の異常、血液・血行の異常、呼吸の異常、そして心の緊張などで心身生活全体の異常になります。その直接的な原因は、肉体的こりや精神的緊張での、眼球および関運筋肉の縮小硬化による、変形とうっ血などです。近視には軸性（うっ血性）と屈折性（硬化性）の二種類があります。軸性は血液の酸性化とうっ血、屈折性は毛様筋の硬化が原因です。斜視の場合は、首の捻れ、頭皮のたるみ、肩甲骨の高低を直します。乱視の場合には肩の高さ、腕の力に強弱があります。遠視は近視の治し方に準じますが、老眼は老化現象ですから老化を防ぐことが先決です。

これらのための行法に共通して必要なことは、心をくつろがすことです。手や肩・首に力が入ると眼にうっ血を生じて疲れやすいので、特にその部分の力を抜く体操が取り入れられています。

眼の筋肉をゆるめるには、まず肩・首・顔の筋肉をゆるめて、にっこりと笑うようにする。

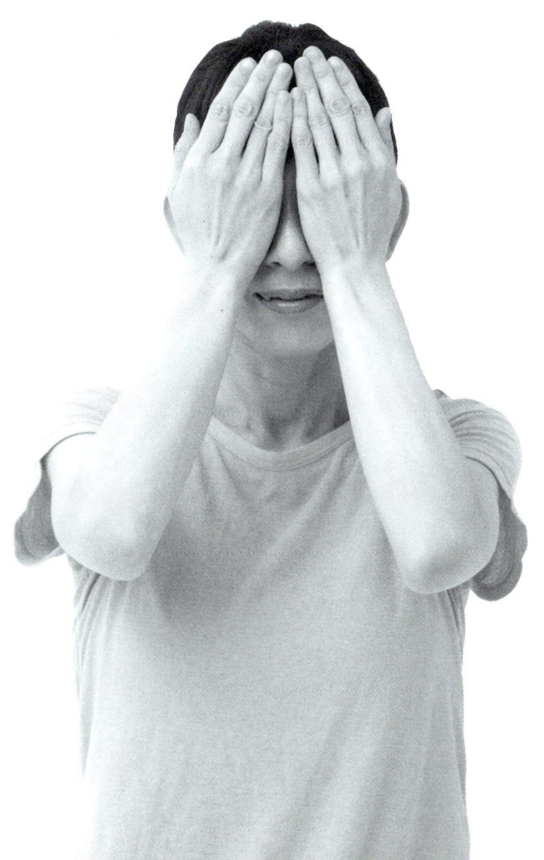

❶ 眼の手当て照氣法

眼に手でエネルギー（氣）を送り、疲れや老廃物を取ります。ゆっくり10呼吸位行うと眼の疲れが取れ、視界が明るくなります。

両手のひらをこすり合わせてあたため、手のひらをお椀のようにして両眼をおおう。この時、眼玉の奥で手のあたたかさを感じ取ろうとし、眼の筋肉をゆるめる。息を吸いながら、手から眼に来るエネルギーを吸い込み、息を吐きながら眼の疲れを口から出すようにイメージする。

❷ 眼の10点刺激法

全身の眼のツボの内、頭部にある10点の関連部位は、より直接的に眼に効果があります。眼の氣流や血行を良くして眼を癒します。

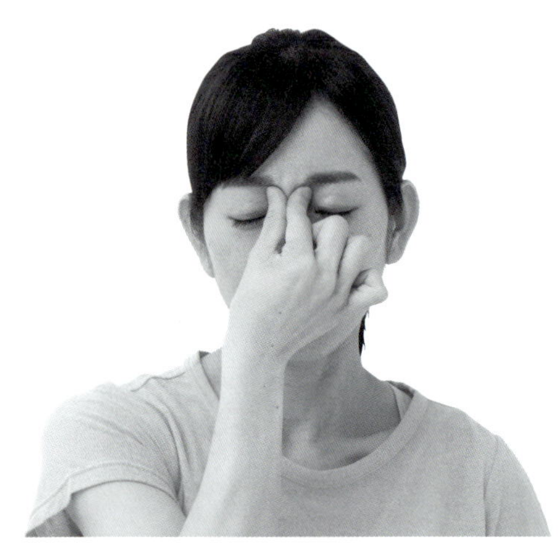

A：みけん（眉毛の間）を親指と人さし指でつまむようにもむ（眼の第1点）。

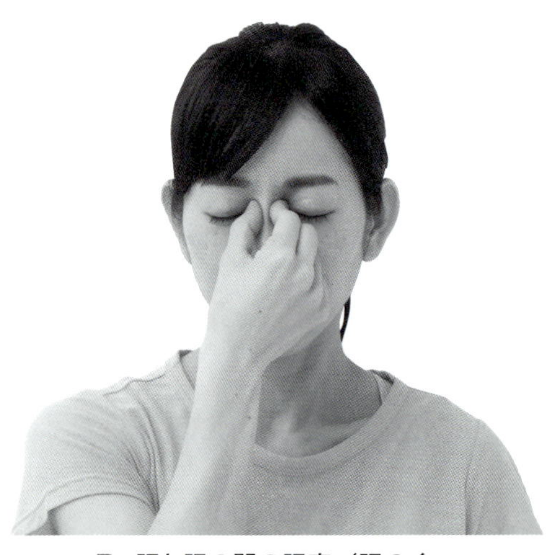

B：眼と眼の間の眼窩（眼のくぼみ）の内側を、Aと同様につまむようにもむ（眼の第2点）。

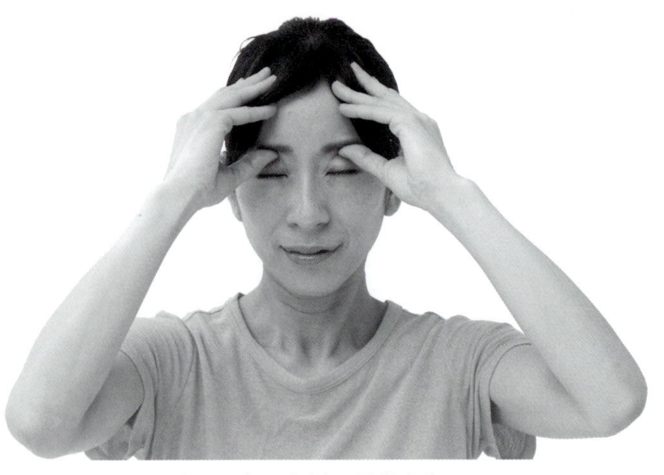

C：眼窩の上側に親指を当て、下から上へ押し上げるように指圧する（眼の第3点）。

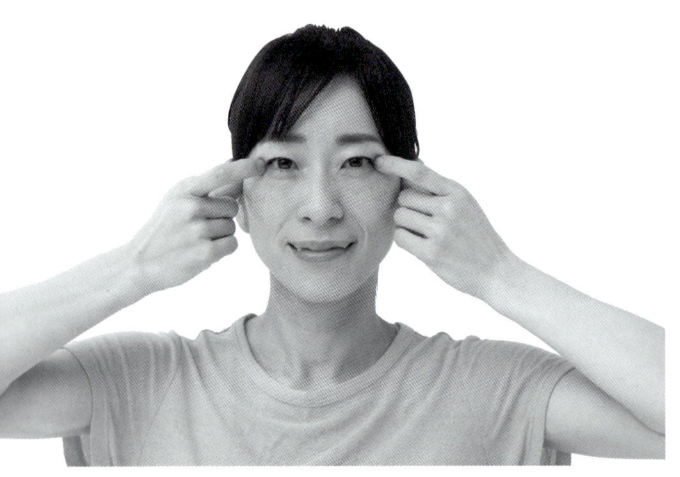

D：眼尻の外側を人差し指で内から外へ引っかけるように指圧する（眼の第4点）。

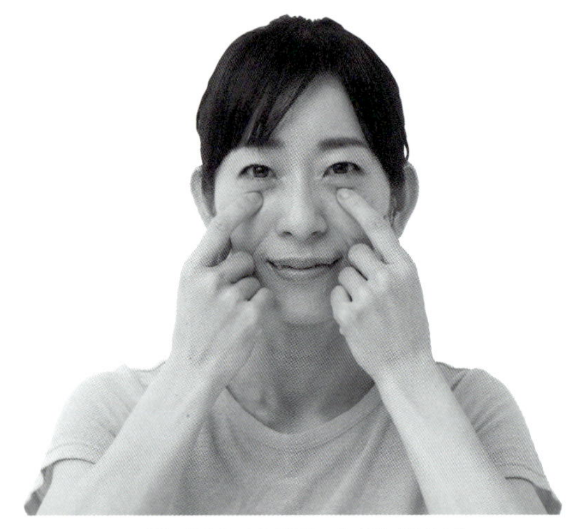

E：眼窩の下側に人差し指を引っかけ、上から下に引き下げるように指圧する（眼の第5点）。

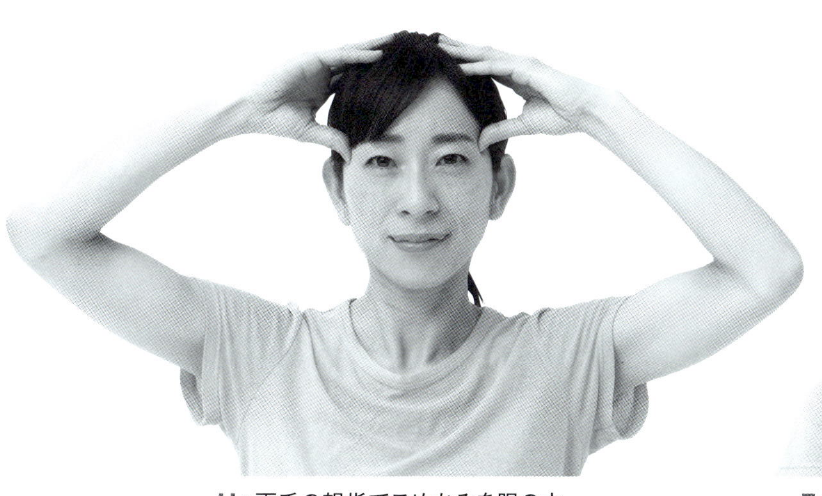

H：両手の親指でこめかみを眼の方向へ突くように指圧して、またもむように刺激する（眼の第8点）。

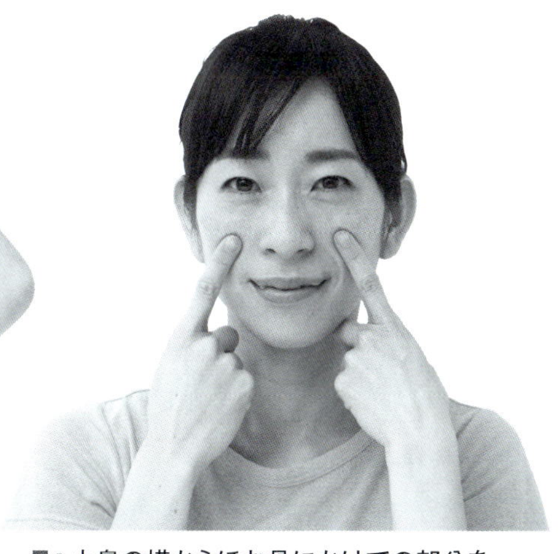

F：小鼻の横からほお骨にかけての部分を、人差し指で眼の方向へすり上げるように指圧し、またもむように刺激する（眼の第6点）。

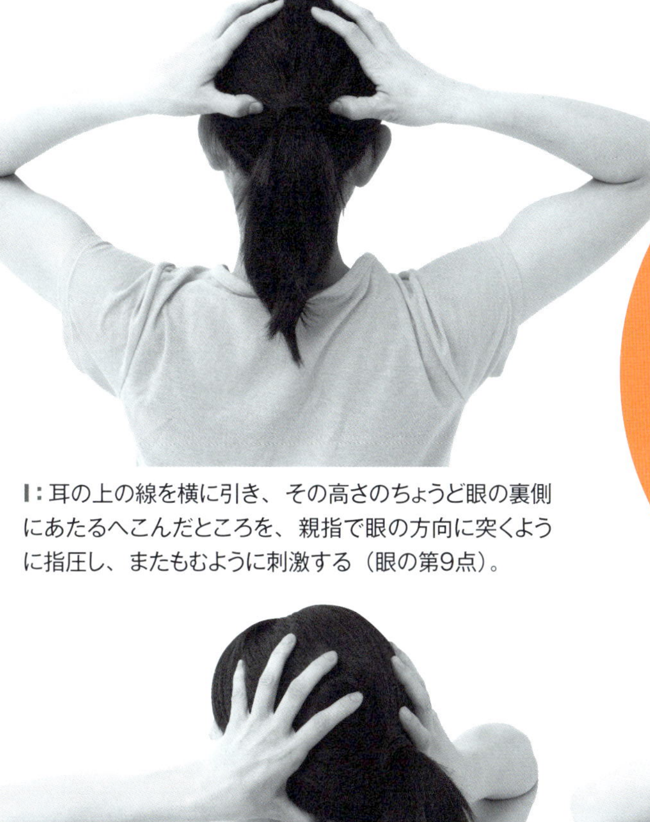

I：耳の上の線を横に引き、その高さのちょうど眼の裏側にあたるへこんだところを、親指で眼の方向に突くように指圧し、またもむように刺激する（眼の第9点）。

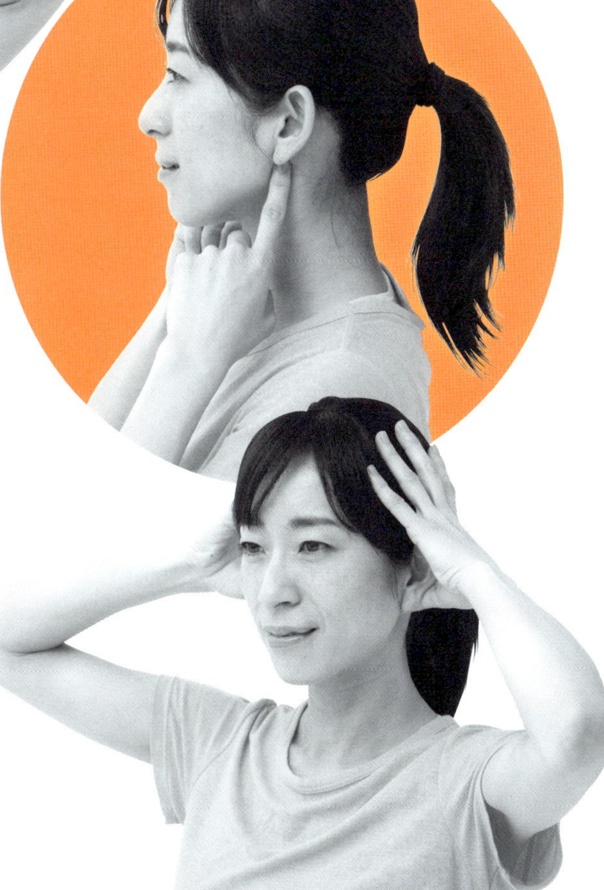

J：後頭骨の下のくぼみを親指で下から眼の方向に押し上げるように指圧する。この時、両ひじを真横に張り背筋を伸ばして行う（眼の第10点）。

G：耳たぶのすぐ下のところを、両手を首のうしろに添えて手の親指で眼の方向へ突き上げるように指圧し、またもむように刺激する（眼の第7点）。

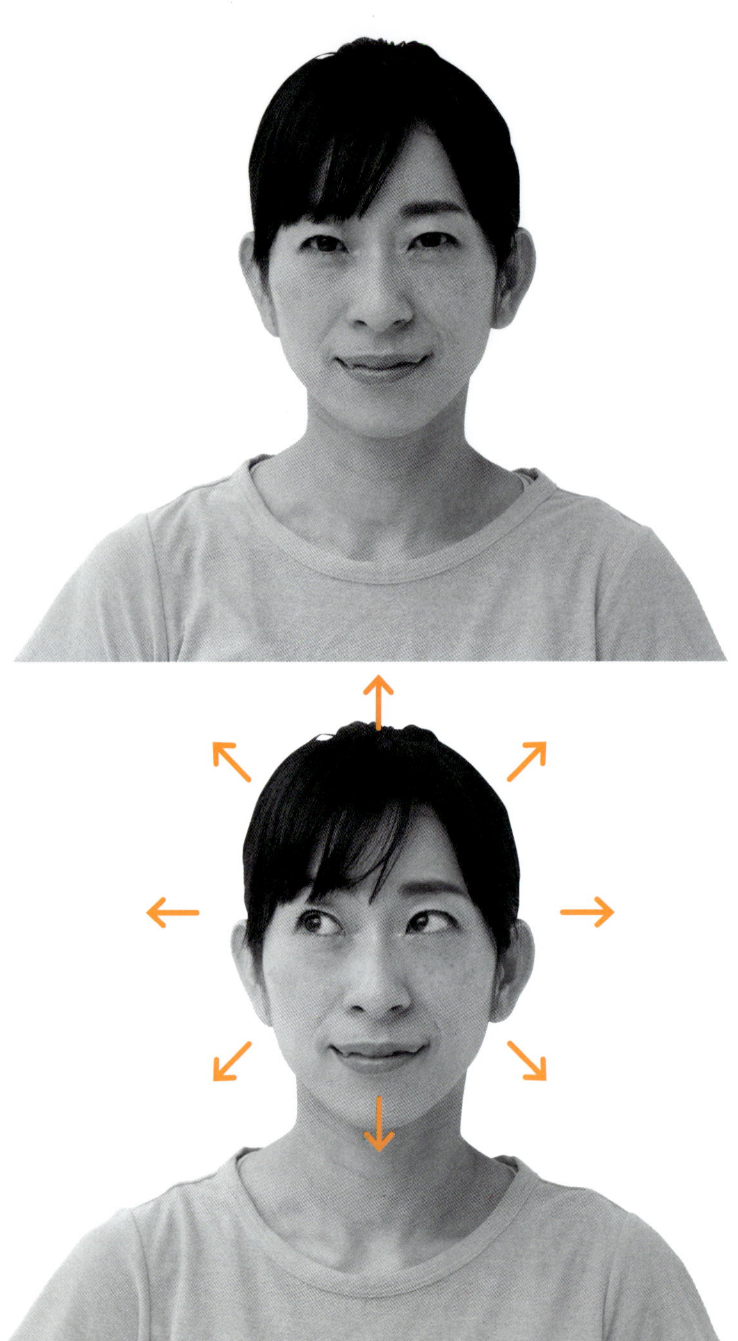

❸ 眼の呼吸ストレッチ

無自覚に凝視していると、眼の筋肉は疲労困憊します。眼を四方八方に動かし回し、また近くと遠くを交互に見て眼筋群の緊張を取ります。

こり固まった筋肉をほぐす時には、背伸びをするようにいったんうんと伸ばして緊張させてからゆるめると、ほぐれる効果が倍加する。眼の筋肉も同様で、写真のように、息を吸って吐きながら、眼玉をそれぞれの方向へ持っていき、そこで数秒間停止し、ゆるめてもとへパッと戻すようにする。
また息を吸って吐きながら、眼をできるだけ大きく回転させる。左右どちらから始めても構わない。普通に動く範囲よりもできるだけ大きく動かすこと。それによって、筋肉が刺激され眼の疲れを取り、眼玉の運動筋のこりを取ることができる。

❹ 腕捻り、足上げ上下

腕と肩の眼の関連部位が刺激され、また足をハの字で上下することで、腹圧を高め、骨盤を引き締め、重心を下げます。

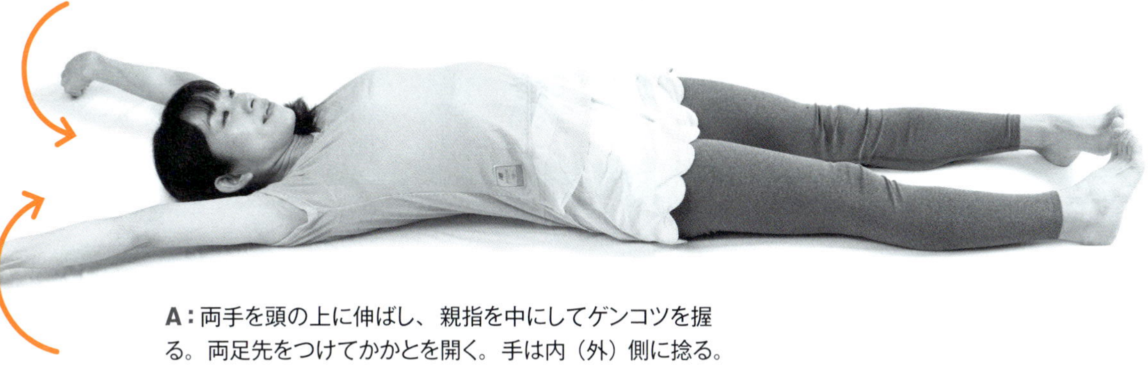

A：両手を頭の上に伸ばし、親指を中にしてゲンコツを握る。両足先をつけてかかとを開く。手は内（外）側に捻る。

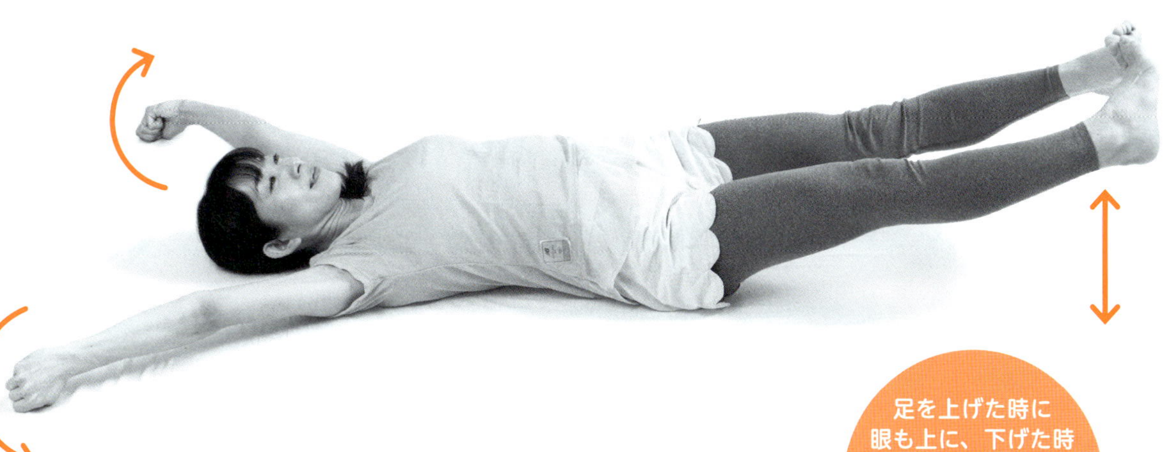

B：両足を床から30センチ位上げ、両手を外（内）側に捻りながら、両足を上下する。足を上げる時に息を吸い、下げる時に吐くようにする。

足を上げた時に眼も上に、下げた時に眼も下に向ける。眼の運動を加えることで、眼筋のこりをほぐし、血行を良くする。

❺ 上L字で腰上げ、首と手首捻り

腰腹部に力を集めながら手首と首を捻り、眼を刺激します。肩首部のこりが取れて頸椎が整い、眼の緊張が取れやすくなります。

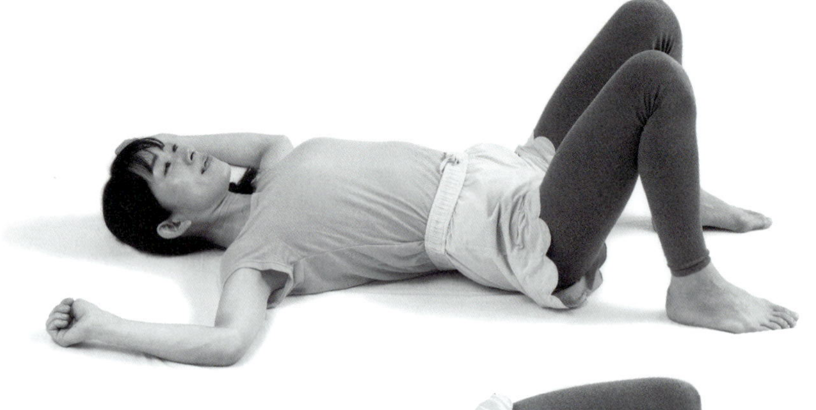

A：仰向けになり、手はゲンコツを握りL字型にし、ひざを立てる。

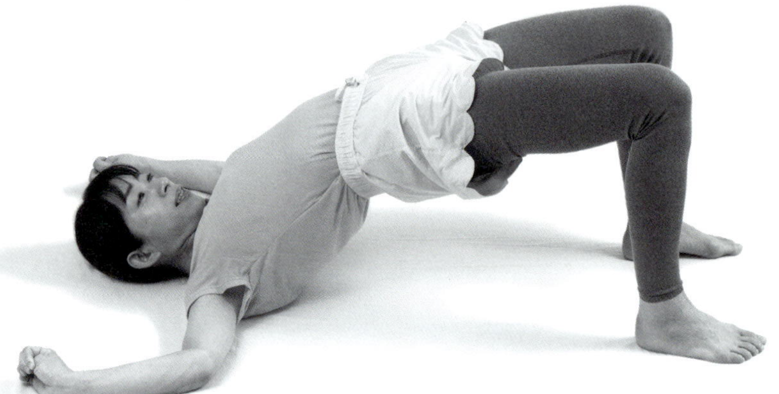

B：息を吸って吐きながら腰を上げ、数呼吸耐える。

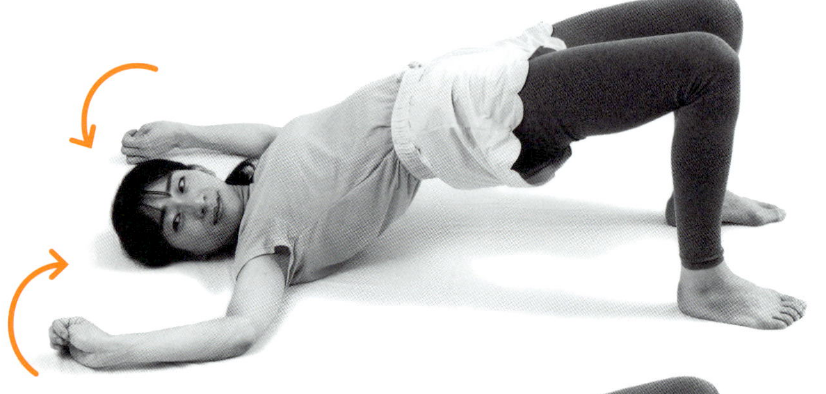

C：息を吸って吐きながら、手を内側に捻り、同時に顔を右（左）へ向ける。

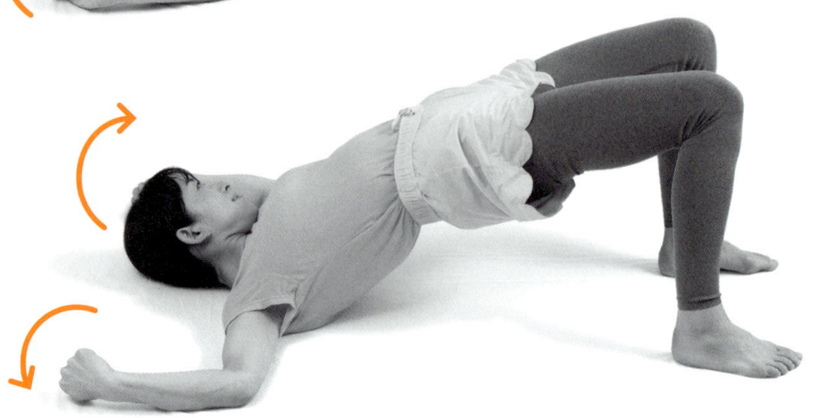

D：息を吸って吐きながら、手を外側に捻り、同時に顔を左（右）へ向け、これを繰り返す。終わりにする時はゆっくり息を吐きながらAに戻って、体を床に下ろしくつろぎの基本ポーズをする。

❻ ひざ立て、起き上がり眼のツボ刺激

眼の10の関連部位を順次刺激しながら起き上り、腹圧を高めて腰腹部を強化し、丹田に力がこもるように導きます。

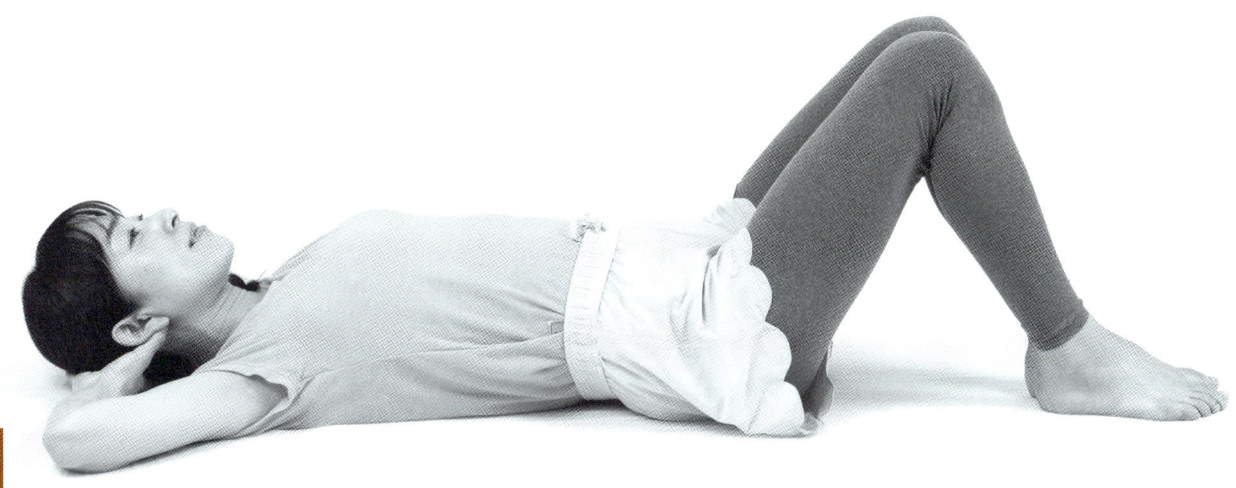

A：仰向けになり、ひざを立てて眼の第1～10点を両手で押さえる。

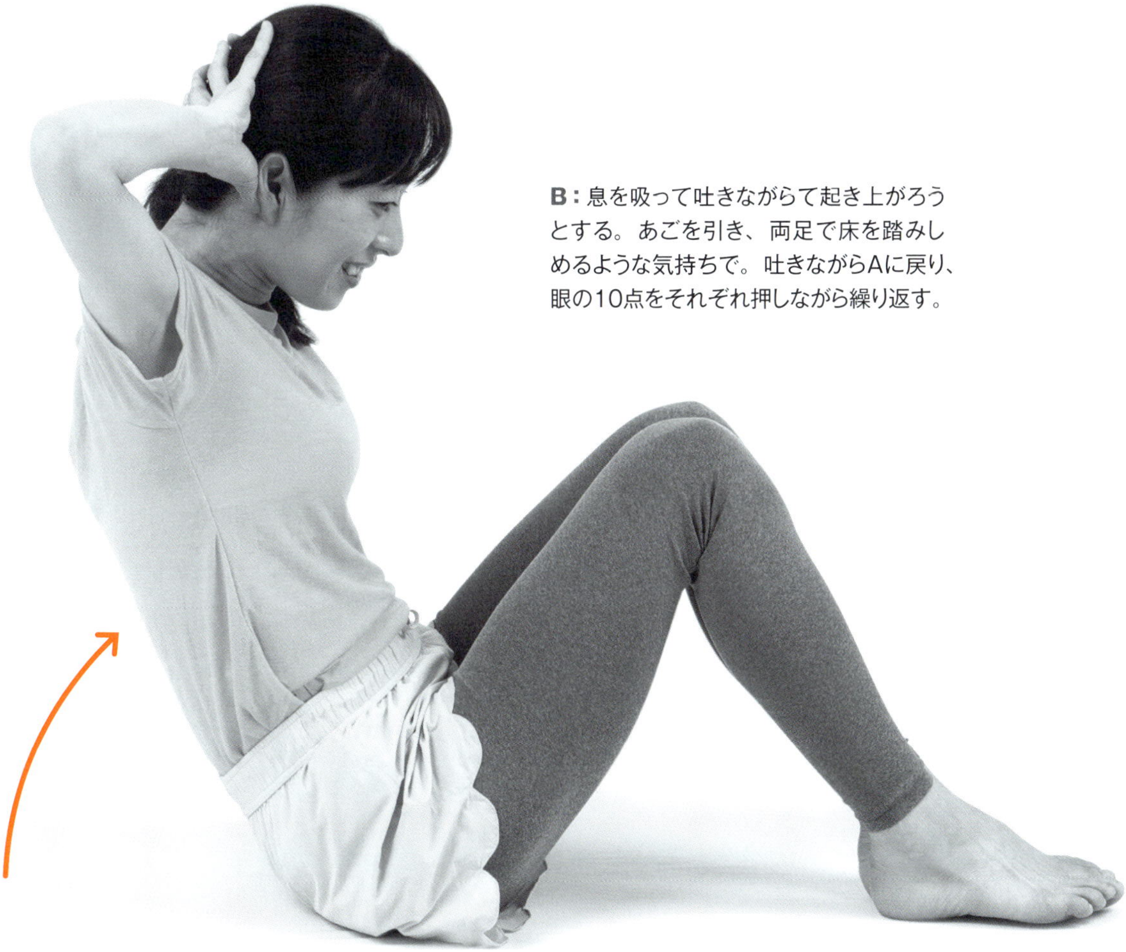

B：息を吸って吐きながらて起き上がろうとする。あごを引き、両足で床を踏みしめるような気持ちで。吐きながらAに戻り、眼の10点をそれぞれ押しながら繰り返す。

❼ 手は胸の仰向けで、足上げ左右

背骨や腰の捻れを取り、腰腹部を強化します。背骨のゆがみが取れ、頸椎が整い内臓の機能を高め、眼の血行も良くします。

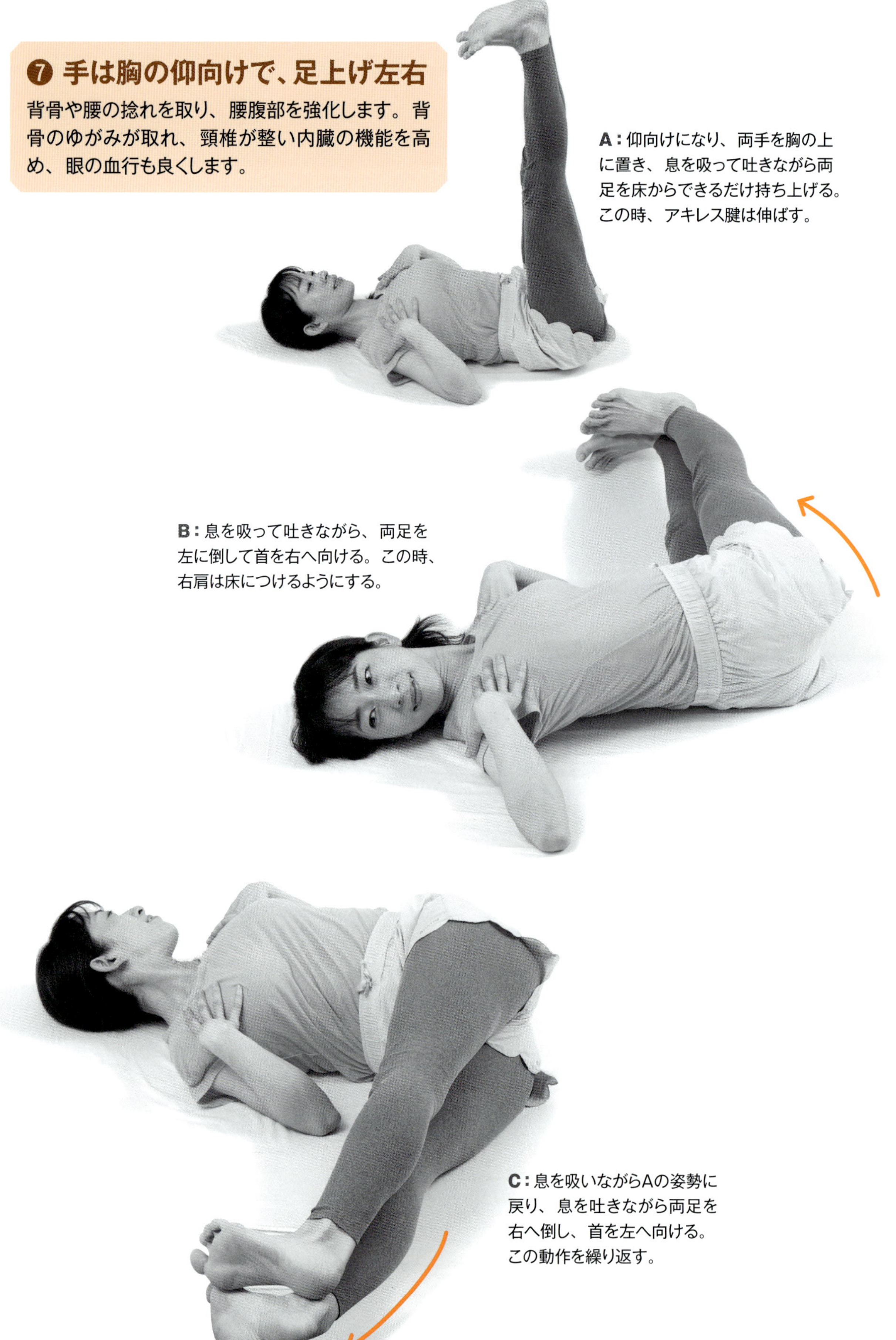

A：仰向けになり、両手を胸の上に置き、息を吸って吐きながら両足を床からできるだけ持ち上げる。この時、アキレス腱は伸ばす。

B：息を吸って吐きながら、両足を左に倒して首を右へ向ける。この時、右肩は床につけるようにする。

C：息を吸いながらAの姿勢に戻り、息を吐きながら両足を右へ倒し、首を左へ向ける。この動作を繰り返す。

❽ 胸つきネコで、足上げ左右

胸つきネコで胸椎や腰椎を整え、前屈姿勢を修正します。足を上げて捻る動きで腎臓の機能を高め、肩甲骨部を整えます。

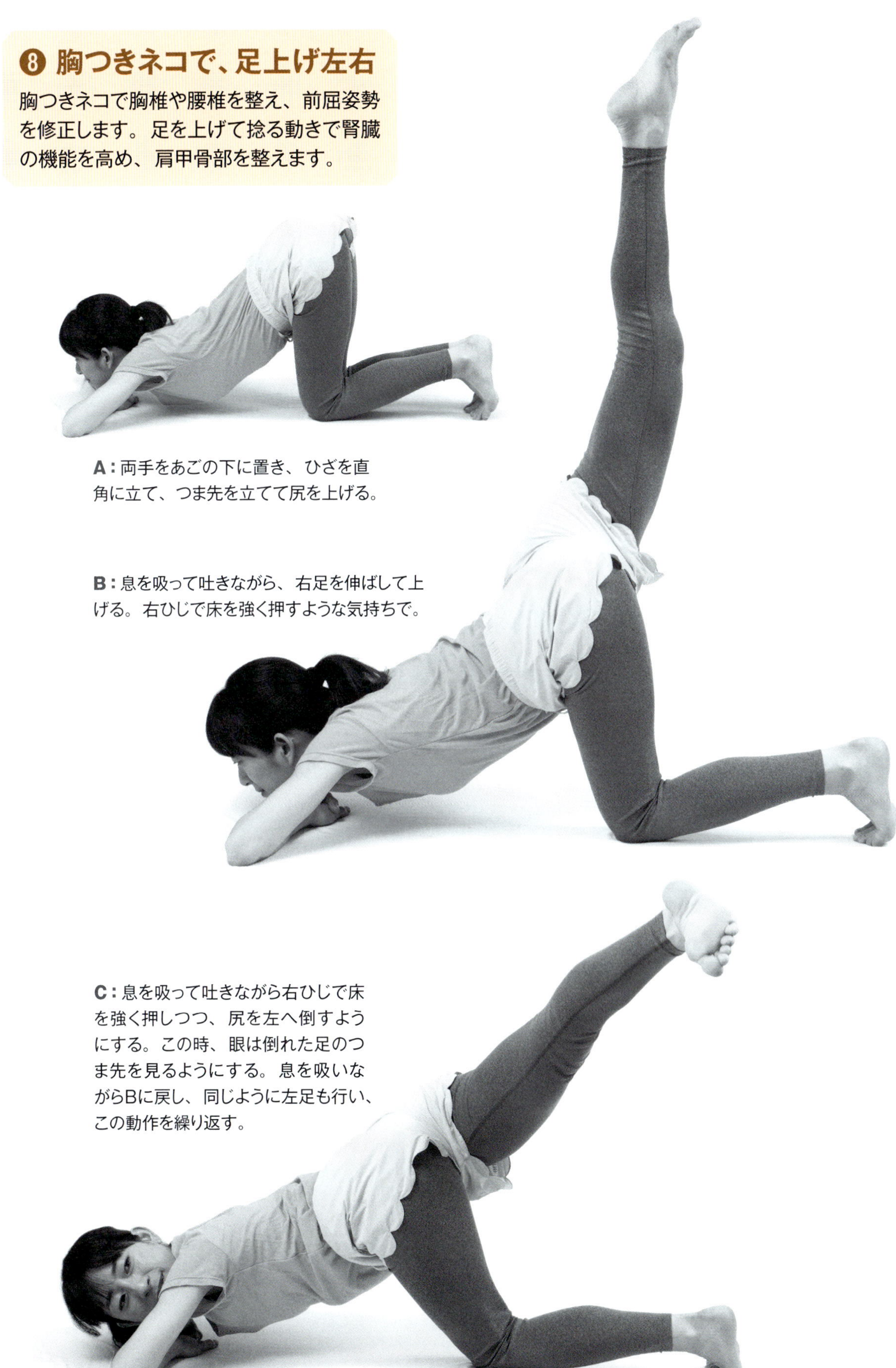

A：両手をあごの下に置き、ひざを直角に立て、つま先を立てて尻を上げる。

B：息を吸って吐きながら、右足を伸ばして上げる。右ひじで床を強く押すような気持ちで。

C：息を吸って吐きながら右ひじで床を強く押しつつ、尻を左へ倒すようにする。この時、眼は倒れた足のつま先を見るようにする。息を吸いながらBに戻し、同じように左足も行い、この動作を繰り返す。

❾ ひざ立ちで、手は眼のツボで反って左右

ひざ立ちで反ることで、腰腹部が強化されますが、眼のツボを順次刺激しながら行います。

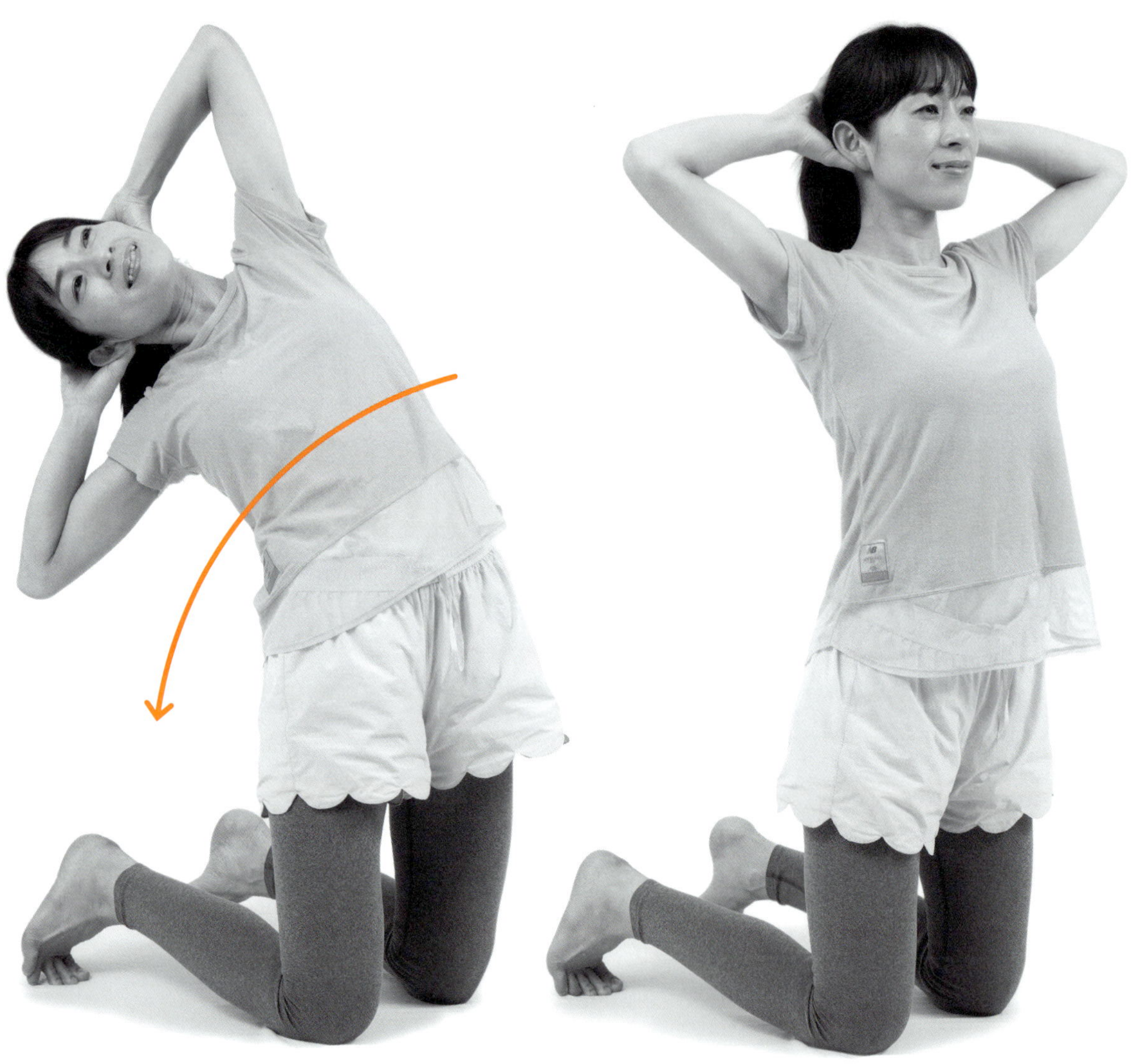

B：息を吸って吐きながら、腰を前に突き出すようにして上体を反らせ、息を吸って吐きながら上体を右に曲げる。吸いながら真ん中へ戻し、さらに息を吐きながら上体を左へ曲げ、吸いながら真ん中へ戻す。これを繰り返す。

A：ひざで立ち、両手指で眼の第1点から10点を押さえる。

肩・首のこり

肩がこると首が硬くなり、うっ血し、頭部に充分血液が行きわたらなくなって目・耳・鼻・脳などに異常が生じ、首を通る自律神経と内臓との連絡も異常になります。

肩こり、首のこりの原因は精神的緊張、内臓異常、血圧異常、栄養の過不足、悪姿勢、筋肉の過労などですが、そのためここでは、肩・首そのものを柔軟にする動作と、腹に力を誘導する動作を主眼とし、肩の力が抜けるように、両手をまっすぐに伸ばして捻る動作を加えています。

また、首と手首・足首は関係し合っているので、手首・足首の柔軟性も重要視しています。足首が故障すると丹田から力が抜け、肩に力が入り、あごが出たり、首が曲がったりするので、常に足の親指に力を込め、アキレス腱を伸ばして足首を正常に保つことが必要です。さらに、首の曲りを正すため、首と胸の筋肉の萎縮を取り、柔軟にさせ、頭骨の下垂からくる首の曲りを直すための刺激も加えています。

❶ 両手首のひじ開閉

両手を首のうしろで組み、両ひじを広げることで胸の縮みと上背部のゆがみを取り、胸の呼吸筋を強化します。

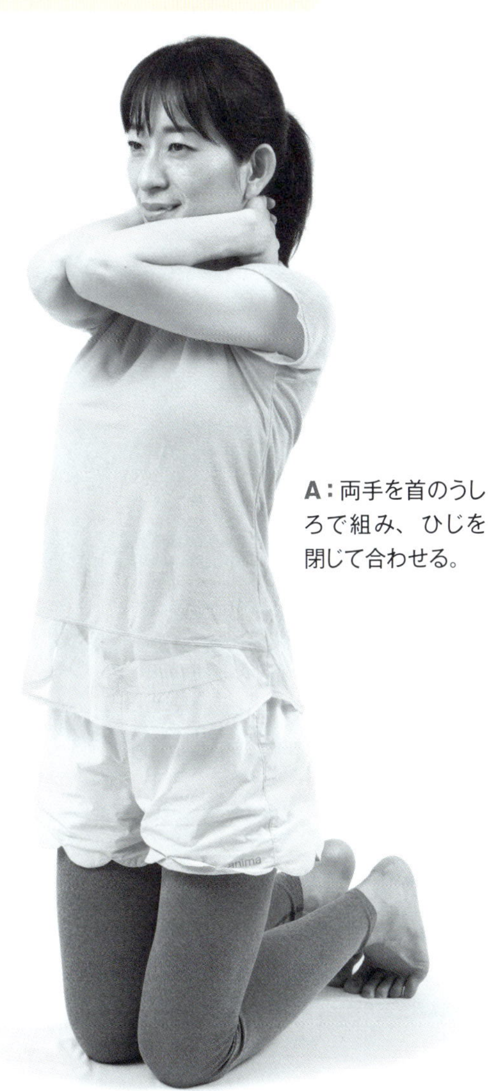

A：両手を首のうしろで組み、ひじを閉じて合わせる。

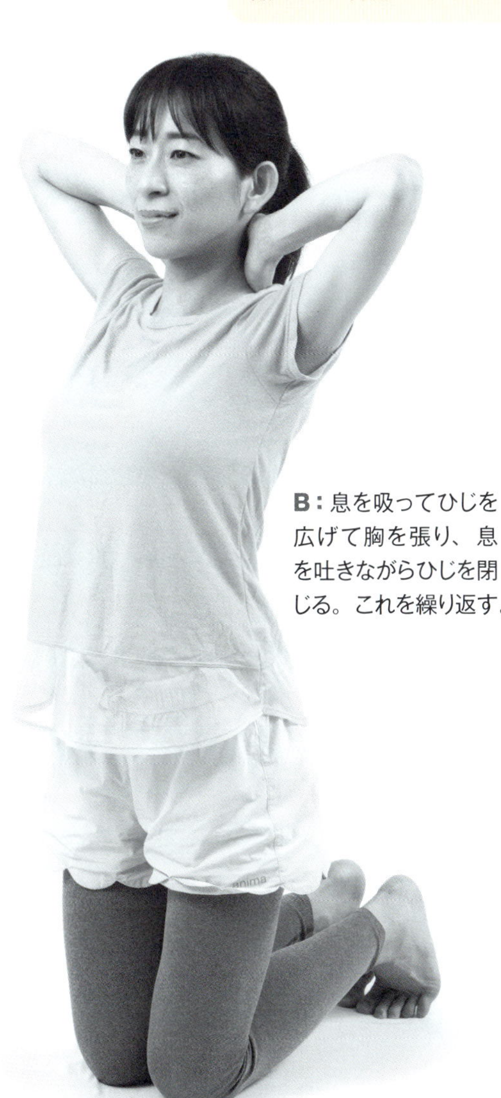

B：息を吸ってひじを広げて胸を張り、息を吐きながらひじを閉じる。これを繰り返す。

❷ 上L字で、足上げ徐々に開き上下

上L字で、胸部の緊張が抜けずに重心が上がることから生じる首・肩のこりを修正。背部筋肉群の力や腹圧を強め、開脚刺激でより背骨や腹に力を集めます。

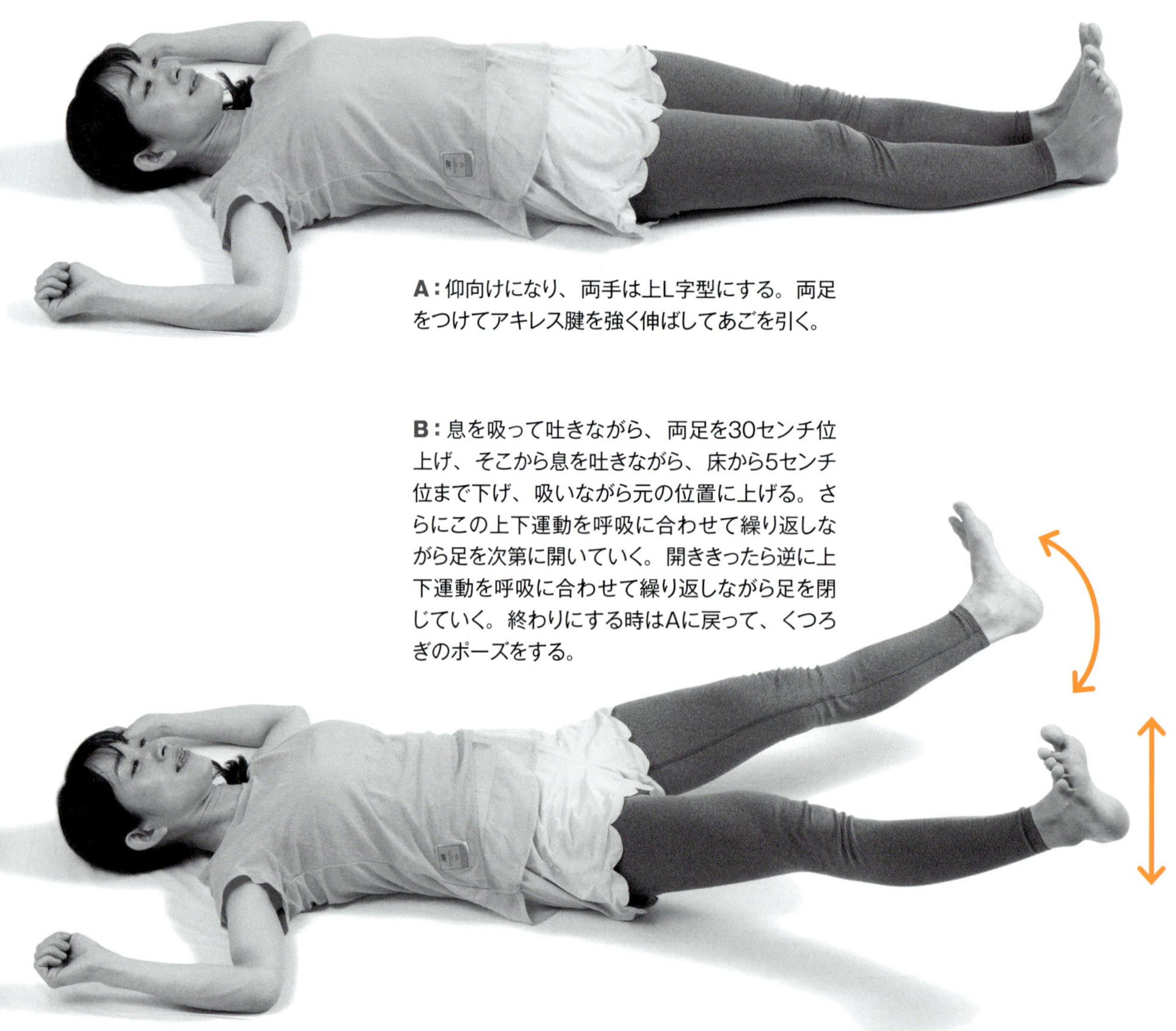

A：仰向けになり、両手は上L字型にする。両足をつけてアキレス腱を強く伸ばしてあごを引く。

B：息を吸って吐きながら、両足を30センチ位上げ、そこから息を吐きながら、床から5センチ位まで下げ、吸いながら元の位置に上げる。さらにこの上下運動を呼吸に合わせて繰り返しながら足を次第に開いていく。開ききったら逆に上下運動を呼吸に合わせて繰り返しながら足を閉じていく。終わりにする時はAに戻って、くつろぎのポーズをする。

❸ 下L字で、足上げ上下左右

力を腹に誘導することで、肩・首の緊張が抜けます。前頁の上L字が胸の脱力刺激になるのに比して、下L字は上背部の脱力刺激になります。

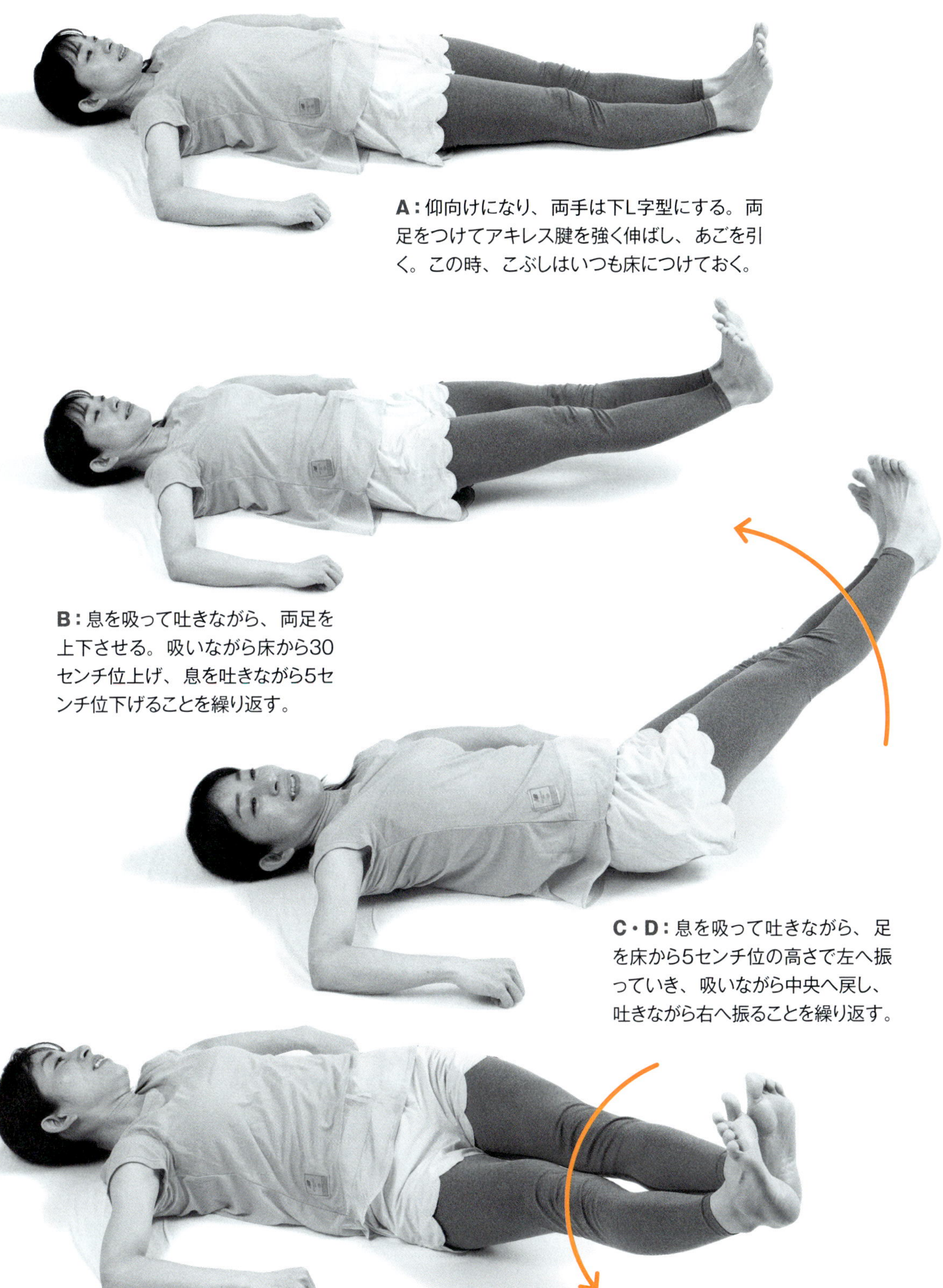

A：仰向けになり、両手は下L字型にする。両足をつけてアキレス腱を強く伸ばし、あごを引く。この時、こぶしはいつも床につけておく。

B：息を吸って吐きながら、両足を上下させる。吸いながら床から30センチ位上げ、息を吐きながら5センチ位下げることを繰り返す。

C・D：息を吸って吐きながら、足を床から5センチ位の高さで左へ振っていき、吸いながら中央へ戻し、吐きながら右へ振ることを繰り返す。

❹ うつぶせ上体捻り

背部を捻ることで、内臓の位置異常を正し、そこからくる肩・首のこりを取ります。上背部、肩甲骨の捻れたゆがみも取ります。

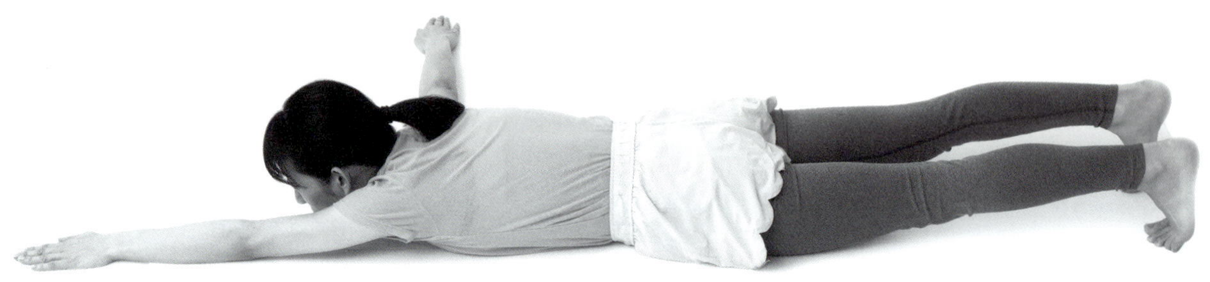

A：うつぶせになり、両足を開き、足のつま先を立てる。左手を上方へ伸ばし、右手を横に伸ばす（左右どちら側から始めても構わない）。

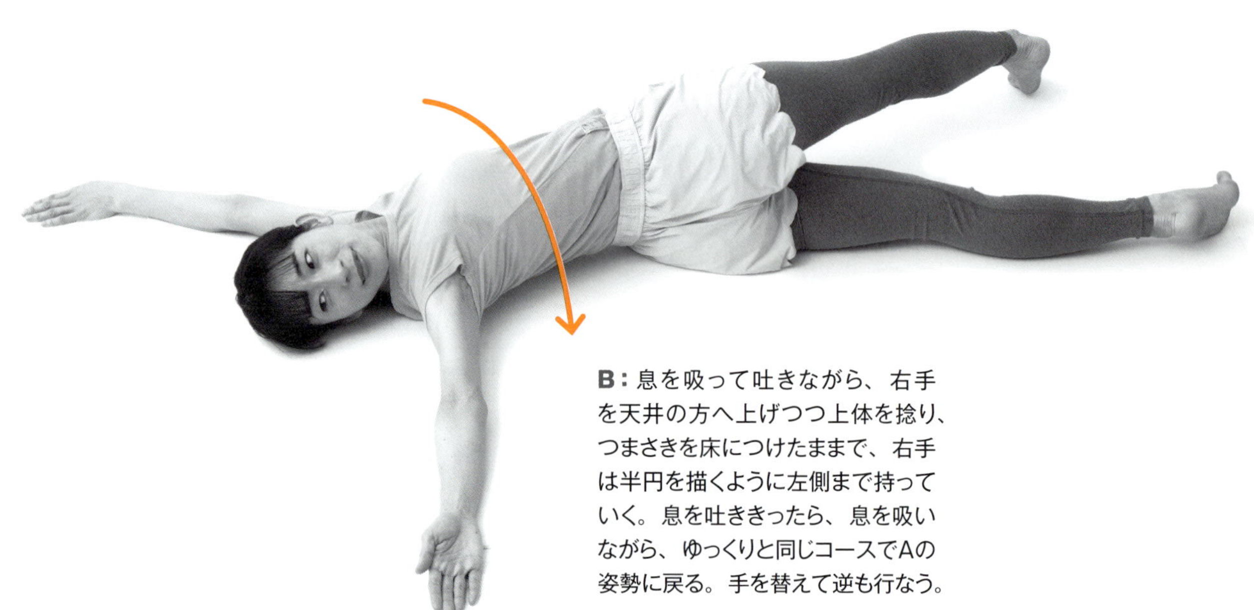

B：息を吸って吐きながら、右手を天井の方へ上げつつ上体を捻り、つまさきを床につけたままで、右手は半円を描くように左側まで持っていく。息を吐ききったら、息を吸いながら、ゆっくりと同じコースでAの姿勢に戻る。手を替えて逆も行なう。

❺ 四つん這い、肩つけ上体捻り

上背部から首にかけての縮み、また肩甲骨部のこりや肋骨のアンバランスを取り、肩・首のこりや内臓の位置異常を修正します。

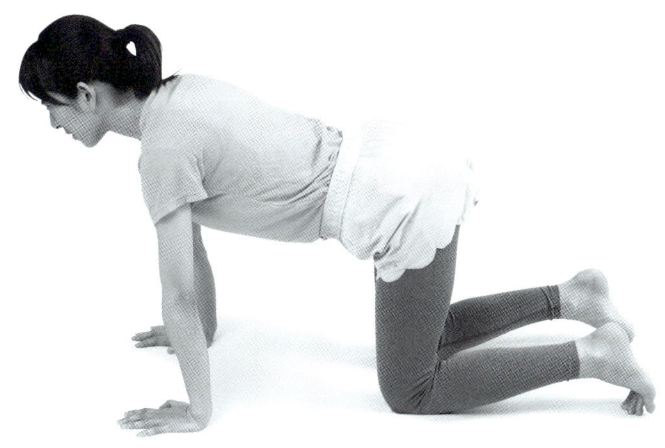

A：ひざをついて四つん這いになる。ひざは腰幅に開き、両手は肩幅に開く。お腹（丹田）を意識する。

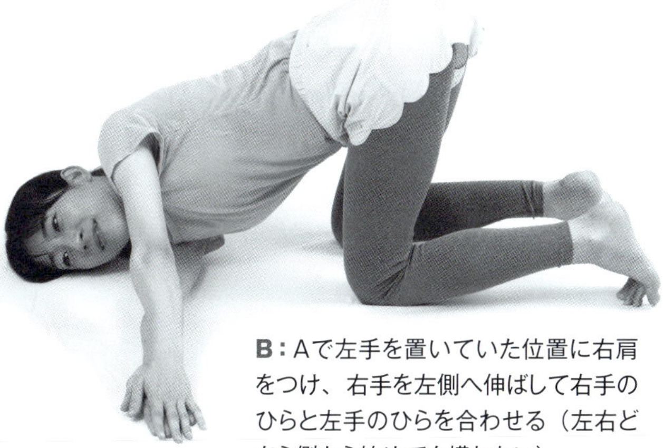

B：Aで左手を置いていた位置に右肩をつけ、右手を左側へ伸ばして右手のひらと左手のひらを合わせる（左右どちら側から始めても構わない）。

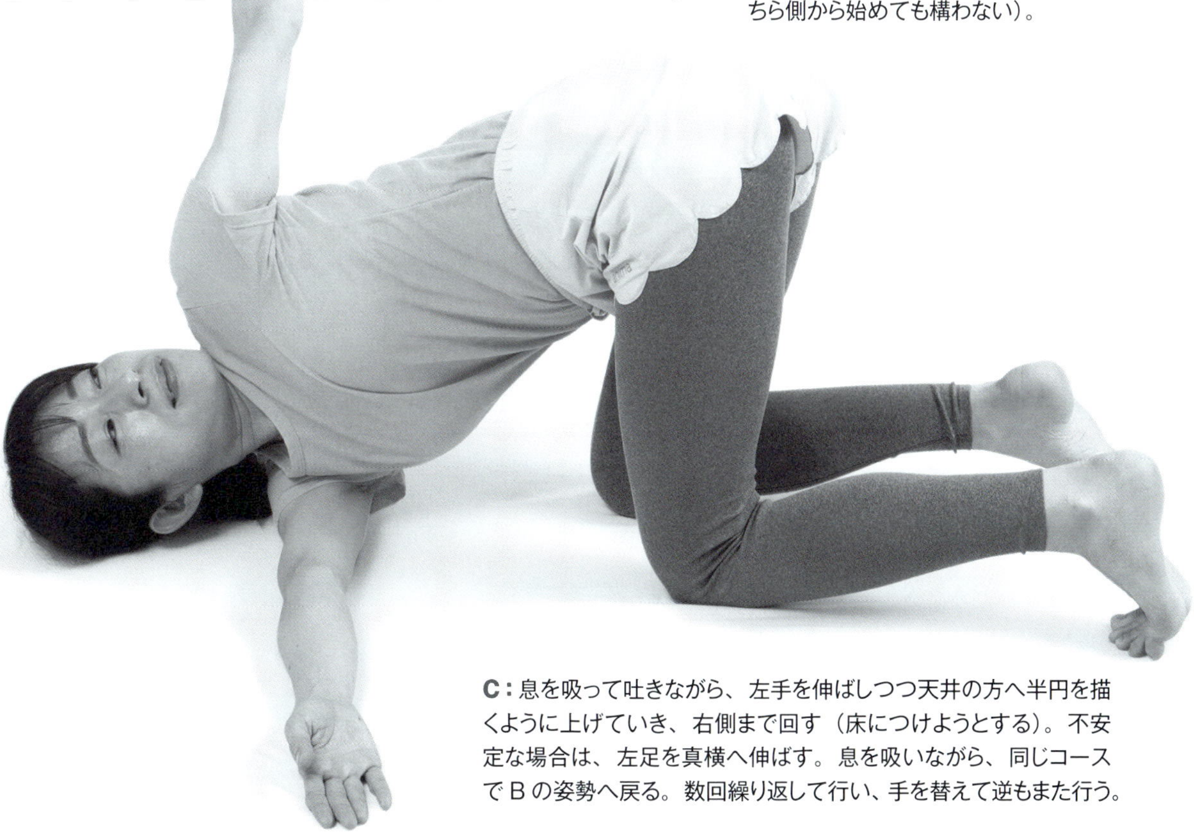

C：息を吸って吐きながら、左手を伸ばしつつ天井の方へ半円を描くように上げていき、右側まで回す（床につけようとする）。不安定な場合は、左足を真横へ伸ばす。息を吸いながら、同じコースでBの姿勢へ戻る。数回繰り返して行い、手を替えて逆もまた行う。

❻ 正座、うしろ手組み前屈

両手をうしろで組み、胸を突き出して肩甲骨を互いにつけるように手を親指側に捻り、手のひらを外に向けて上胸部、上背部を整えます。

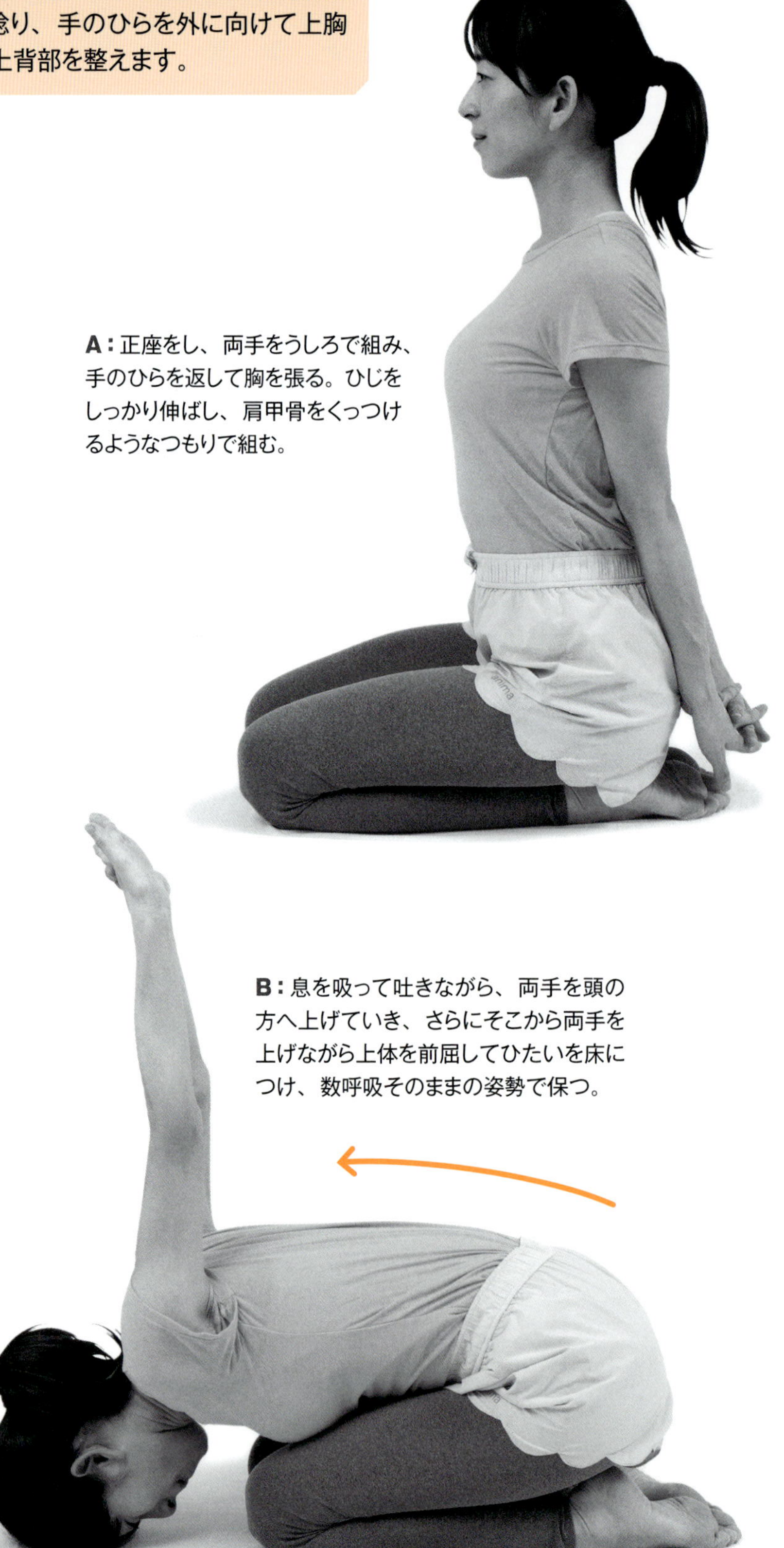

A：正座をし、両手をうしろで組み、手のひらを返して胸を張る。ひじをしっかり伸ばし、肩甲骨をくっつけるようなつもりで組む。

B：息を吸って吐きながら、両手を頭の方へ上げていき、さらにそこから両手を上げながら上体を前屈してひたいを床につけ、数呼吸そのままの姿勢で保つ。

内臓強化法

内臓は貧血やうっ血をさせることが異常を作る大きな原因の一つになります。特に肝臓や腎臓は多量の血液を必要とし、また胃も貧血やうっ血の影響を受けて異常になりやすい臓器の一つです。この三つの臓器は相互に関係が深く、このうちの一つが異常になると、他の二つも異常になる場合があります。また、内臓を支配している自律神経は、背骨の中を通って各内臓に続いています。肝臓は胸椎の四番、八番に、胃は胸椎の五番、六番、十一番に、腎臓は十番目にそれぞれ関係していますが、姿勢が異常になると背骨が曲ったり捻れたりして、そのために神経が圧迫され、正常に働けなくなっている場合があります。したがってこれらの内臓の異常を治し、強化する体操は、すべて腰腹筋を柔軟かつ強化し、腹圧を高めて腹・腰部の血液循環を良くし、姿勢と背骨の異常を正し、神経の働きを整え高める体操を中心に構成されたものです。

❶ 両手首、腰上げ左右倒し

腰を上げ、捻る腰と足裏に力を込め、捻れのゆがみを取ります。腹部の緊張や側腹部のうっ血も取れ、腹部内臓の働きを高めます。

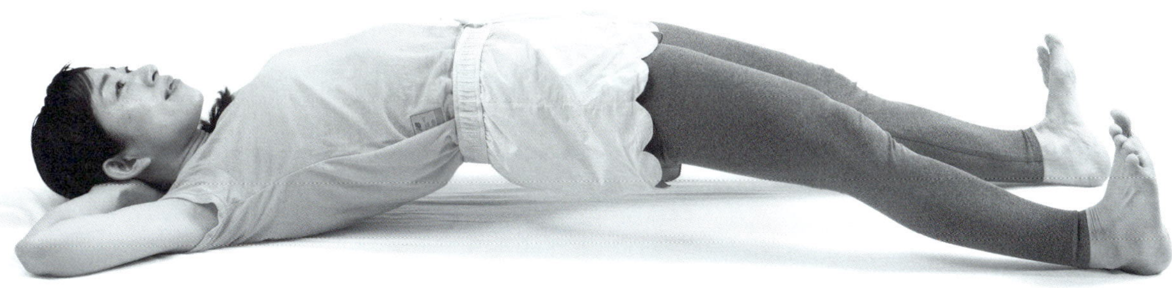

A：仰向けになり、足は腰幅に開き、両手を首のうしろで組む（準備）。息を吸って吐きながら腰を上げる。

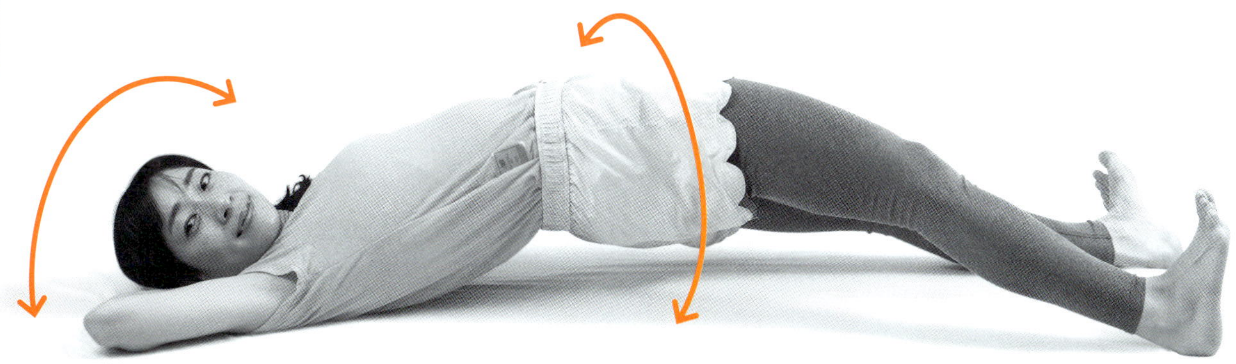

B：息を吸って吐きながら、さらに腰を上げて左へ捻り、顔は反対の右側に向ける。吸う息で中央に戻し、次に吐きながら腰を右に捻り、顔は反対の左側を向く。

❷ 両手首、ひざ曲げ左右倒し

内臓強化の基本体操です。ひざを左右に倒す刺激で、腹部、側腹部、背部の血行を良くして、背骨のゆがみを正し、胃や肝臓、腎臓の働きを高めます。

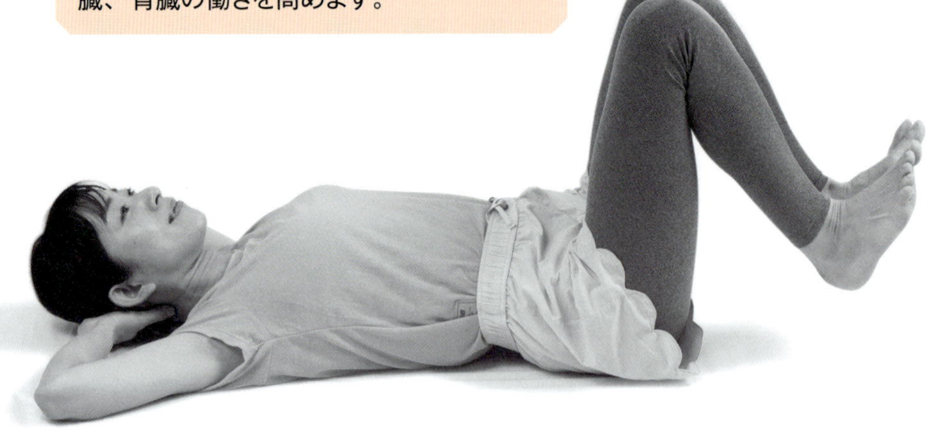

A：仰向けになり、両手は首に当てひじを張り、足を上げてひざを立てる（準備）。

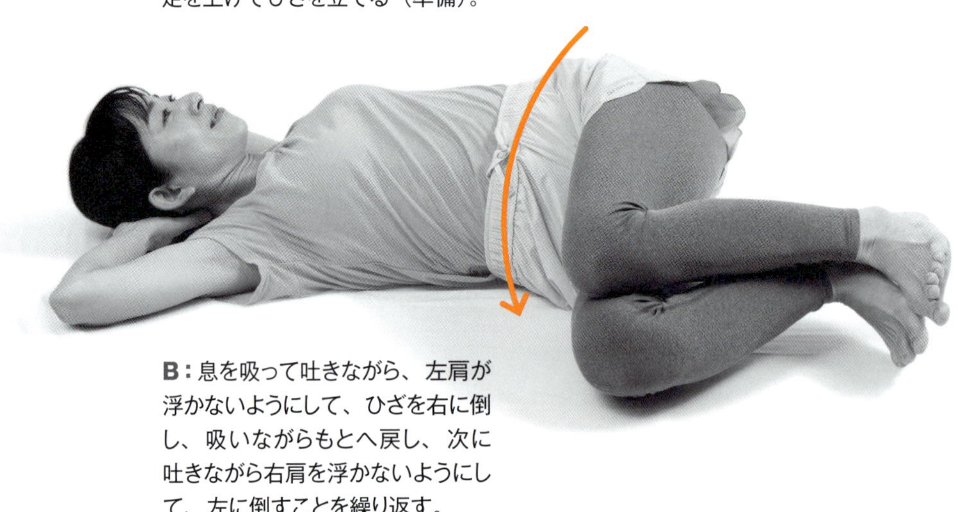

B：息を吸って吐きながら、左肩が浮かないようにして、ひざを右に倒し、吸いながらもとへ戻し、次に吐きながら右肩を浮かないようにして、左に倒すことを繰り返す。

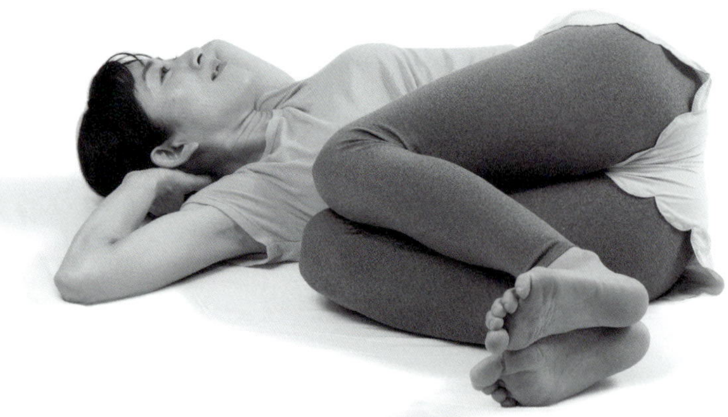

C：次に手は同形で、さらに両ひざを胸につけ、息を吸って吐きながらBと同じ要領で左右に倒し、吸いながら戻すことを繰り返す。

ひざを立てた動作は肝臓、上げた動作は腎臓の刺激になる。背骨では、ひざを上げるほど脊椎上部が刺激される。

❸ 仰向け、開脚足上げ回し

両足を上げる動作により腹圧を高め、内臓の下垂を防ぎ、足を内外に回すことにより内臓の位置のバランスを正します。

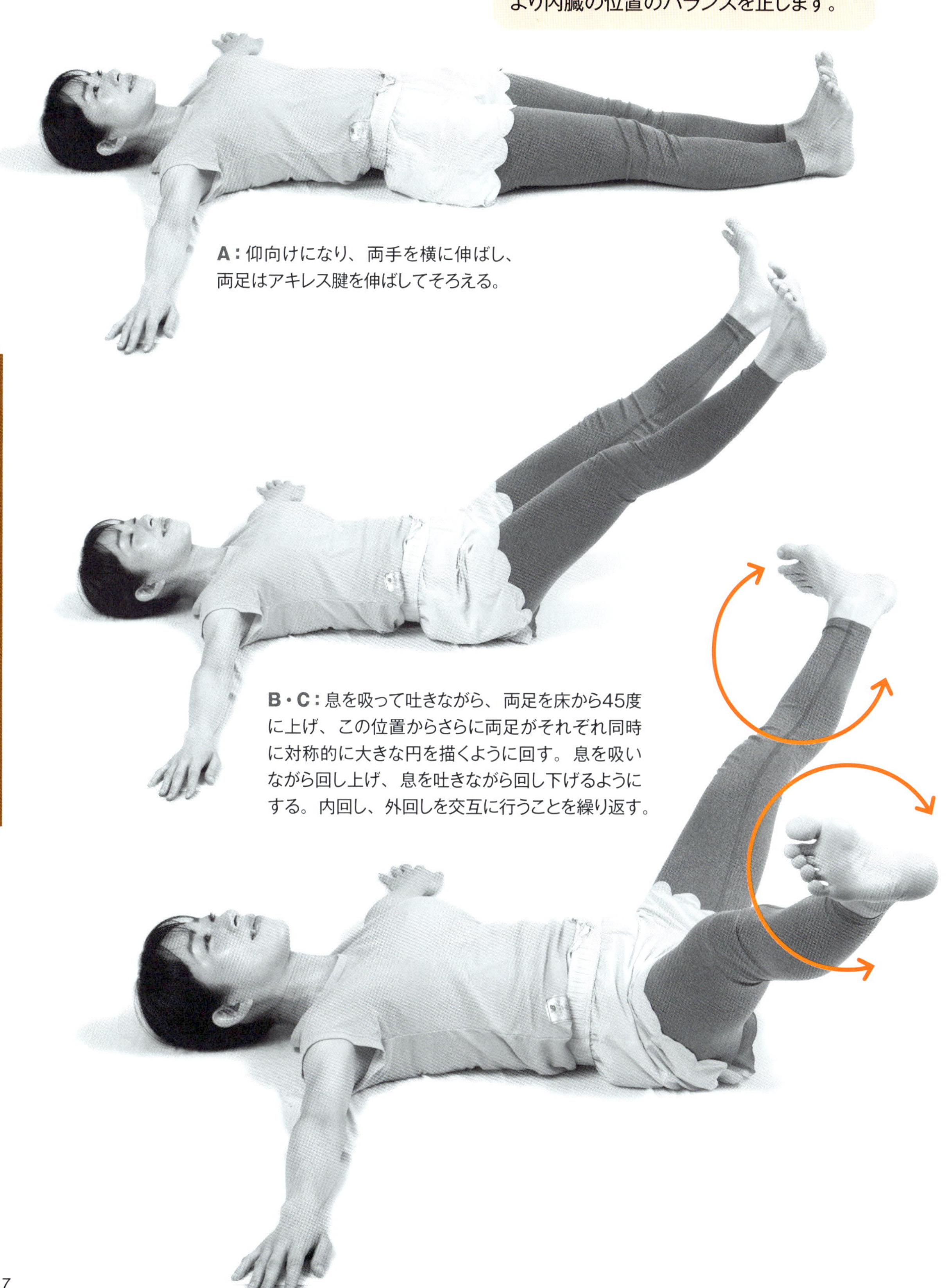

A：仰向けになり、両手を横に伸ばし、両足はアキレス腱を伸ばしてそろえる。

B・C：息を吸って吐きながら、両足を床から45度に上げ、この位置からさらに両足がそれぞれ同時に対称的に大きな円を描くように回す。息を吸いながら回し上げ、息を吐きながら回し下げるようにする。内回し、外回しを交互に行うことを繰り返す。

❹ 仰向け、片足外曲げ起き上がり

骨盤の開閉の偏り、内臓の左右の偏りと下垂を取り、腹圧を高めて腹部のうっ血を取り、血行を良くします。曲げた側の開刺激です。

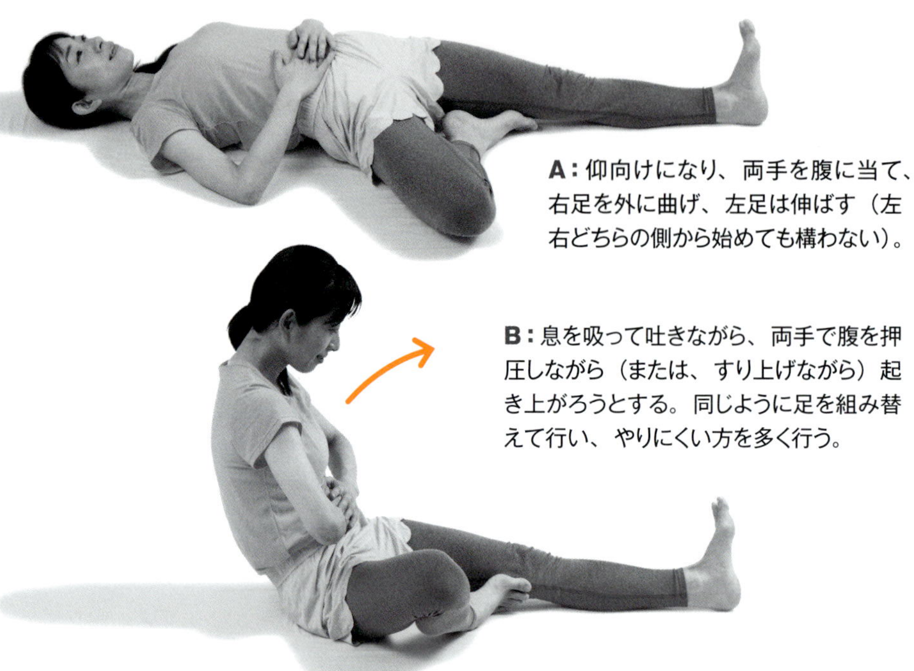

A： 仰向けになり、両手を腹に当て、右足を外に曲げ、左足は伸ばす（左右どちらの側から始めても構わない）。

B： 息を吸って吐きながら、両手で腹を押圧しながら（または、すり上げながら）起き上がろうとする。同じように足を組み替えて行い、やりにくい方を多く行う。

❺ 仰向け、片足内曲げ起き上がり

骨盤の開閉の偏り、内蔵の左右の偏りと下垂を取り、腹圧を高めて腹部のうっ血を取り、血行を良くします。曲げた側の閉刺激です。

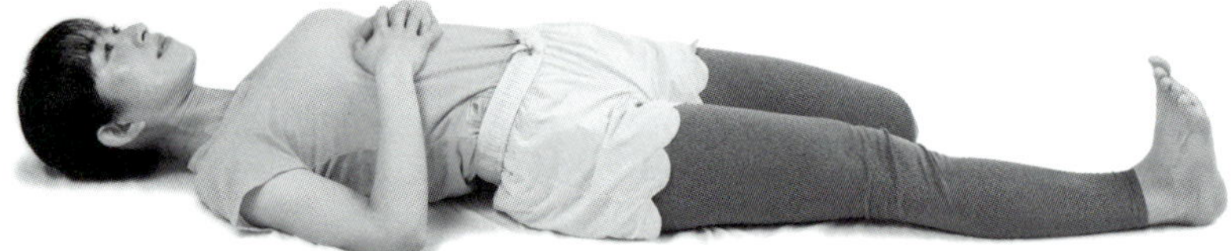

A： 仰向けになり、両手を胃部に当て、左足は内に曲げ、右足を伸ばす（左右どちら側から始めても構わない）。

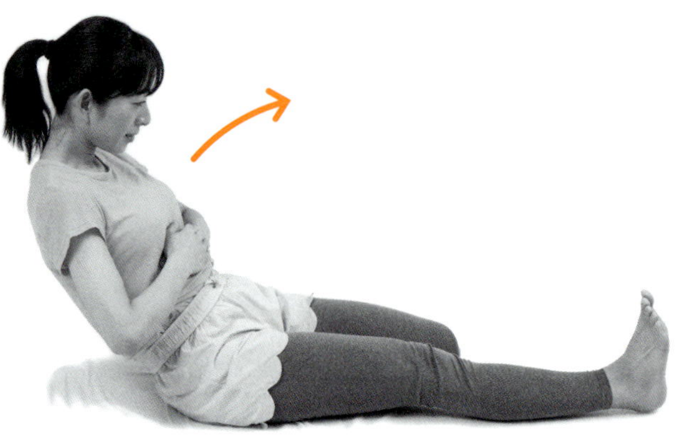

B： 息を吸って吐きながら、ひざを床につけたまま、両手で胃部を押圧し、さらにすり上げつつ起き上がる。この時、左ひざを床から離さないようにする。同じように足を組み替えて行い、やりにくい方の側を多く行う。

❻ ひざつき、指立て腕立て伏せ

指の力は内臓の力を表します。指立て腕立てで、内臓への氣の流れを良くします。また腰腹部と腕の力も高めます。

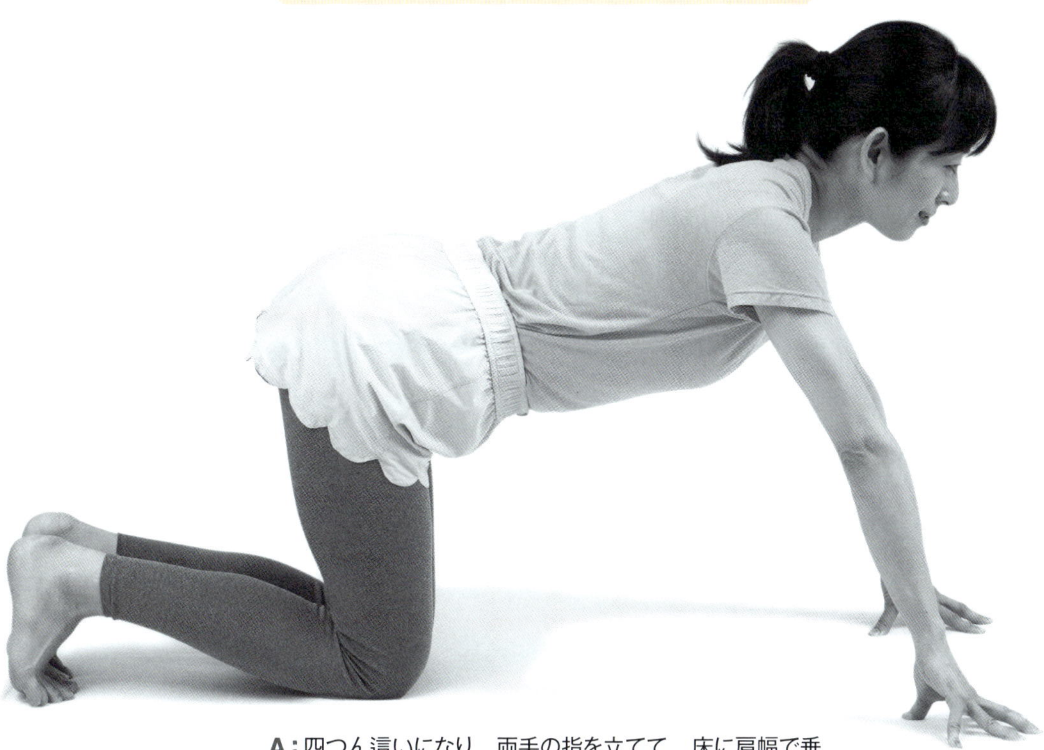

A：四つん這いになり、両手の指を立てて、床に肩幅で垂直につける。足のつま先は立てたまま。

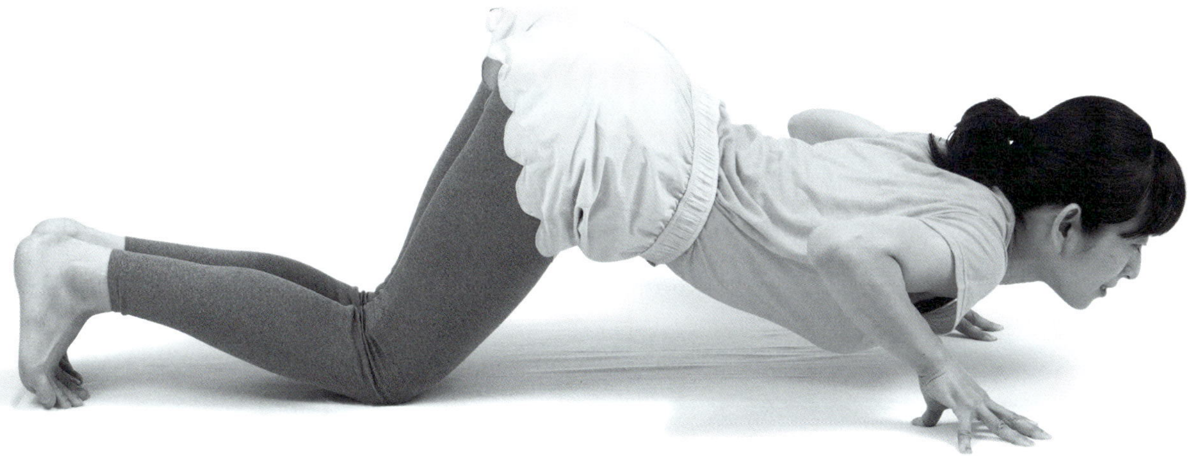

B：息を吸って吐きながら、腕立て伏せをするように、胸を床近くまで下ろし、息を吸いながらを腕を曲げ、息を吐きながら腕を伸ばし、もとへ戻ることを繰り返す。

❼ 肩立ちで足けり、腹式呼吸

重力に対して逆の姿勢は内臓の位置も逆にして、内臓を重力の圧迫から解放します。内臓の血行を良くし、リンパの流れも良くします。

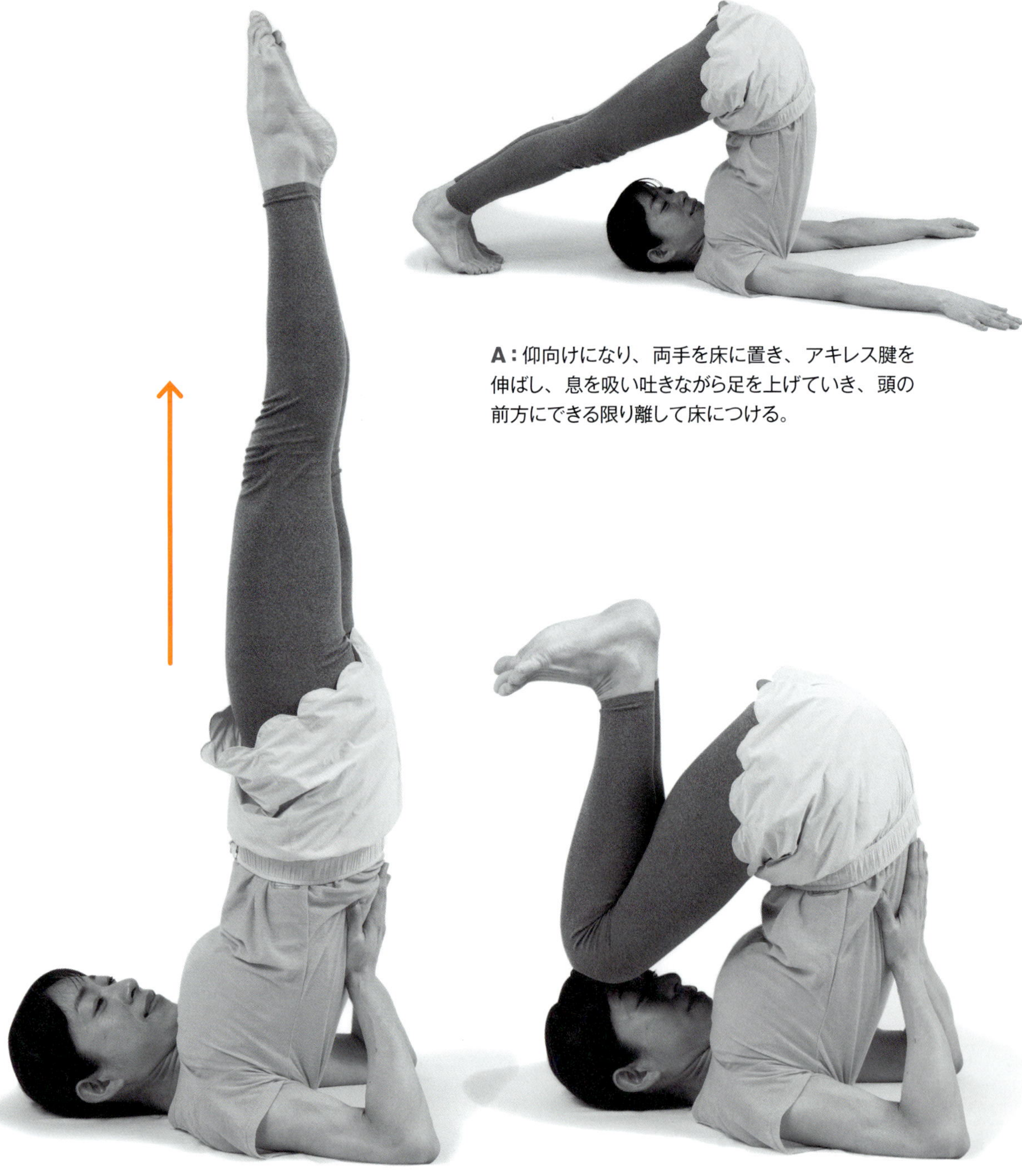

A：仰向けになり、両手を床に置き、アキレス腱を伸ばし、息を吸い吐きながら足を上げていき、頭の前方にできる限り離して床につける。

B・C：息を吸い背部に両手をあてがい、息を吐きながらあごを強く引き背筋を床90度に支え、ひざが胸につくように曲げていく。息を吸い力強く吐きながら、床に90度のさか立ちをし、足を宙で強く天に向ってける。これを数回繰り返しながら行ったら足を伸ばし腹式呼吸をする。

便秘・排泄不完全

便秘とは、腸の異常から起こるものと、肝臓や胃など腸以外の異常からくるものとがあります。また、便秘が他の異常を引き起こし、悪循環となっている場合もあります。便秘は万病のもとと言えますから、単に腸だけの異常と考えていると、まちがった処置をとることになりかねません。ですから全体的観点からその原因や処理法などを見なくてはならないのです。ここで解説する排便促進体操は、腸がたるんでいる（弛緩性）、縮んでいる（緊張性）、無力化している（無力性）、移動している（移動性）、癒着している（癒着性）ために起こる便秘の改善のための体操です。また、腸を整えるので、下痢症にも有効です。

この修正体操を行なうことによって、弛緩した腰腹部が適度に締まり、こった筋肉は柔軟化し、移動した腸は正しい位置へ戻ります。また腹圧が高まり、腰腹部の血行が促進され、神経とホルモンの働きが活発化されます。腰も強化され内臓の働きも盛んになり、腸の蠕動や腎臓の機能が促進され、大小便の排泄能力が高まります。

❶ 合谷押し圧法

親指と人差し指の付け根の間にあるツボ（合谷）や、手のひら側の親指の付け根のふくらみのツボ（魚腹）を刺激します。

A・B：正座し、肩と手首の力を抜いて姿勢と呼吸を整え、右手の親指で左手の合谷や魚腹を、吐く息に合わせてもみ押す。同様に反対側の手も行なう（左右どちらから始めても構わない）。

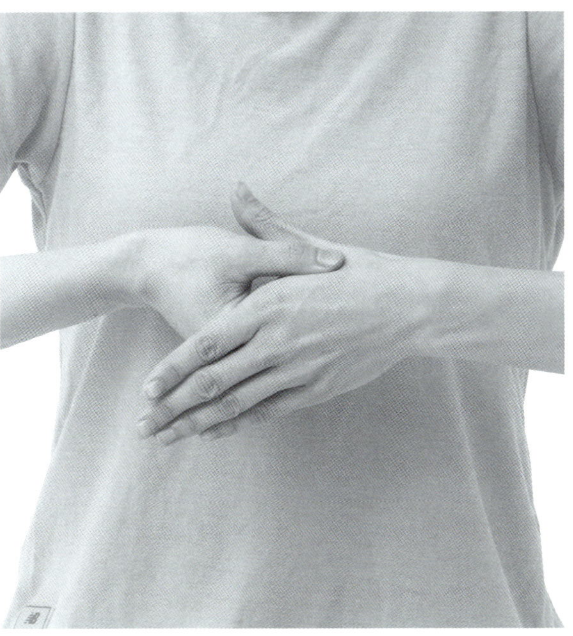

合谷

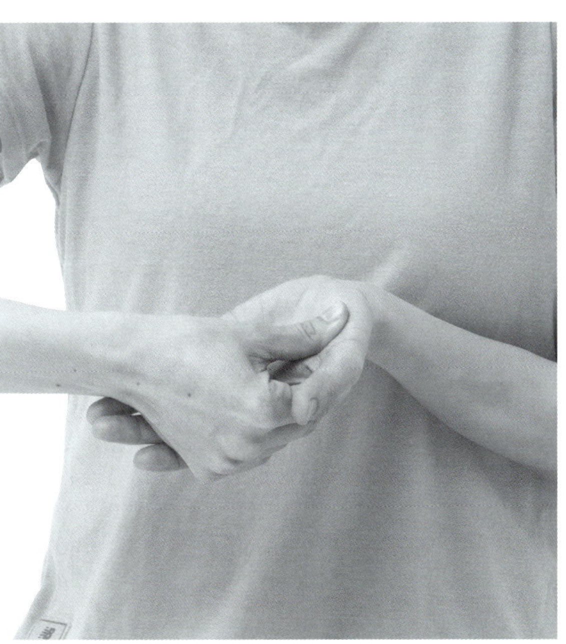
魚腹

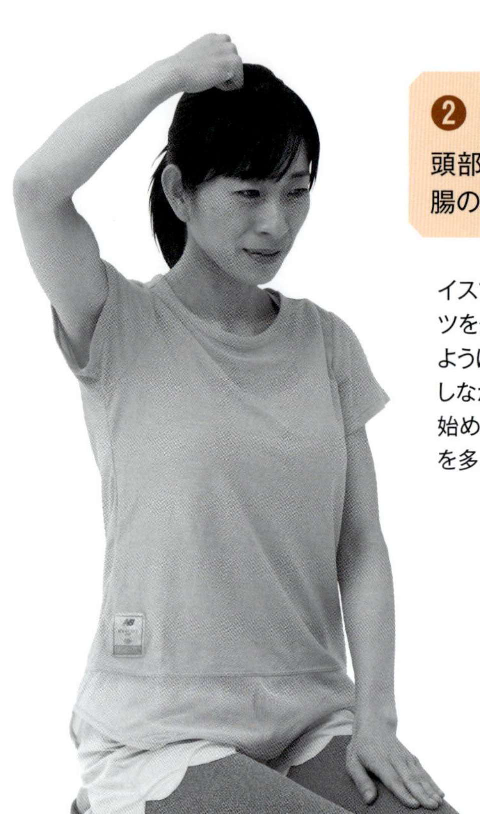

❷ 頭部の腸関連部位刺激法

頭部の腸関連部位を叩いて刺激することで、腸の蠕動運動を誘発して排泄を促進します。

イスでも床でも、楽な座法で座る。右手で軽くゲンコツを作り、息を吐きながら、時計回りに頭頂部を叩くようにする（強く叩かないこと）。叩く時は息を吐きだしながら行う。反対側の手でも行い（左右どちらから始めても構わない）、叩いた時ににぶい音のする箇所を多めに叩くようにする。

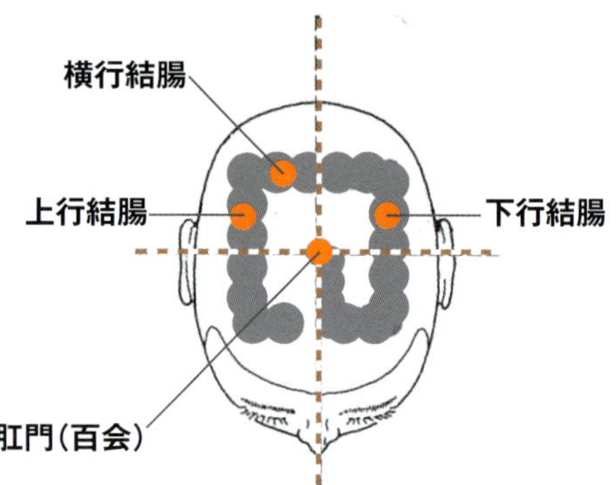

❸ わり座で腹たたき、さすり

わり座でももを伸ばし、腸を刺激しながら、叩いたりさすったりして腹部のうっ血を取り、血行を良くして排泄を促進します。

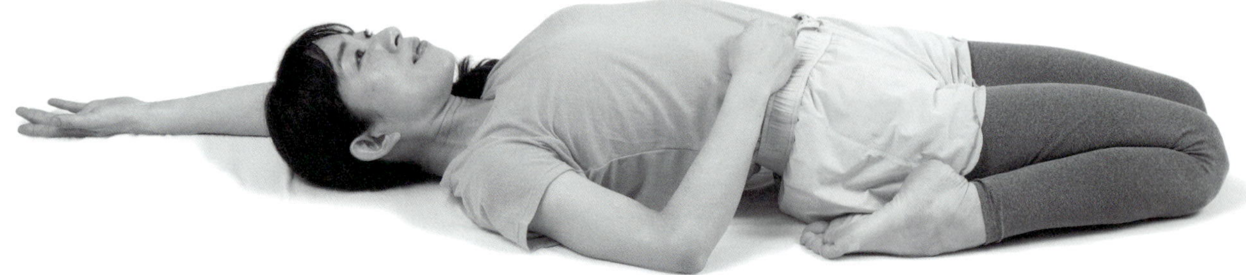

A：両足を外側に出して尻を落として座り、そのまま仰向けになる（わり座）。右手はゲンコツにして下腹部に置き、左手は床につけてまっすぐ上に伸ばす。腰を上げて深く息を吸いクンバクする。右手の腹に意識を集中し、ゲンコツでその部分を叩く。同時に息を強く吐き、左手はさらに上に伸ばす。同様に反対側も行なう。また、わり座で両手を下腹に当て、息を吐きながら上下にさする。

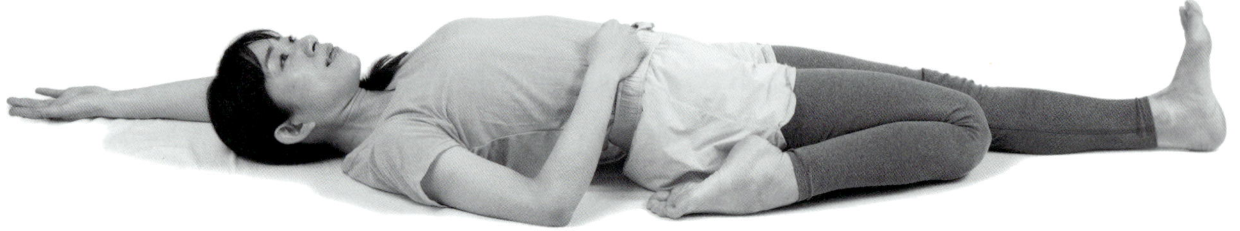

B：わり座ができない人は仰向けの片足内曲げで同様に行う。

❹ 仰向け、ひざ抱え起き上がり

片側に移動して偏った腸の左右のバランスを取りながら、蠕動運動を促進させます。腰腹部の力を高め、骨盤の左右差を整えます。

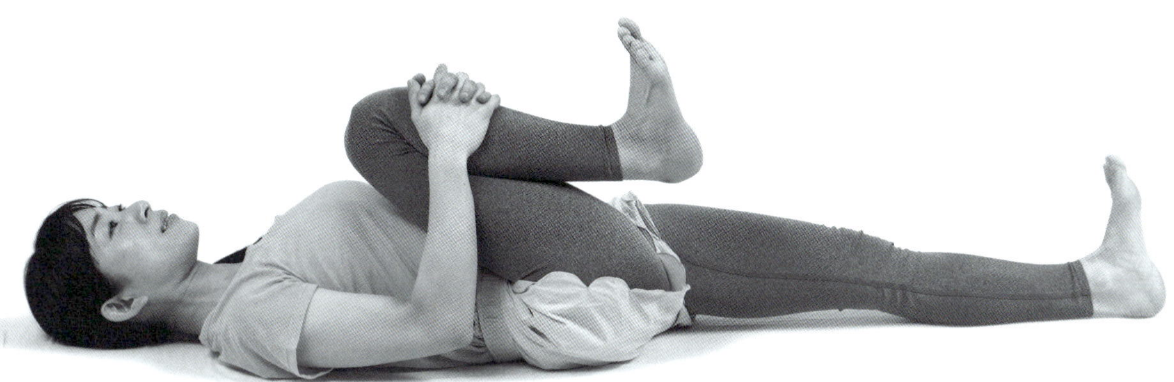

A：仰向けになり、両足アキレス腱を伸ばす。両手で右ひざを胸の中央につけるように抱きこむ（左右どちらから始めても構わない）。ここで息を大きく吸う。

B：同じ姿勢から、息を強く吐き出しながら、ひざを胸に押し込むようにして起き上がる。この時、反対側の足はアキレス腱、足の裏筋肉を強く伸ばすようにする。反対側の方の足も同じように行なう。

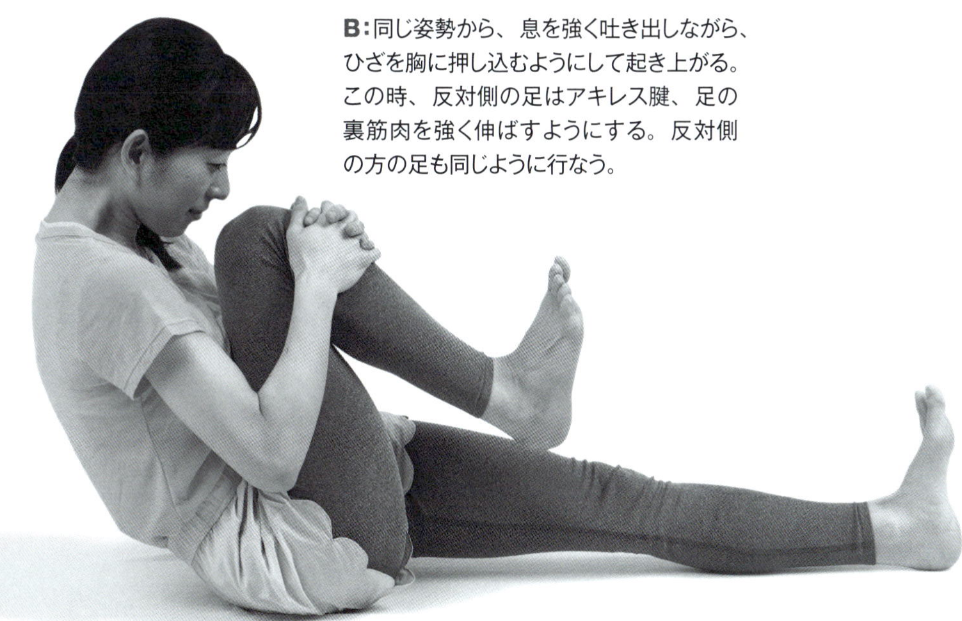

❺ 四つん這い、かかと上げ足左右倒し

四つん這いで腰を左右に倒すことで、骨盤や仙骨部が刺激されて付近の筋肉群の血行や腸部の偏りが取れ、癒着の改善に効果があります。

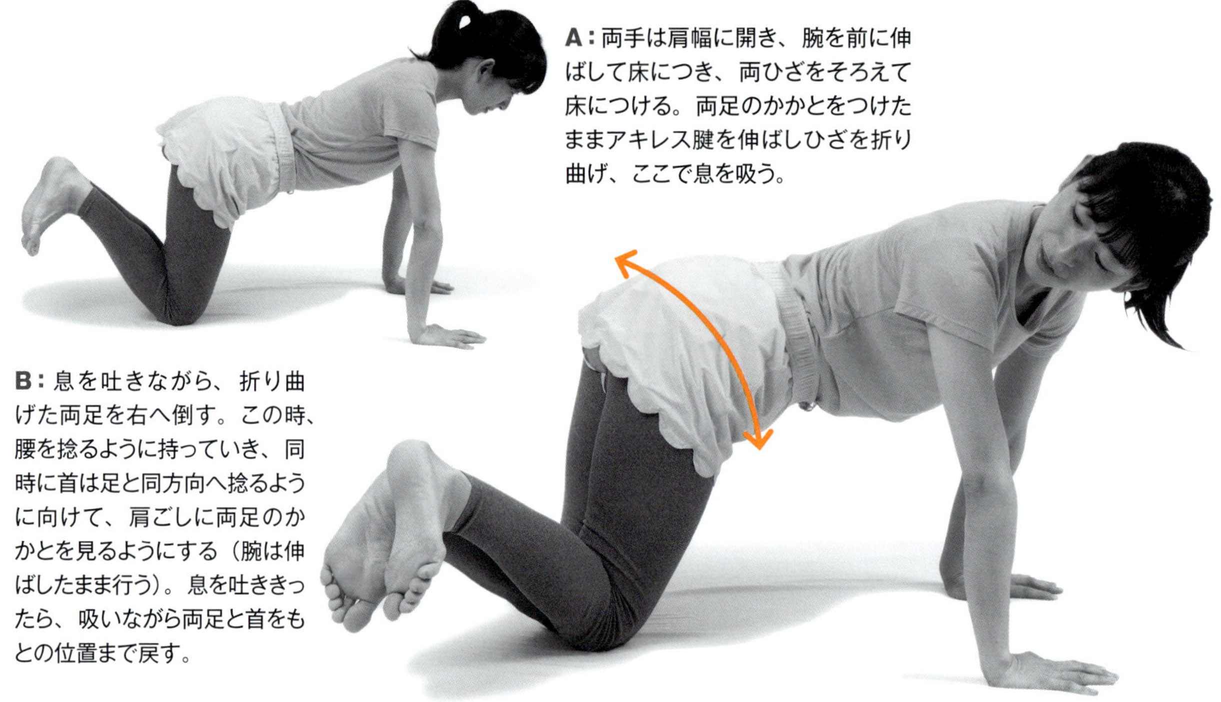

A：両手は肩幅に開き、腕を前に伸ばして床につき、両ひざをそろえて床につける。両足のかかとをつけたままアキレス腱を伸ばしひざを折り曲げ、ここで息を吸う。

B：息を吐きながら、折り曲げた両足を右へ倒す。この時、腰を捻るように持っていき、同時に首は足と同方向へ捻るように向けて、肩ごしに両足のかかとを見るようにする（腕は伸ばしたまま行う）。息を吐ききったら、吸いながら両足と首をもとの位置まで戻す。

❻ ひざ立ち反り、交互腕伸ばし

腹部と胸部を開き、腰を強化し、上げた側の内臓の氣の巡りを良くします。胸圧と腹圧の交互刺激が自律神経の働きを高めます。

B：左手を伸ばして、息を吐きながらさらに上体を反り返し、あごを強く突き出してできる限り息を吐き続ける。息を吐ききったら、吸いながら元の位置まで戻す。手を逆にして同様に行う。

A：両ひざを腰幅に開いてひざをついて立つ。そのまま腰を前に突き出すように身体をうしろへ反り、右手は右足首をつかむようにする（左右どちらから始めても構わない）。

❼ 四股立ち、ひざ交互開閉

脚部の筋肉群の力を強めて、腹部の血行や臓器の働きを高めます。交互に腸部に開閉刺激が行き、便秘や下痢に効果があります。

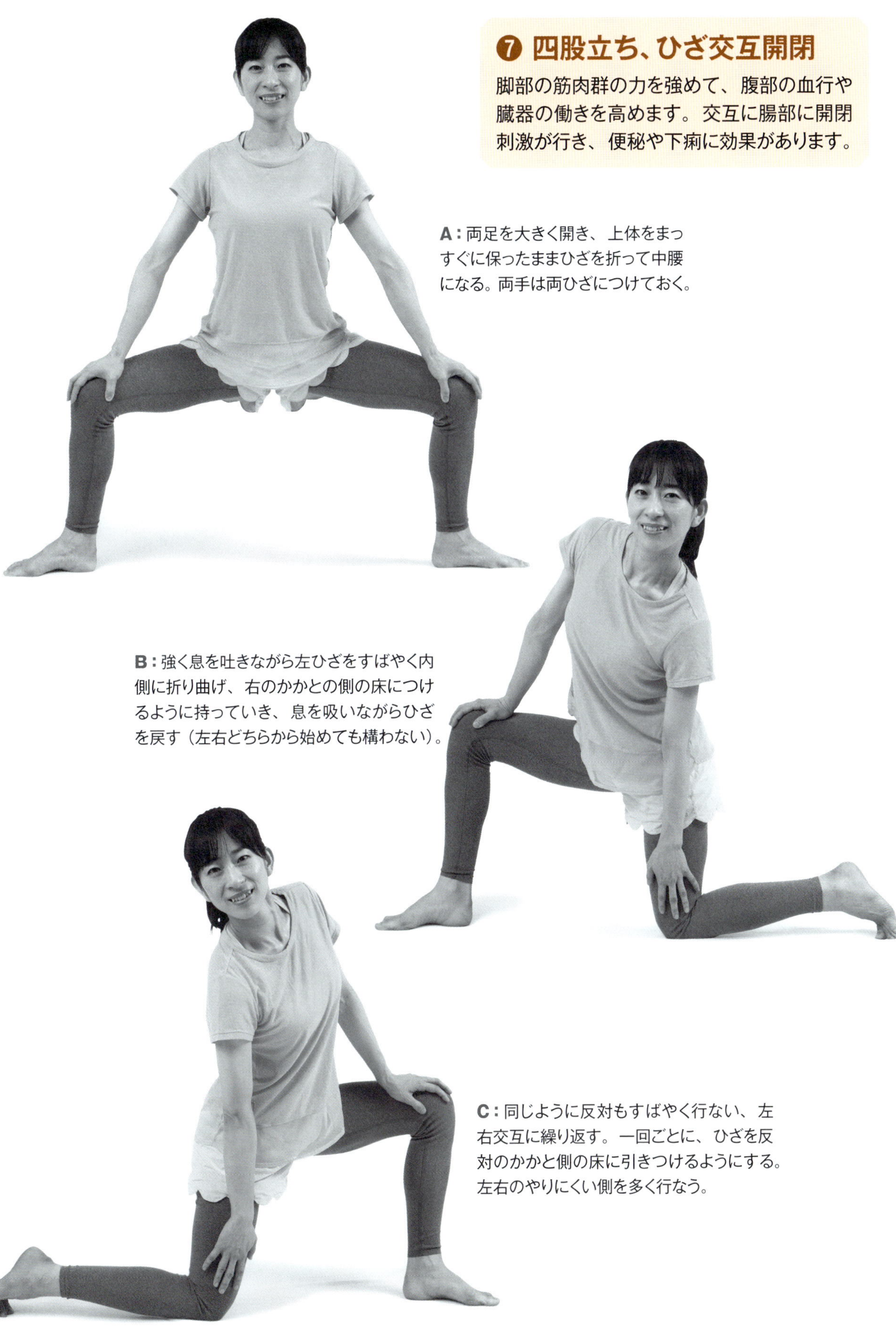

A：両足を大きく開き、上体をまっすぐに保ったままひざを折って中腰になる。両手は両ひざにつけておく。

B：強く息を吐きながら左ひざをすばやく内側に折り曲げ、右のかかとの側の床につけるように持っていき、息を吸いながらひざを戻す（左右どちらから始めても構わない）。

C：同じように反対もすばやく行ない、左右交互に繰り返す。一回ごとに、ひざを反対のかかと側の床に引きつけるようにする。左右のやりにくい側を多く行なう。

❽ 弓のシーソーで腹筋刺激

腹部の筋肉を伸ばし、下腹部の萎縮や硬化、うっ血を取り、内臓全体の血行を良くします。消化力、排泄力が高まります。

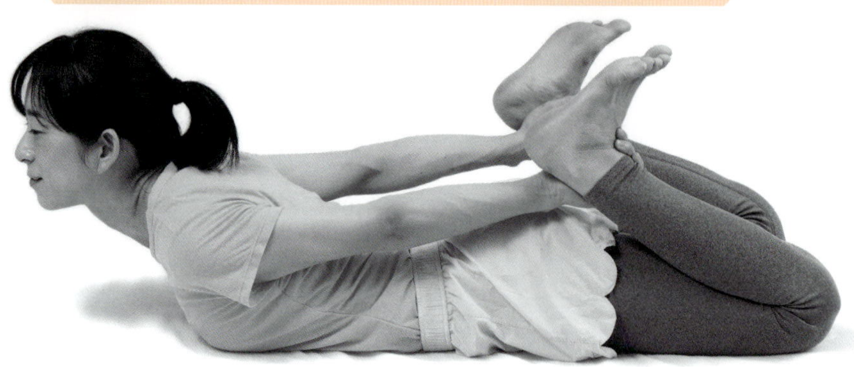

A：うつぶせになって両足をそろえ、ひたいを強く床につけ、両手でそれぞれの足首を内側からつかむ（準備）。息をゆっくり吐き出しながら上体、両足を同時に上げていき、アキレス腱を伸ばし、あごを強く押し上げる。数呼吸このままの姿勢を保つようにする。

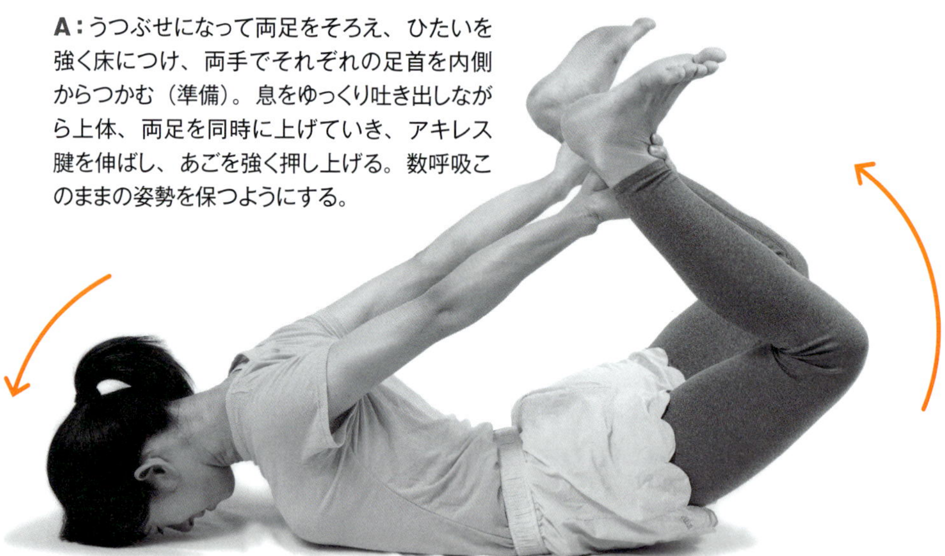

B・C：強く息を吐き出しながら、両足を頭の方へ持っていくようにし、ひたいを床につけ、息を吸いながら上体を上げもとの位置に戻す。シーソーのように繰り返す。

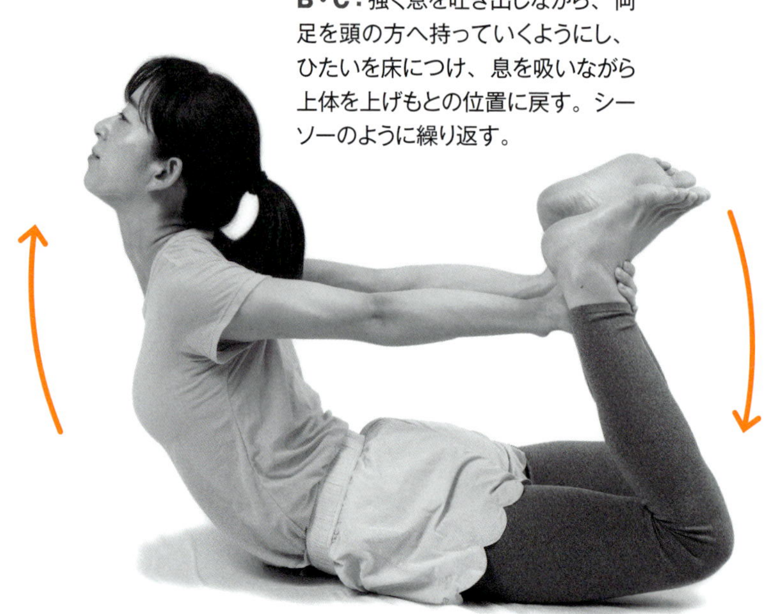

不妊改善・安産法

女性サイドの不妊のもとには、多くの場合、冷え症や貧血、また子宮前後屈などのゆがみがあります。冷えや貧血には食事の改善が不可欠です。ゆがみは子宮の血行不良を引き起こし、ホルモンの分泌や生理の正常な働きを阻害します。骨盤を整え子宮の血行を良くすると、ホルモンの分泌や生理異常が良くなり、不妊は改善されやすくなります。マタニティーヨガでは、これらの障害を取り除くと同時に、考え方、ものごとの受け取り方の面からも、心身をくつろがせるように生活全体を総合的に改めていく工夫をします。

ここに示した体操例は、骨盤と肋骨の開閉力や左右のアンバランス、足腰の力、腹筋力を高め整え、無理のない自然で深い呼吸が楽にできるように構成してあります。すべての動作はできるだけ上半身の力を抜いて、息を吐いて行うことを目的とし、動作を完全に行うことよりも、赤ちゃんの頭のある下腹に「氣」をおいて行うことが一番大切なことになります。

❶ 合掌合蹠呼吸体操

合掌での腕の伸縮運動で肋骨を整え、合蹠での足の伸縮運動で骨盤を整え、腰腹部の力や呼吸力も整ってきます。

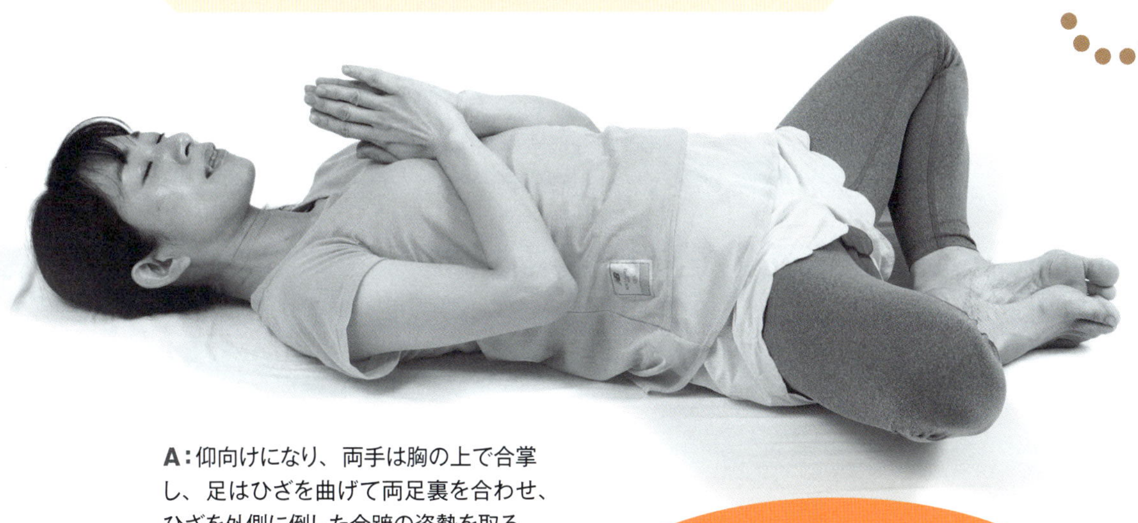

A：仰向けになり、両手は胸の上で合掌し、足はひざを曲げて両足裏を合わせ、ひざを外側に倒した合蹠の姿勢を取る。

Aの姿勢で両ひざに高低がある場合、高い方のひざを床につけ、両手は真横に伸ばして息を吐きながら腰を上げ、吸いながら床近くまで腰を下げる動作を数回繰り返してから行なうようにする。また、この体操は最初はゆっくり、吐く息に合わせて徐々に速く行うようする。

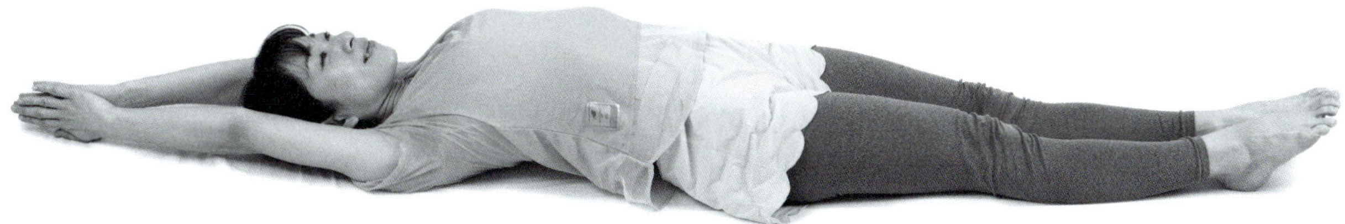

B：息を吸って吐きながら両手を頭の上に伸ばし、同時に両足も合わせたまま床から少し上げて下方へできるだけ伸ばし、数呼吸そのままの姿勢を保ったら、息を吸いながらAの姿勢に戻る。

❷ 魚の長座で、足上げ開閉

前屈姿勢による胸や腹部の縮みを取り、腰の骨を整え、肋骨の開閉力や脚部の伸縮力を強化し、腹部のうっ血を取ります。

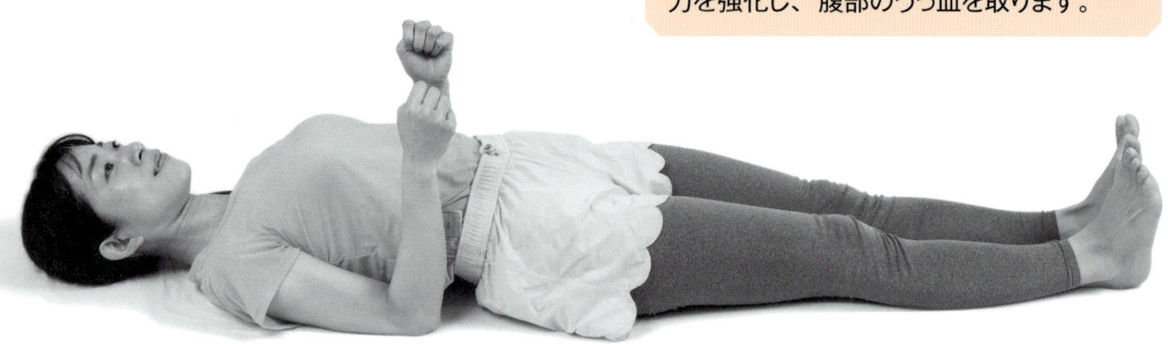

A：仰向けになり、ひじを立て、つま先を立ててアキレス腱を伸ばす。首・肩・胸の力は抜く。

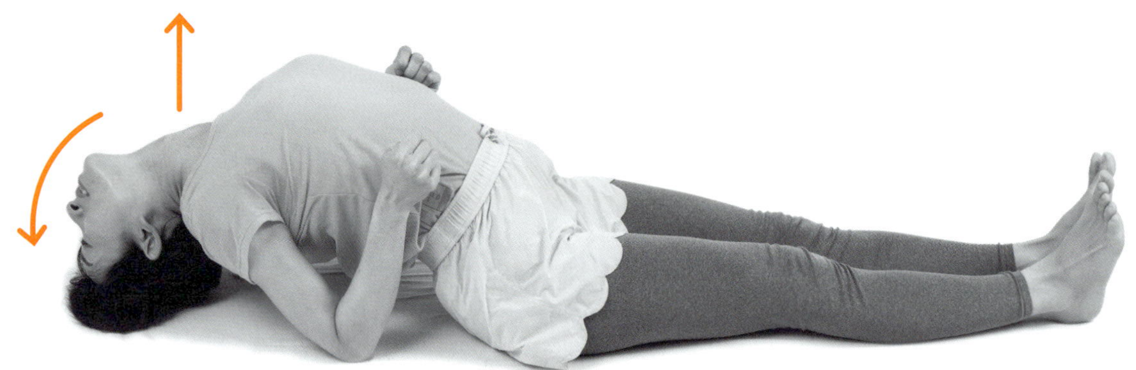

B：息を吸って吐きながら胸を上げ、上半身の力を抜いて下腹に「氣」をおいて、足も少し上げる。

赤ちゃんの頭
のあるあたりの、
下腹に意識を
集中する。

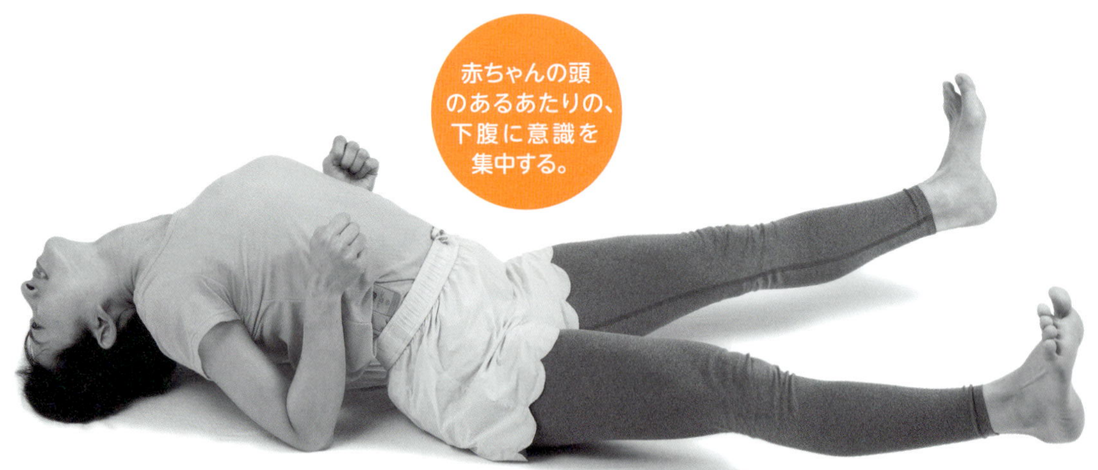

C：足を開きながら息を吐き、閉じながら息を吸い、これを繰り返す。

❸ 仰向け、結跏趺坐で脇伸ばし骨盤強化

結跏趺坐が組めれば、安産可能な骨盤状態といえます。上体を左右に伸ばし、側腹部や骨盤の偏りを整えます。組めない人はあぐらや合蹠でもよいでしょう。

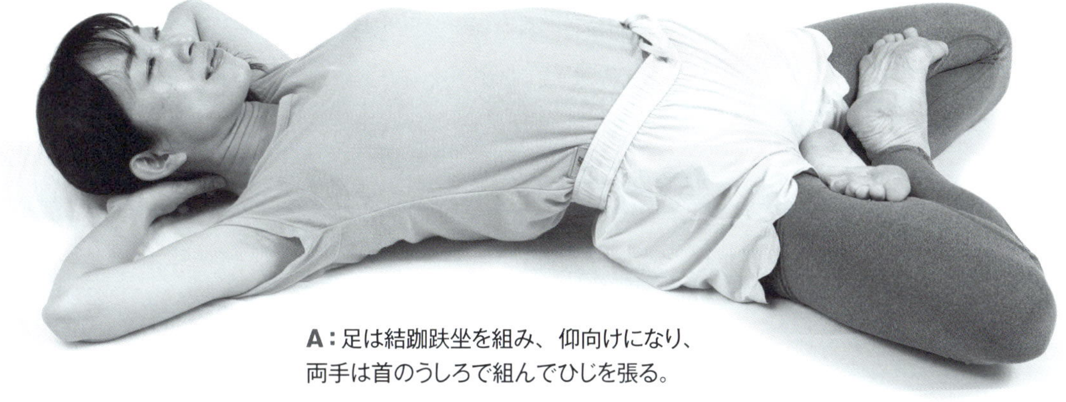

A：足は結跏趺坐を組み、仰向けになり、両手は首のうしろで組んでひじを張る。

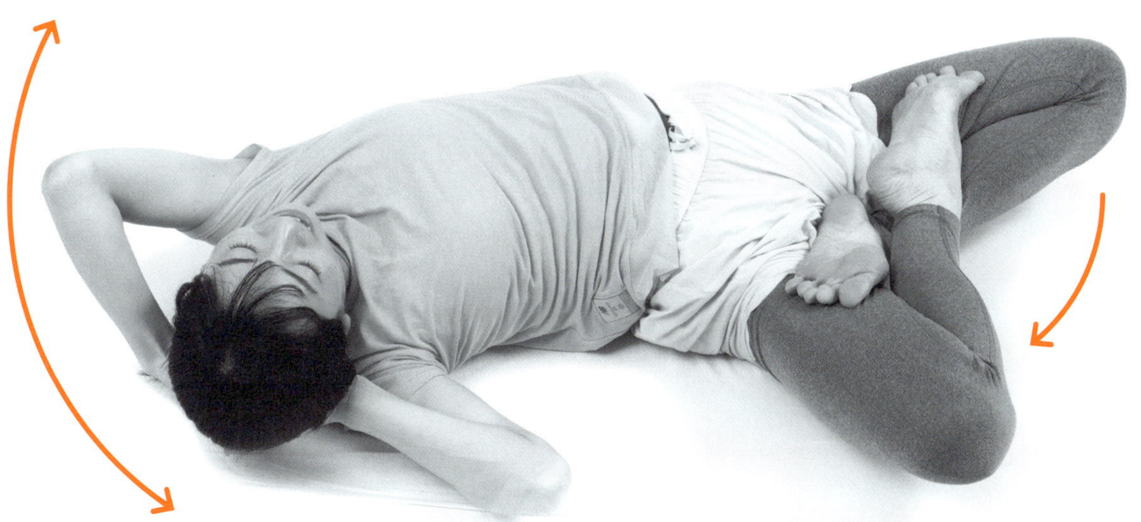

B：息を吸って吐きながら、両ひじは張ったままで、床をこするようにして左脇腹を伸ばしながら、上体を右へ曲げていく。曲げられるところまで曲げたら、数呼吸このままの姿勢を保つ。吸いながらAの姿勢に戻り。同じように逆も行う。

❹ 合蹠胸上げ

胸部の縮みが除かれ、下垂した肋骨が上がり、腰が引き締まります。股関節を広げる刺激で、下腹部のうっ血や内股筋の縮みを取ります。

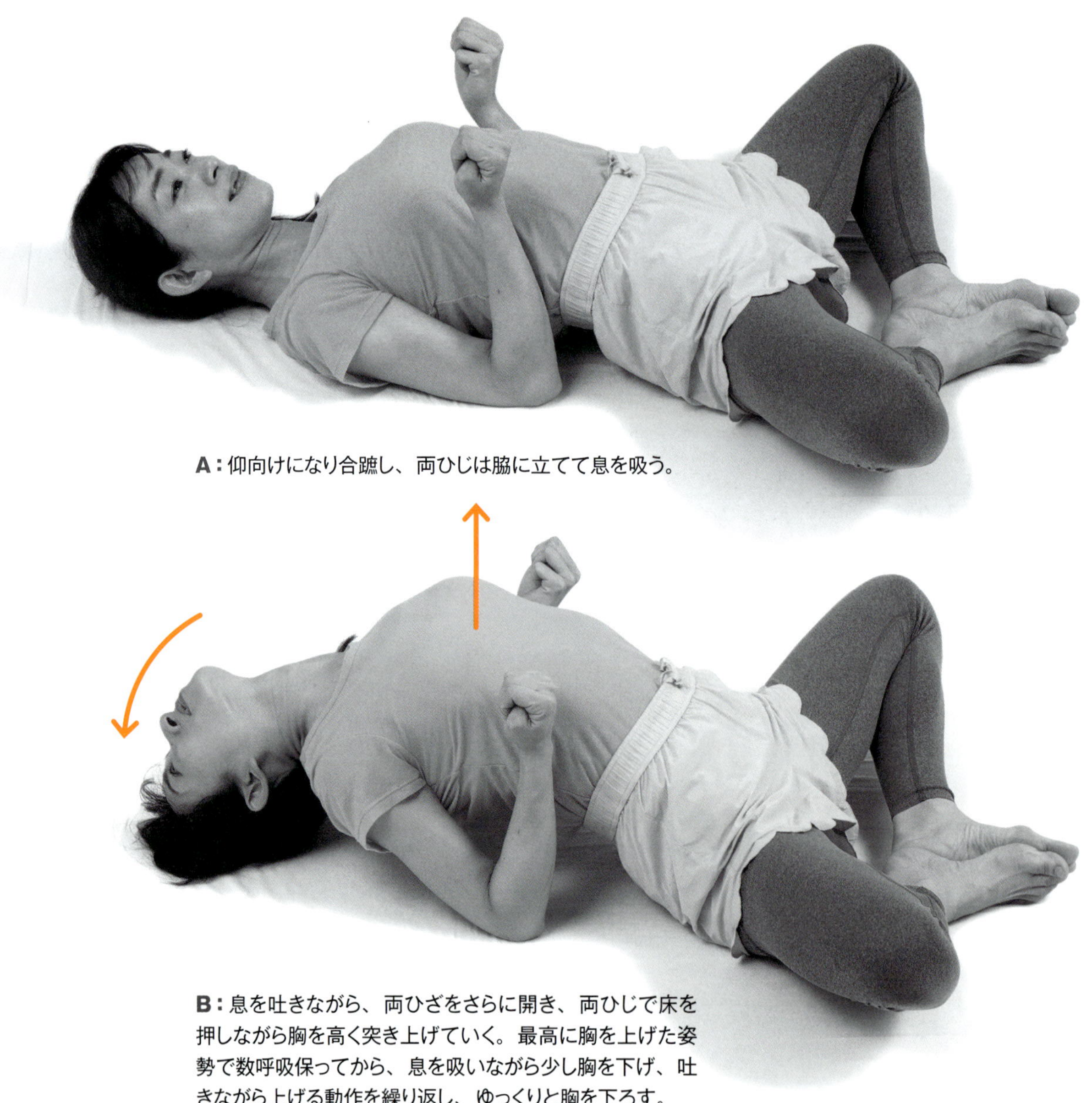

A：仰向けになり合蹠し、両ひじは脇に立てて息を吸う。

B：息を吐きながら、両ひざをさらに開き、両ひじで床を押しながら胸を高く突き上げていく。最高に胸を上げた姿勢で数呼吸保ってから、息を吸いながら少し胸を下げ、吐きながら上げる動作を繰り返し、ゆっくりと胸を下ろす。

❺ 交互足裏踏み

足裏は内臓の関連部です。かかとで足裏を踏む刺激で、内臓の氣の巡りを良くし、片ひざを立てることで骨盤の左右差を取ります。

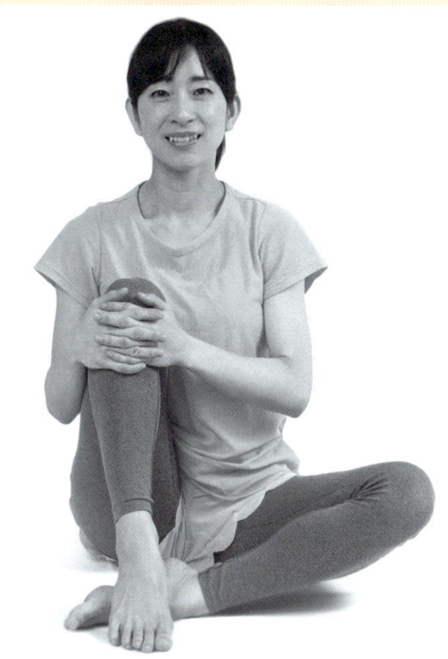

A：右ひざに重ねた両手を当て、右足のかかとで反対側の足裏を強く踏みしめながら、上体を前に倒していく。息を吐きながら行う。

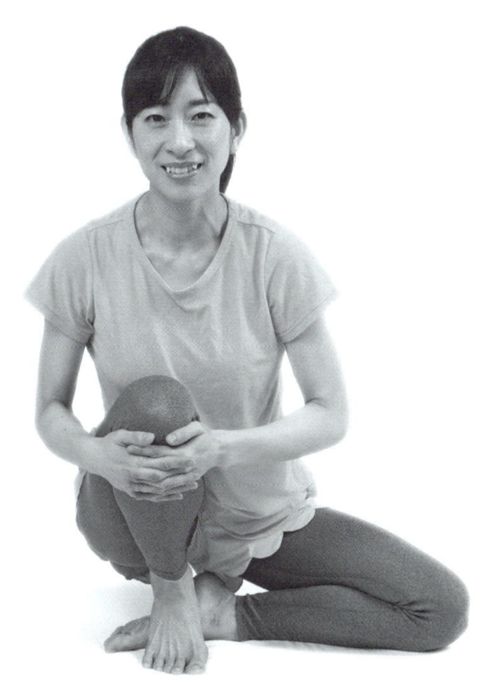

B：息を吐ききるのに合わせ、上体を前に倒す。数呼吸このまま保つようにする。息を吸って吐きながら、逆をたどってAに戻り、反対側の足もやり、左右交互に数回繰り返す。左右やりにくい側を多く行う。

❻ しゃがみ、つま先立ち合掌

両足を開いて腰を落とし、つま先立ちすることで足腰に力がこもります。重心が下がり、骨盤や肋骨が整い、深い息になります。

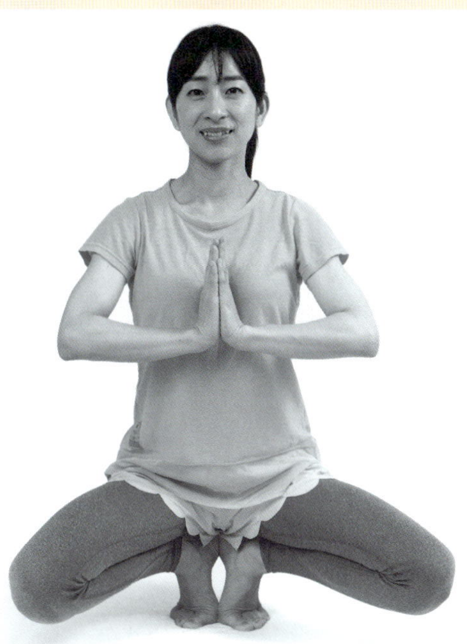

両足を開いて腰を落としてしゃがみ、つま先で立つ。この時、両足のかかとを合わせておく。背筋をまっすぐ伸ばし、胸の前で合掌し、両ひじを張る。いったん息を吐き出し、腹部をへこませた状態をゆるめるようにゆっくり息を吸う。次に胸の左右に広げるような気持ちで息を吸い、続いて胸を上下に広げるような気持ちで吸い、さらに胸を持ち上げるような気持ちで吸い、鎖骨の真下まで吸い込むつもりで吸いきる。この方法で肺全体に空気が満ちる。

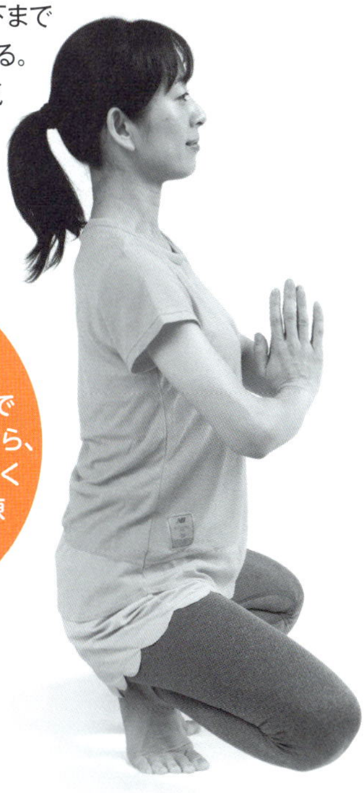

息が一気に出ていかないように注意しつつ、同じ量を同じペースで吐いていき、吐ききったら、腰を下ろす。姿勢がしにくい人は、壁にもたれて練習してみてもよい。

頭重・偏頭痛

頭痛は脳内に異常（脳腫瘍等）がある以外は、首や肩のこり、内臓の異常、体のゆがみや頭蓋骨下垂等が原因で、直接的には、脳内血管の異常緊張が痛みを起こすのがほとんどです。ここでは肩・首のこりを取り、頭蓋骨の弛みを絞め、下垂を正す方法を中心に組んでいます。

偏頭痛は体のゆがみ、また痛む部分と関連した内臓の異常が関係していますので、関連した内臓を良くすることも大切です。脳と腹部の関連を示すと前頭部は胃・肝臓・心臓、頭頂部は肛門・生殖器、側頭部は腸、後頭部は腎臓と関連が深いといえます。

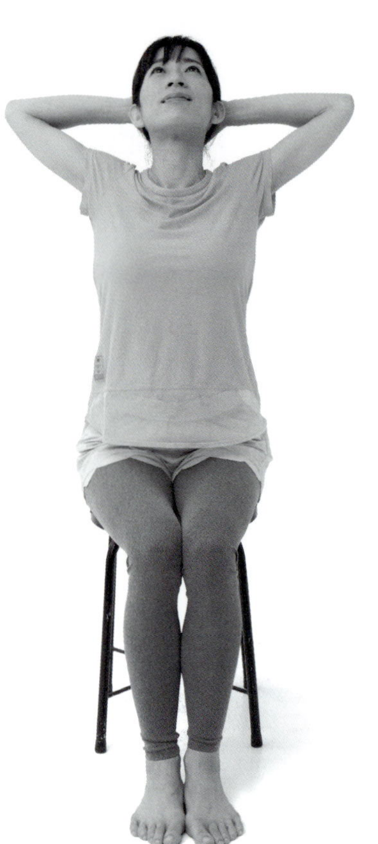

❶ 肩・首のリラクゼーション法

肩や首をいったん緊張させて、一気に脱力したり肩部を回したり、首をゆっくり前後左右に倒したり回して筋肉をほぐします。

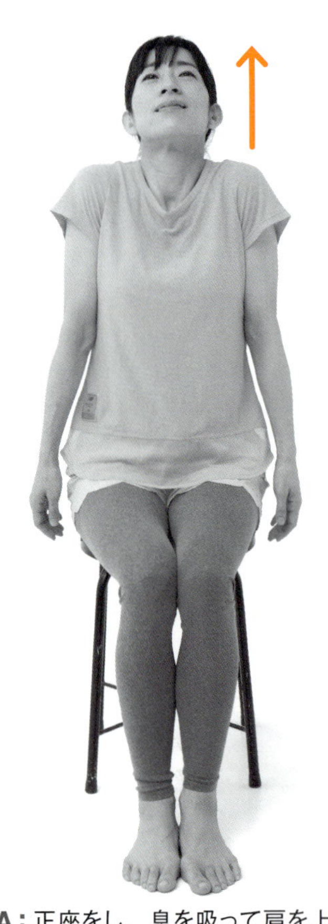

A：正座をし、息を吸って肩を上げ緊張させる。

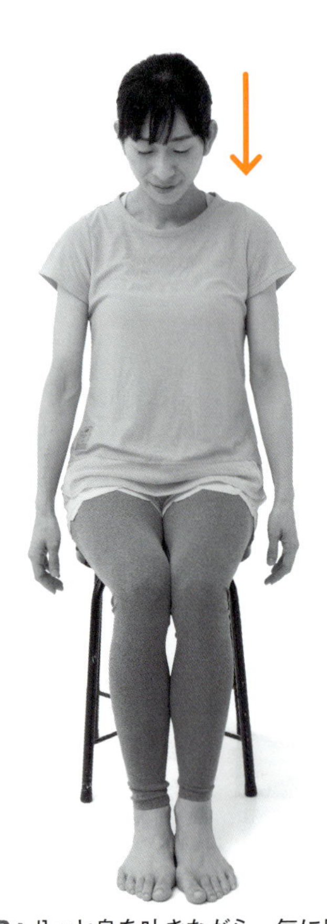

B：ハッと息を吐きながら一気に脱力し、肩の力を抜き首の力も抜いて手を垂れる。以上A·Bを繰り返す。

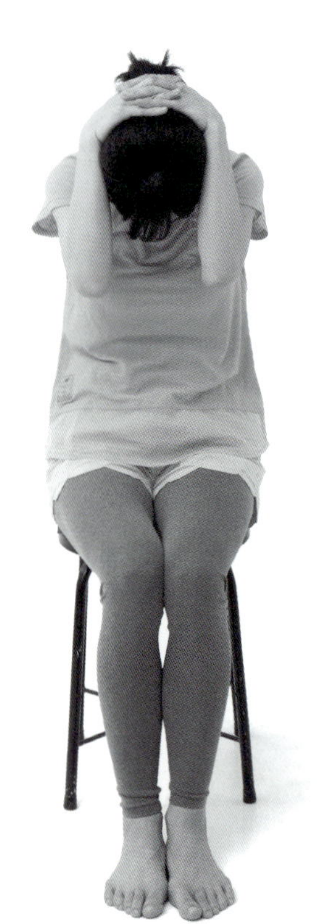

C・D：両手を首のうしろで組み、首をできるだけ天井の方へ向け、また両手で頭を押して前屈する。

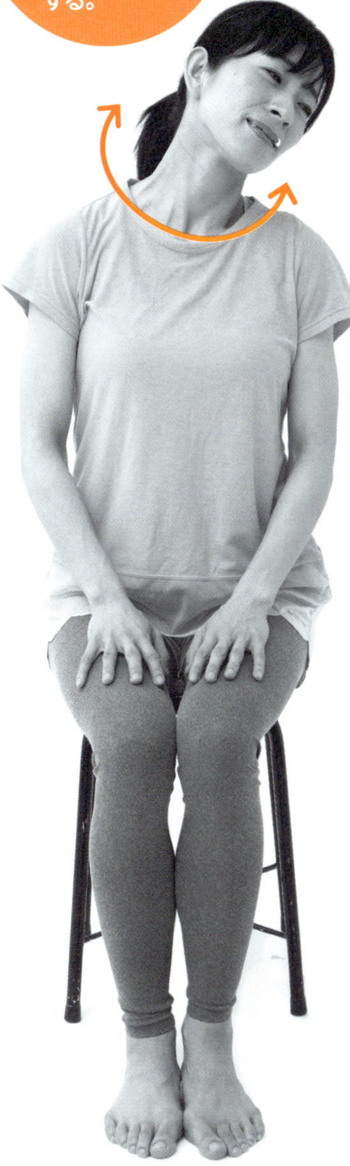

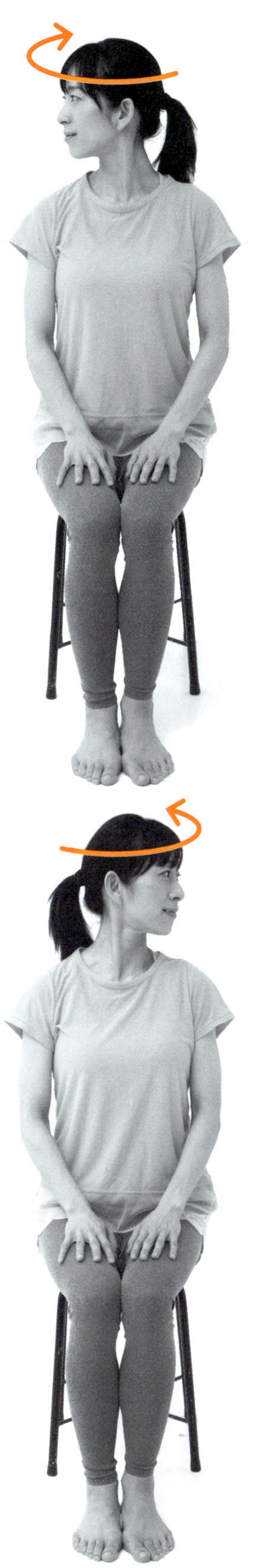

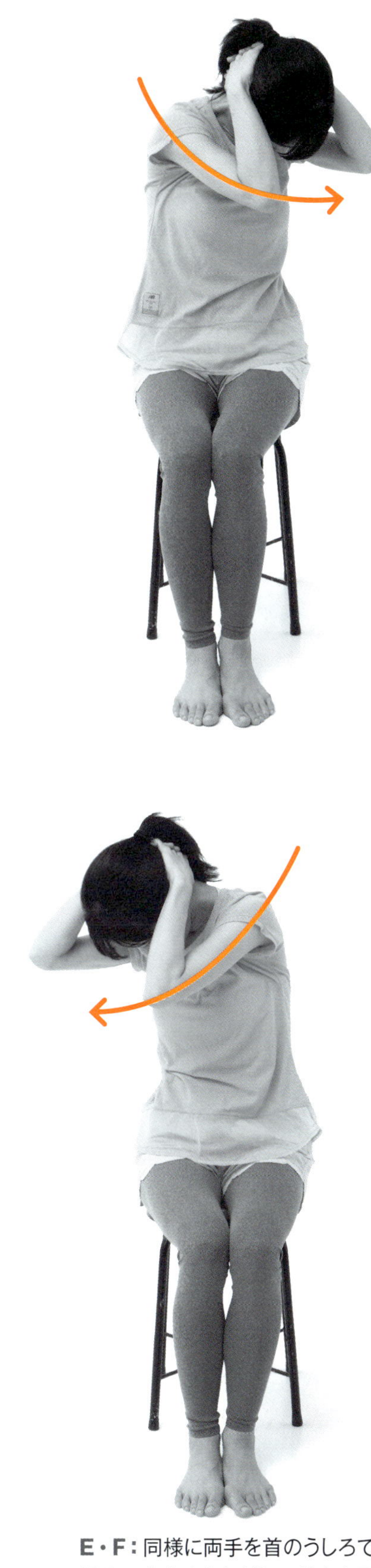

I：頭をぐるぐると回転させる。

G・H：左右に首を回転させる。

E・F：同様に両手を首のうしろで組み、息を吐きながら、首を左下、右下に伸ばすように捻る。

❷ 頭蓋骨下垂、たたき上げ直し

頭蓋骨は縫合部が固く締まっている箇所と緩んでいる箇所などがあります。緩み下がっている方を見つけ、たたき上げて締め直します。

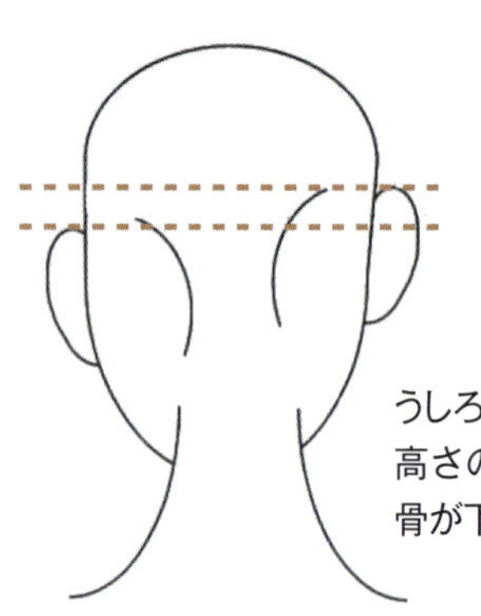

うしろから見て、耳の高さの低い方が頭蓋骨が下がっている。

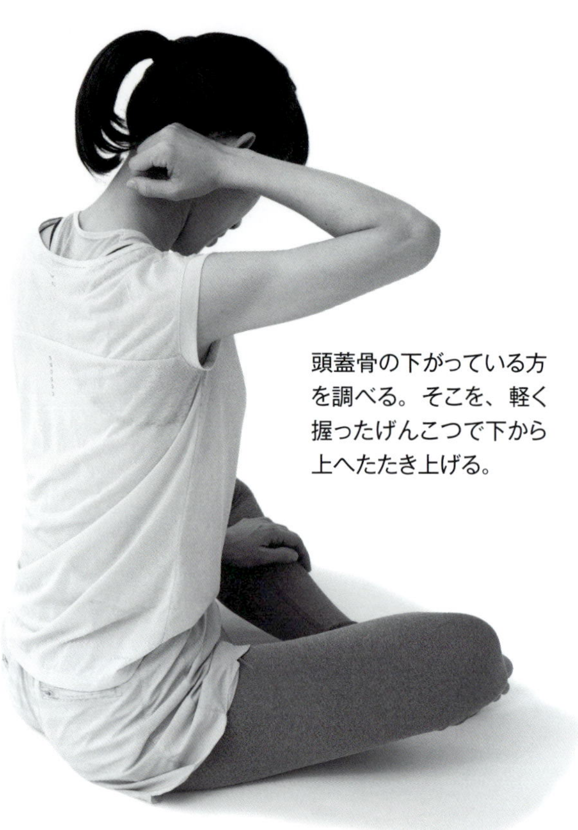

頭蓋骨の下がっている方を調べる。そこを、軽く握ったげんこつで下から上へたたき上げる。

❸ 仰向け、後頭骨上げ

縮んだ首部を伸ばしながら、後頭骨も左右の下がりを正し、同時にアキレス腱を伸ばして背骨横の筋肉群全体を整えます。

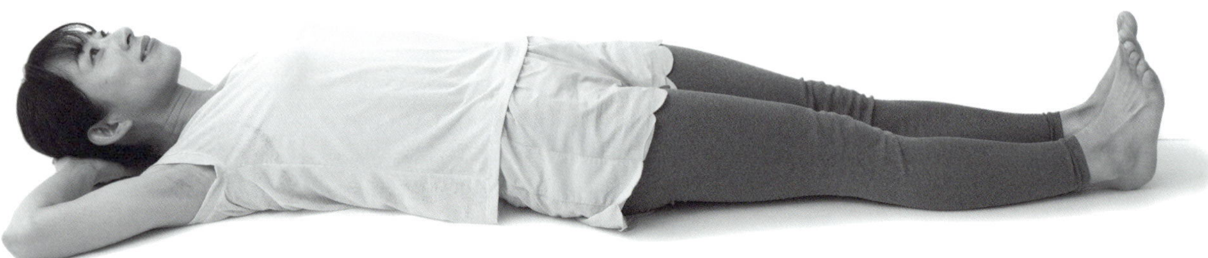

A：仰向けになり、両手を首のうしろで組む。

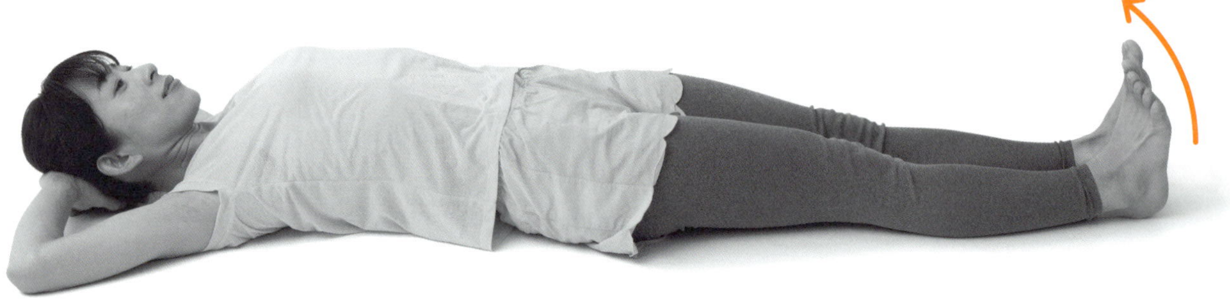

B：息を吸って吐きながら、首を引っ張り抜くようにその手で頭蓋骨をすり上げる。同時にアキレス腱を強く伸ばす。また、片方ずつすり上げたり、両方すり上げたりする。下がっている方をより強く、回数多く行う。

❹ 側腹伸ばし、後頭部すり上げ

A・Bは骨盤の左右の開閉力を調整しながら、側腹部と後頭部の縮みを取ります。骨盤の左右差のない人はC・Dで整えます。

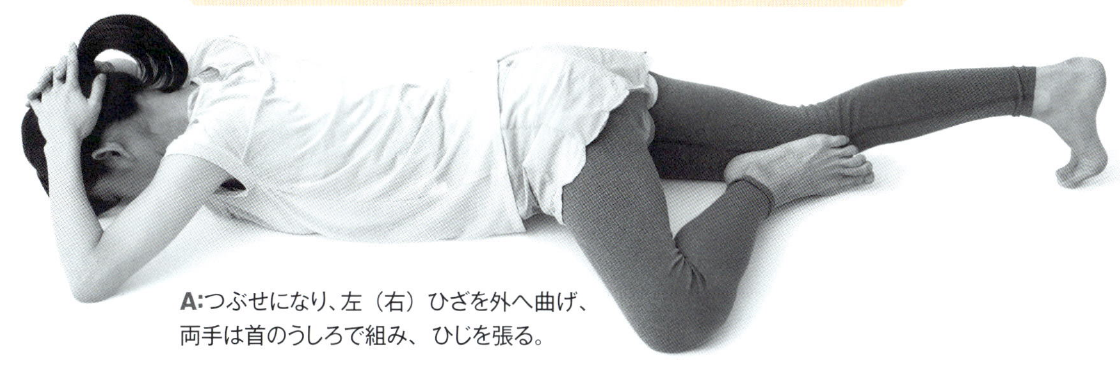

A:つぶせになり、左（右）ひざを外へ曲げ、両手は首のうしろで組み、ひじを張る。

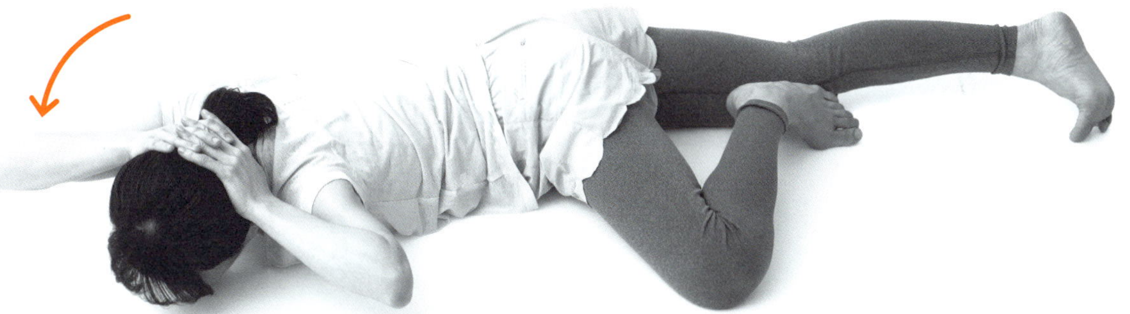

B：息を吸って吐きながら、右（左）手で右（左）後頭部をすり上げながら左（右）へ上体を曲げる。この時、右（左）足もアキレス腱を強く伸ばすようにする。息を吸いながら中央へ戻り、足を替えて逆も行う。やりにくい方、後頭部の下がっている方をより多く行う。

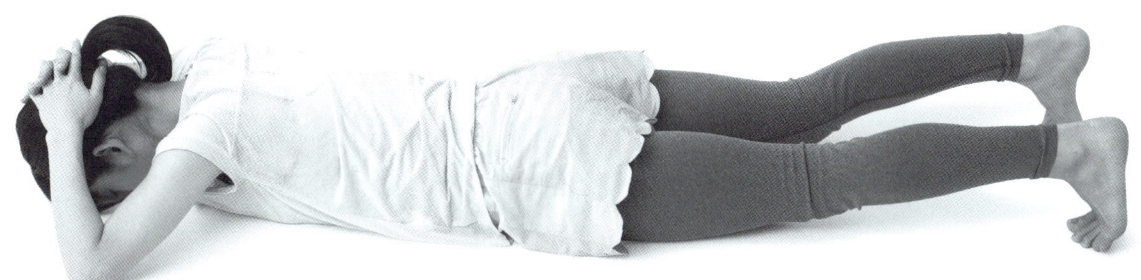

C：うつぶせになり、両足を肩巾の倍位に拡げ、つま先を立て両手は首のうしろで組み、ひじを張る。

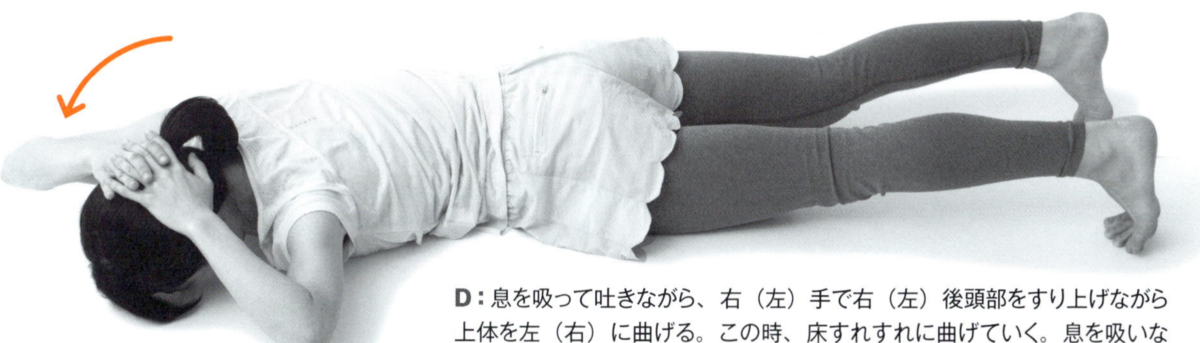

D：息を吸って吐きながら、右（左）手で右（左）後頭部をすり上げながら上体を左（右）に曲げる。この時、床すれすれに曲げていく。息を吸いながら中央へ戻し、吐きながら逆も行う。やりにくい方、後頭部の下がっている方をより多く行う。

耳・鼻の異常

耳と鼻に異常がある人に共通している体型は、重心が足のかかとと小指側にかかり、足に長短があり、足首関節も固く、腰に力がなく捻れていることです。また骨盤開閉力に左右差があり、恥骨とあごが前に出て、猫背で肩がこりやすい特徴もあります。

鼻に異常のある人は、首が捻れ鼻の血行が悪く、粘膜に炎症を起こし化膿していて、体が左右アンバランスです。このために恥骨を下げる動きと、首の捻れを取る動きを中心に行います。若い人の難聴、耳鳴りなどは、薬害でない場合はストレスや慢性的な部分疲労が原因の場合が多く、神経疲労、肩首のゆがみやこりや悪姿勢が関係しています。

老化に伴う場合は、神経の疲れ、耳の周りの萎縮硬化が関連しています。また耳の異常には腸の異常やわき腹の萎縮、腎機能の低下が関係していますので、この点を留意して修正を行います。難聴でも内臓疾患からくるものは、内臓を良くすることが必要です。

❶ 耳・鼻のマッサージと腎摩擦法

耳には全身のツボがあり、特に腎機能と関係が深く、耳を挟んでこすると、腎臓や副腎の氣の巡りが良くなります。最初にいくつかのツボへの刺激法を紹介しておきます。

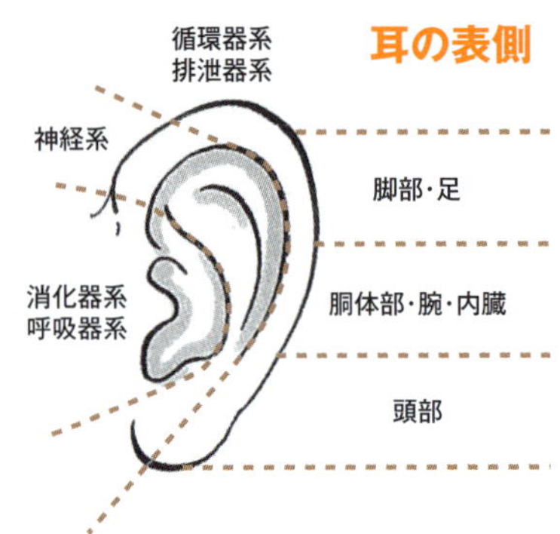

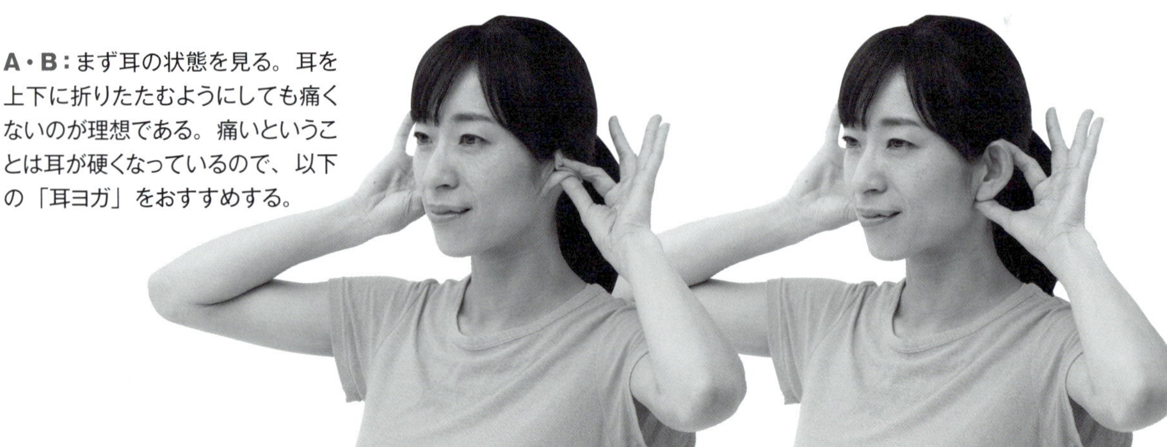

A・B：まず耳の状態を見る。耳を上下に折りたたむようにしても痛くないのが理想である。痛いということは耳が硬くなっているので、以下の「耳ヨガ」をおすすめする。

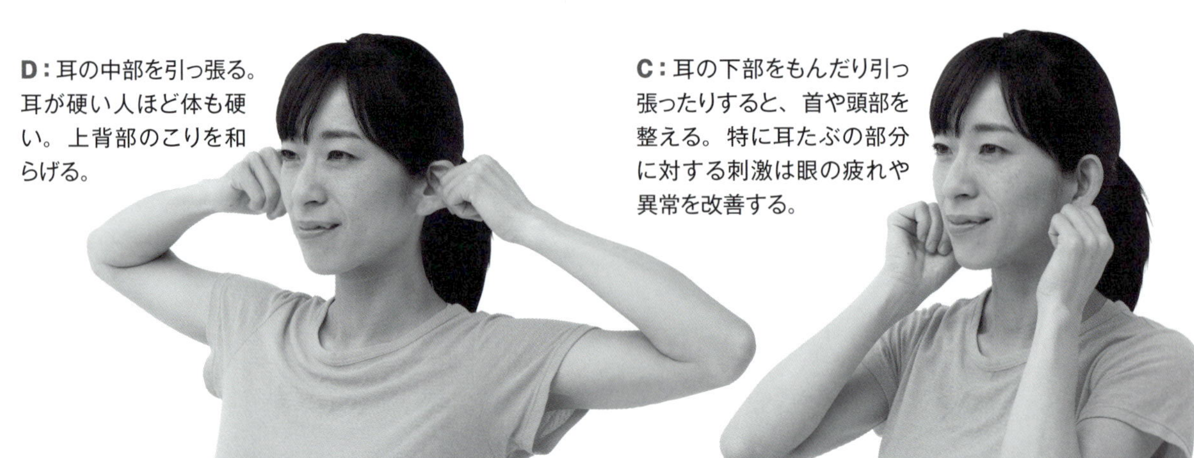

C：耳の下部をもんだり引っ張ったりすると、首や頭部を整える。特に耳たぶの部分に対する刺激は眼の疲れや異常を改善する。

D：耳の中部を引っ張る。耳が硬い人ほど体も硬い。上背部のこりを和らげる。

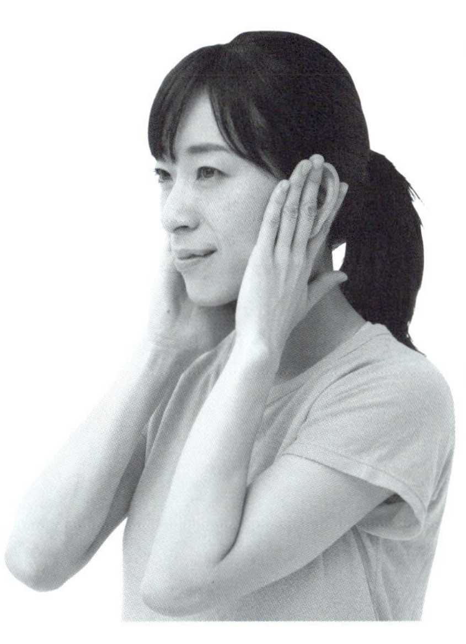

E：耳の上部には脚部と足のツボがある。ここをもんだり引っ張ったりする。膝が痛かったり、開脚が苦手な状態に効果的である。

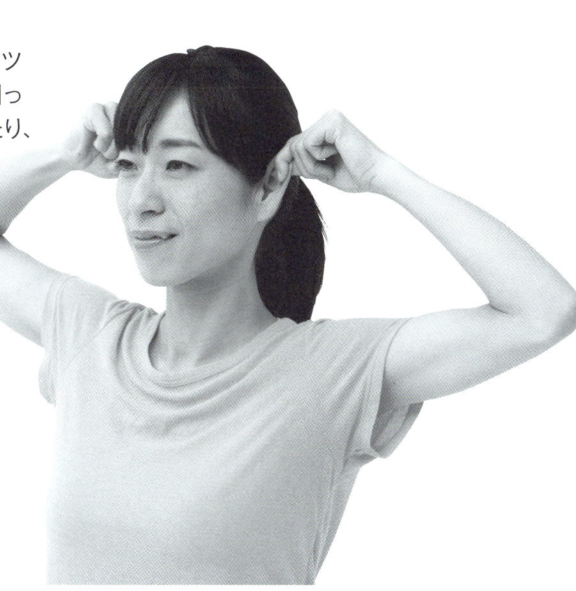

F：耳全体をこすることで全身の氣の巡りがよくなり、手足の冷えも改善する。

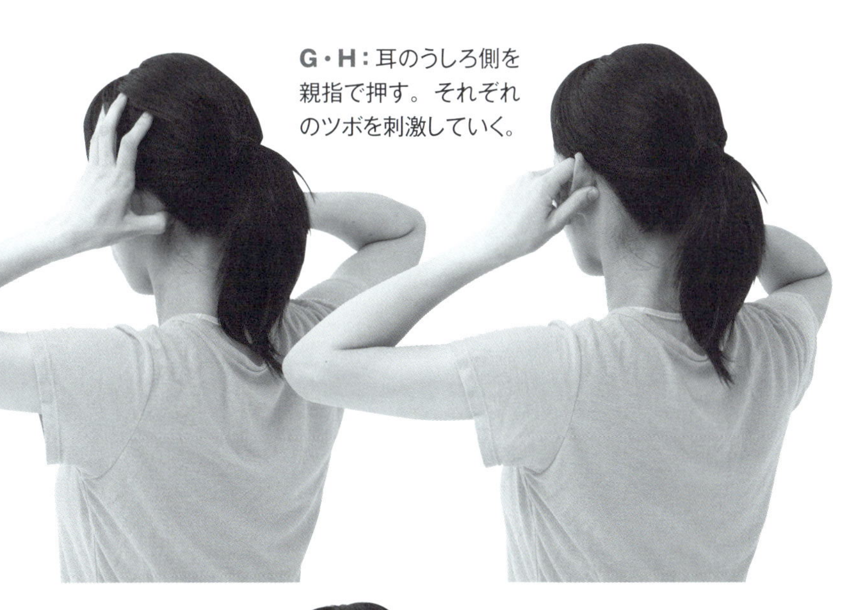

G・H：耳のうしろ側を親指で押す。それぞれのツボを刺激していく。

耳の裏側

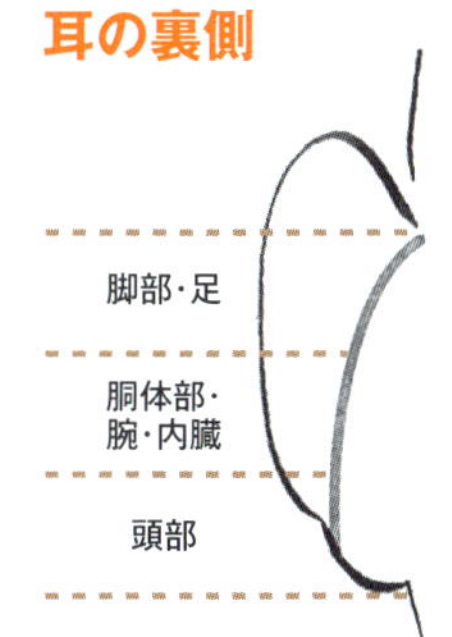

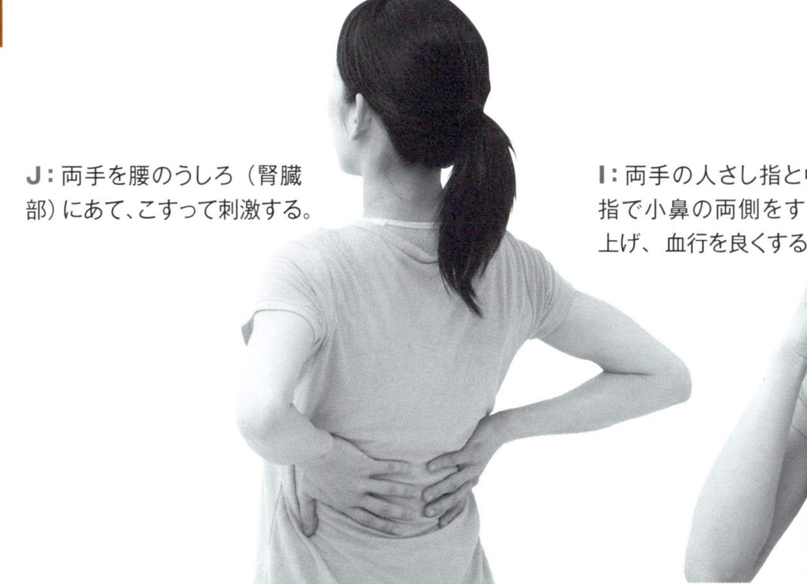

J：両手を腰のうしろ（腎臓部）にあて、こすって刺激する。

I：両手の人さし指と中指で小鼻の両側をすり上げ、血行を良くする。

❷ 長座でひざ立て、腰捻り

ひざを倒すことにより側腹筋や仙椎部に刺激をもたらし、腎臓と耳や鼻の働きを高めます。

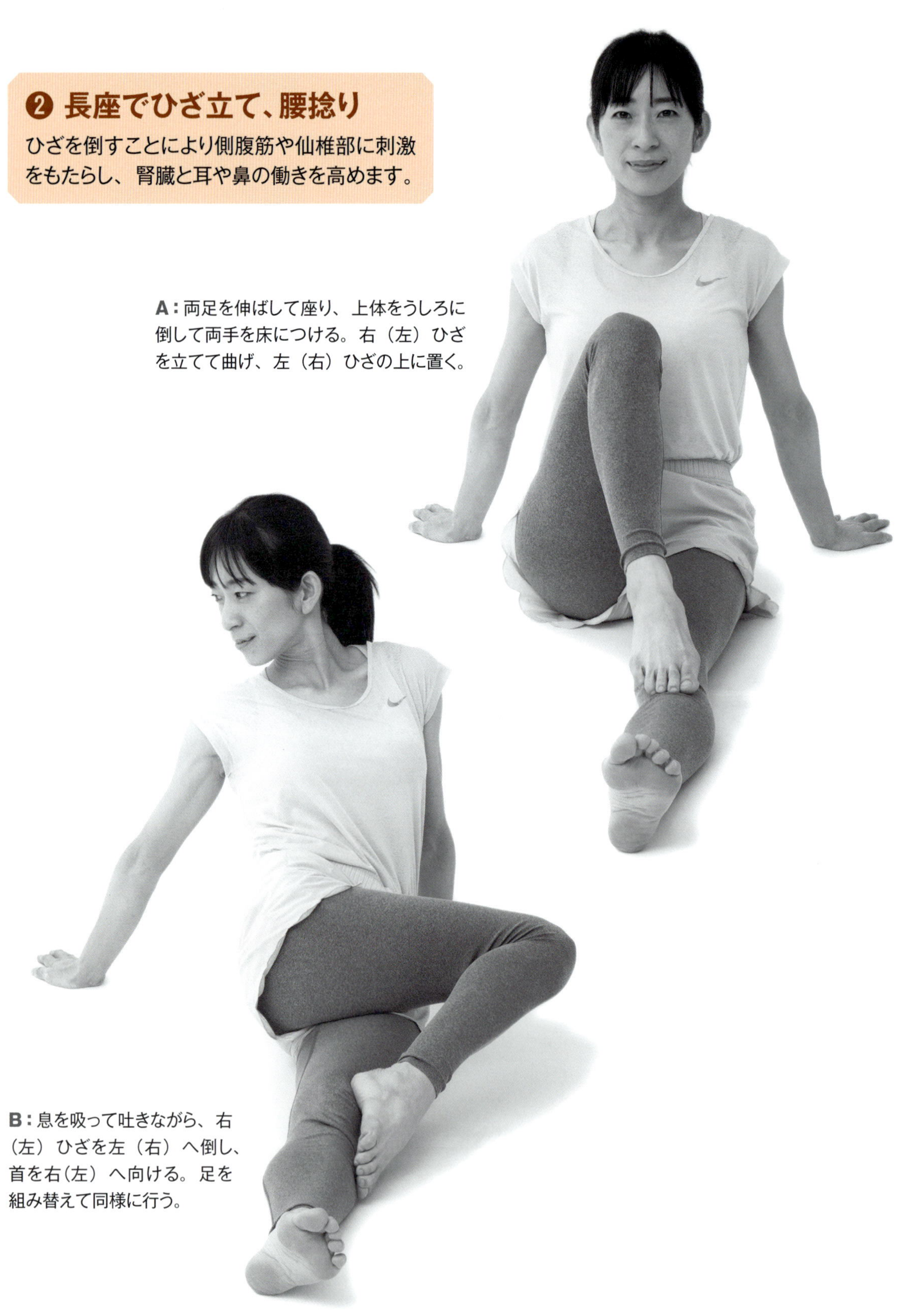

A：両足を伸ばして座り、上体をうしろに倒して両手を床につける。右（左）ひざを立てて曲げ、左（右）ひざの上に置く。

B：息を吸って吐きながら、右（左）ひざを左（右）へ倒し、首を右（左）へ向ける。足を組み替えて同様に行う。

❸ 魚で足上げ、足と首左右

胸を上げ、猫背を直し、足を上げて足先を左右に向け、同時に首も左右に捻ることで首のゆがみとうっ血を取り、耳鼻の機能を高めます。

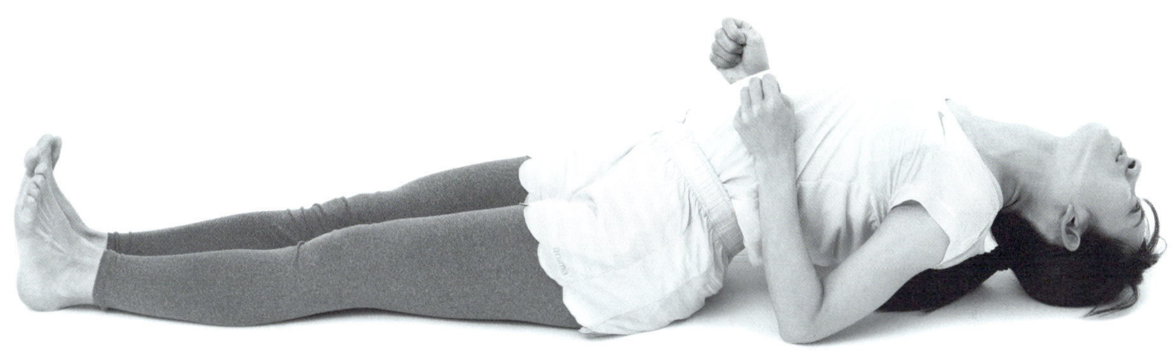

A：仰向けに寝てひじを床につけ、つま先を立ててアキレス腱を伸ばし、息を吸って吐きながら、胸を上げる。

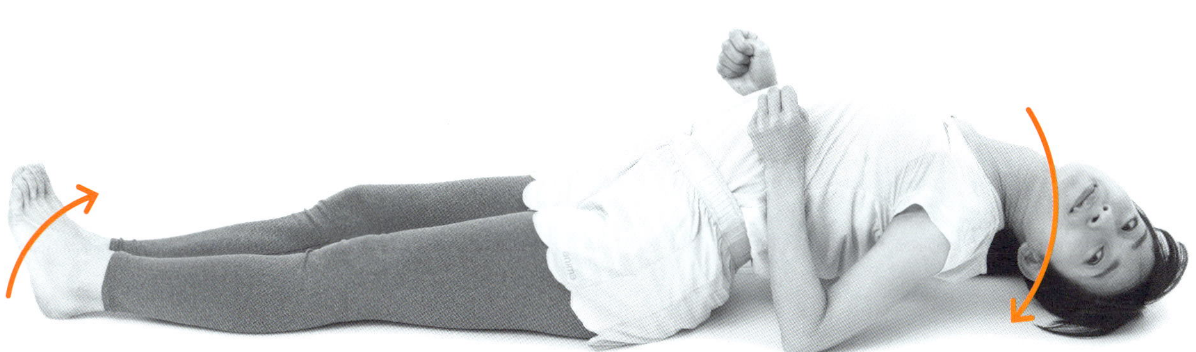

B：息を吐きながら足先を右へ向け、同時に顔は左に向ける。

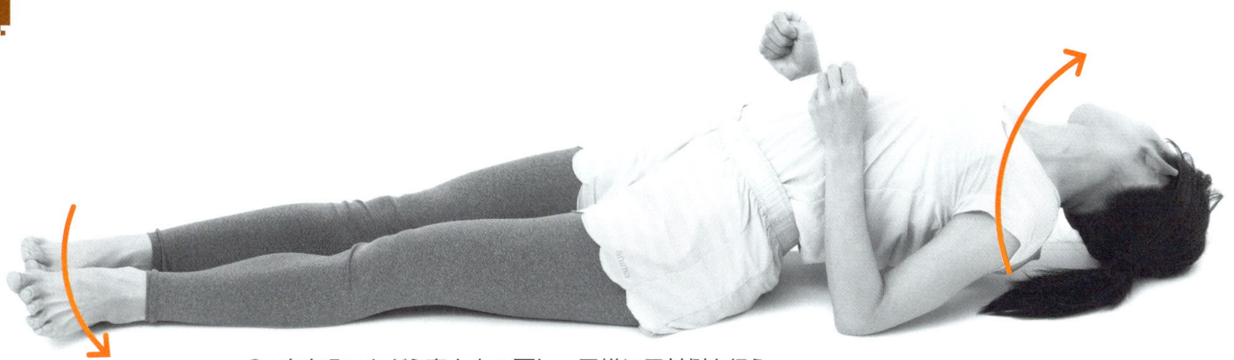

C：息を吸いながら真ん中へ戻し、同様に反対側も行う。

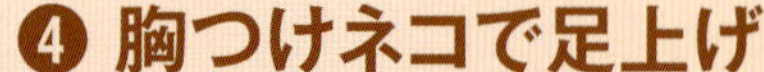

❹ 胸つけネコで足上げ

床すれすれまでに胸を下し、肩甲骨を締めることで胸の前屈を正し、足を上げることで下垂した腎臓を元の位置に戻し働きを高めます。

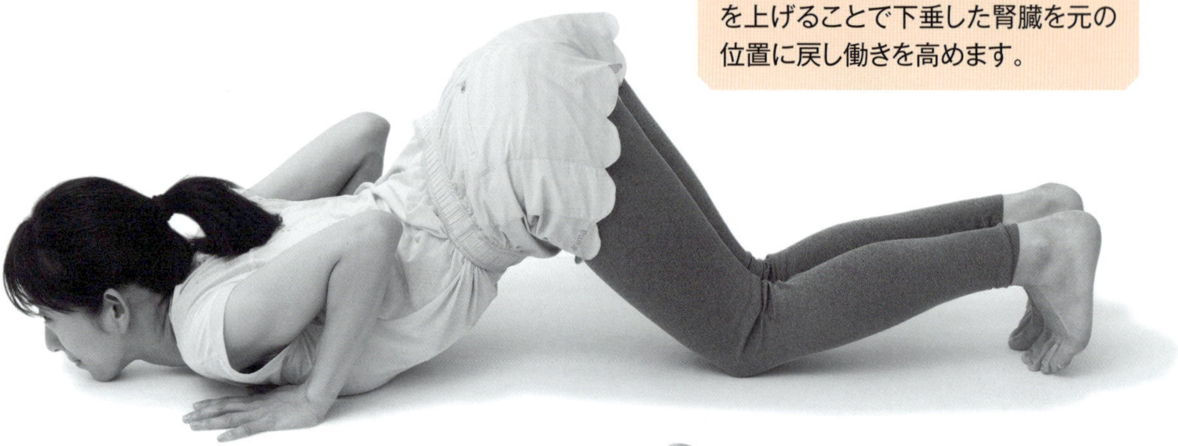

A：ひざを床につけ、四つん這いになり、息を吸って吐きながら、ひじを曲げていき、胸を床すれすれまで下げる。

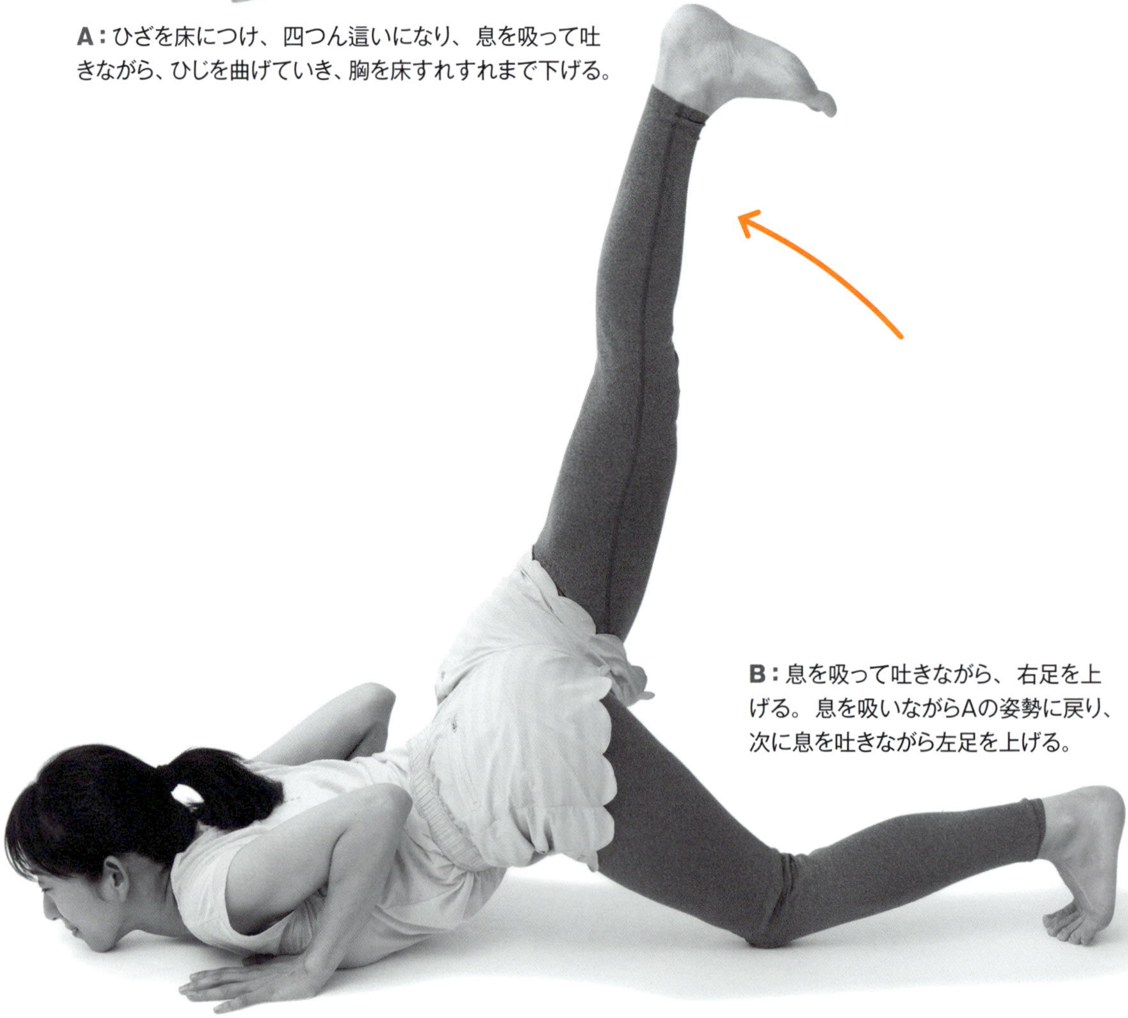

B：息を吸って吐きながら、右足を上げる。息を吸いながらAの姿勢に戻り、次に息を吐きながら左足を上げる。

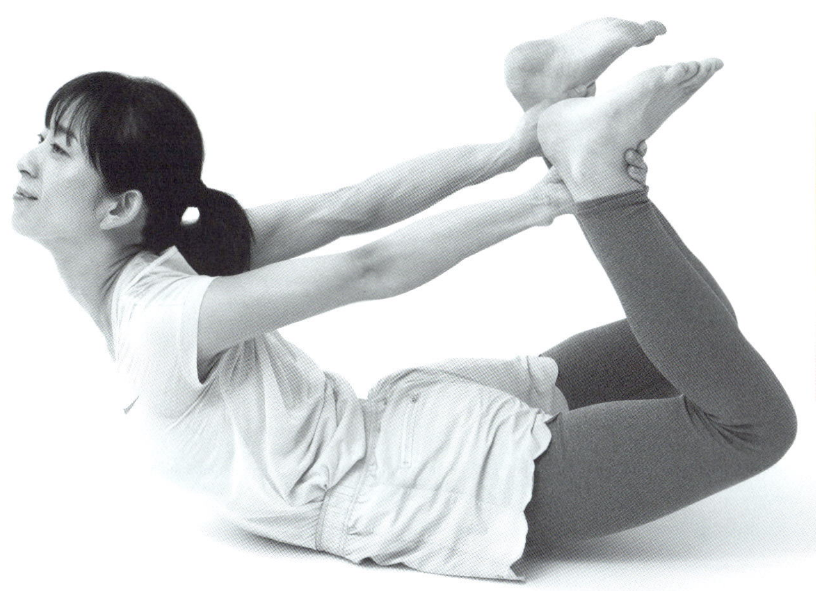

❺ 内弓のポーズで、首左右曲げと捻り

内側から足首を持つ弓で、骨盤の開き気味を整え、前屈姿勢を正し、内臓の血行と働きを高め、また首の捻れを取り、耳・鼻を良くします。

A：まず両手で両足首を内側から持ち、息を吸って吐きながら、足を引っぱって上体を反らす。

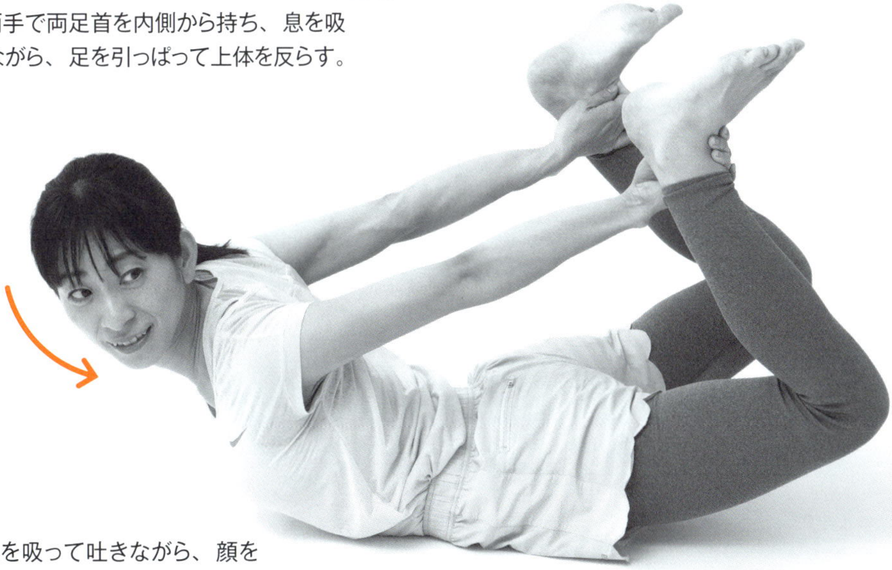

B・C：息を吸って吐きながら、顔を左へ向ける。息を吸いながら真中へ戻し、吐きながら右へ向ける。これを繰り返す。頭を左右に倒しても行う。

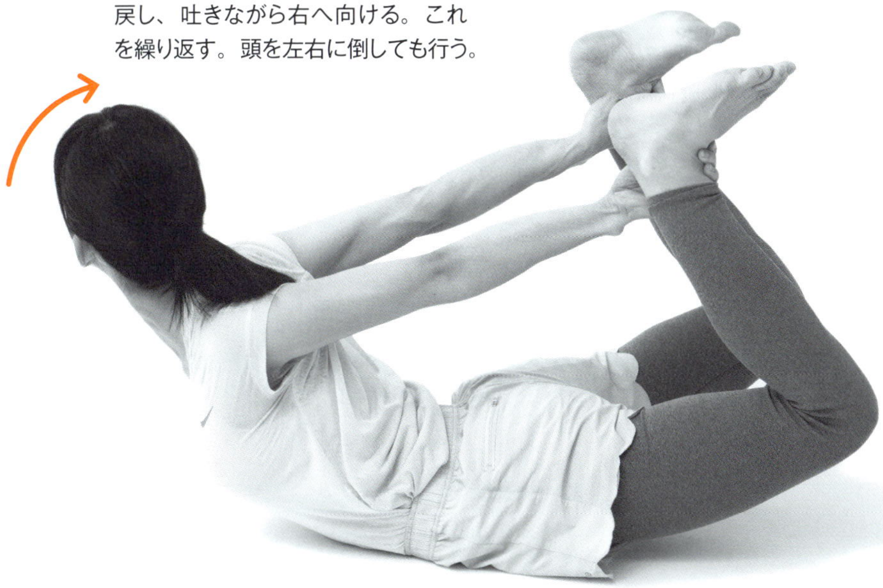

❻ 開脚で上体左右倒し

開脚で足裏筋や内股筋の萎縮硬化を取り、左右に傾くことで側腹部の萎縮を取り、内臓の血行を正して耳・鼻の異常を良くします。

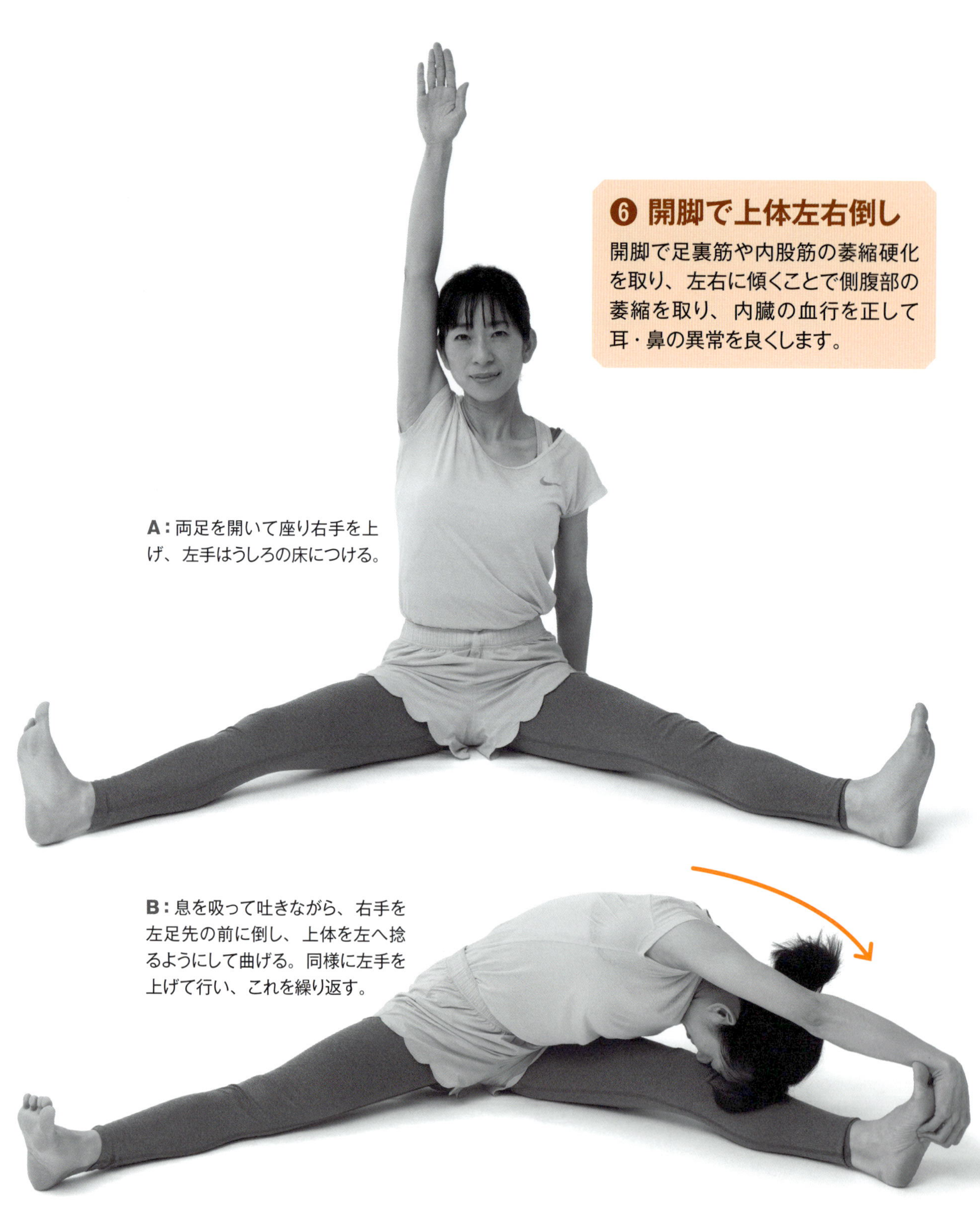

A：両足を開いて座り右手を上げ、左手はうしろの床につける。

B：息を吸って吐きながら、右手を左足先の前に倒し、上体を左へ捻るようにして曲げる。同様に左手を上げて行い、これを繰り返す。

呼吸障害

喘息、慢性気管支炎、肺気腫など様々な呼吸器の障害がありますが、最近はCOPD、即ちChronic Obstructive Pulmonary Disease（慢性閉塞性肺疾患）と呼ばれている症状が注目されています。空気の通り道である気管支や肺胞などに慢性的な炎症が起きて、肺への空気の出入りがうまくいかなくなる「気流制限」が起き、息切れや呼吸困難が現れる病気です。

原因には喫煙、粉塵、有毒ガスなど汚れた空気を吸い続けることなどにあると言われています。ヨガでは、まず呼吸筋群の伸縮力を高めて、肺に入る空気量を増やし、肺内部の換気効率を高めて、肺胞がより新鮮な空気にいつも接することができるようにすることを重視します。ここでは胸腹部の呼吸筋を動かし萎縮を取り、血行を良くするものを選んでいます。

❶ ひざ抱え腹式呼吸

ひざを抱え引きつけることで恥骨を下げ、骨盤と肋骨を整えます。腹部に圧力をかけ腸のガスを抜いて呼吸力を整えます。

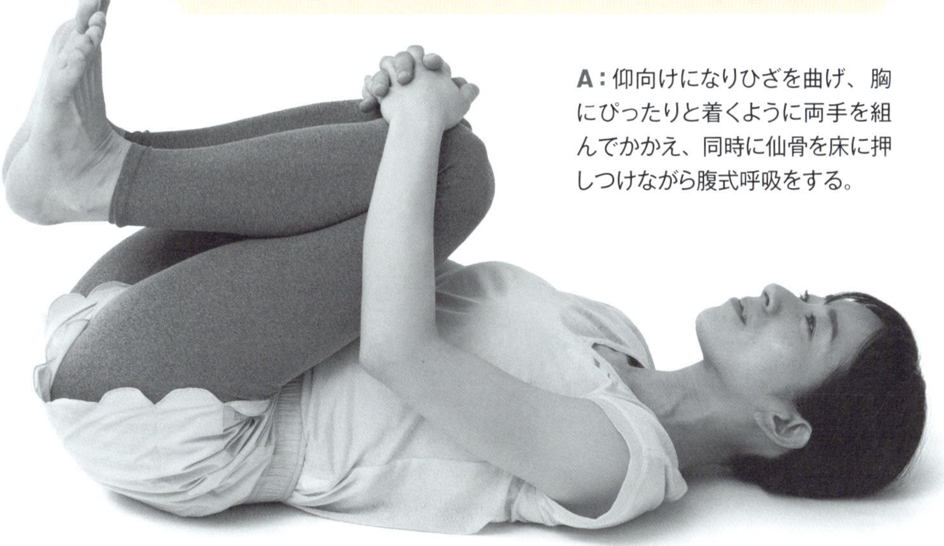

A：仰向けになりひざを曲げ、胸にぴったりと着くように両手を組んでかかえ、同時に仙骨を床に押しつけながら腹式呼吸をする。

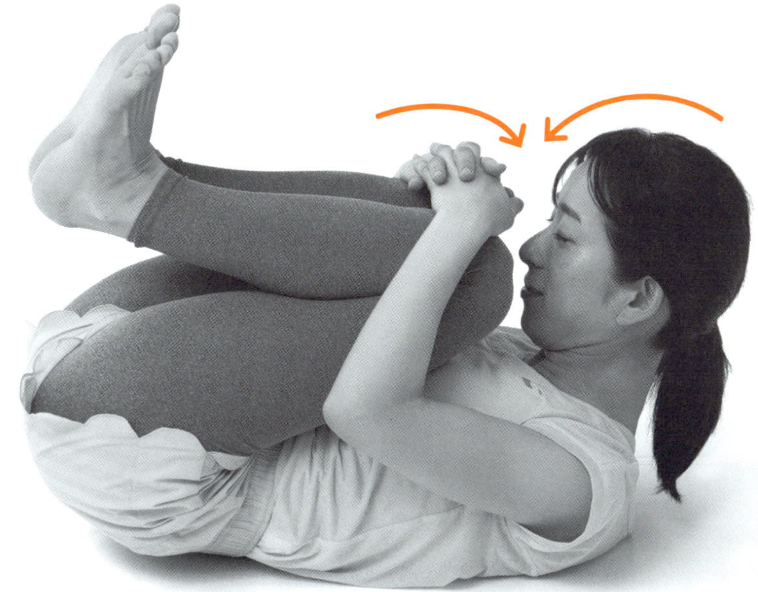

B：息を吸って吐きながら、あごを引き、頭を持ち上げ、両手でさらに強く両ひざを締めつける。息を吸いながら、ひざをかかえたまま腕と首の力をゆるめる。この動作を数回繰り返す。

❷ 魚で上L字で、足上げ上下左右

上L字形で胸を上げて胸筋の萎縮を取り、足を上下することで重心を下げ、足と首を左右に捻ることで首部の緊張を取ります。

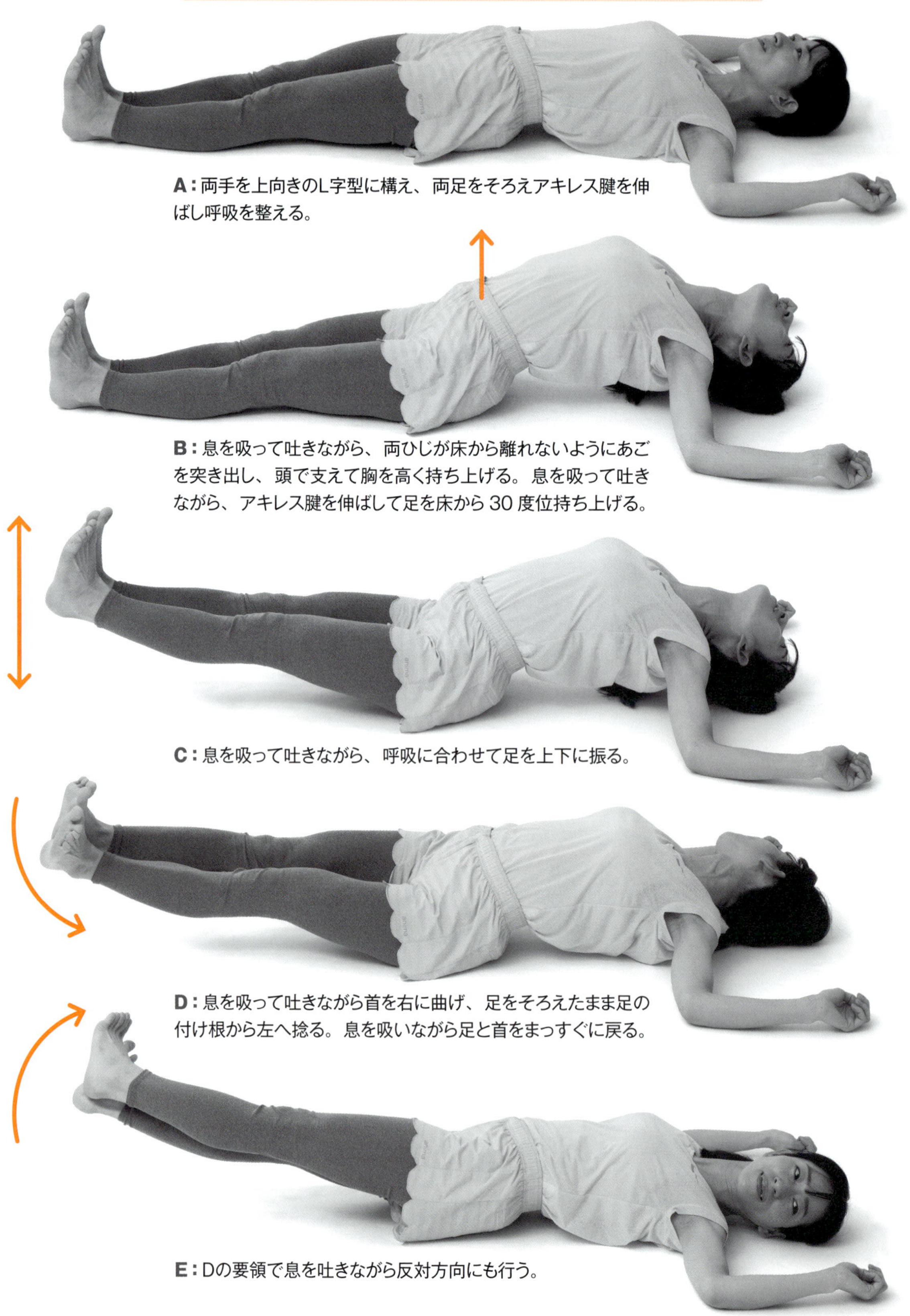

A：両手を上向きのL字型に構え、両足をそろえアキレス腱を伸ばし呼吸を整える。

B：息を吸って吐きながら、両ひじが床から離れないようにあごを突き出し、頭で支えて胸を高く持ち上げる。息を吸って吐きながら、アキレス腱を伸ばして足を床から30度位持ち上げる。

C：息を吸って吐きながら、呼吸に合わせて足を上下に振る。

D：息を吸って吐きながら首を右に曲げ、足をそろえたまま足の付け根から左へ捻る。息を吸いながら足と首をまっすぐに戻る。

E：Dの要領で息を吐きながら反対方向にも行う。

❸ 山と谷の連続動作

腰筋、腹筋の伸縮により内臓の働きを高め、重心を下げ、首を伸ばし反らすことにより首の周りの緊張を解きます。

A：四つん這いになり、足を伸ばして手のひらは肩より少し前に置く。息を吸って尻を高く突き上げ、頭を両手の間に入れる。

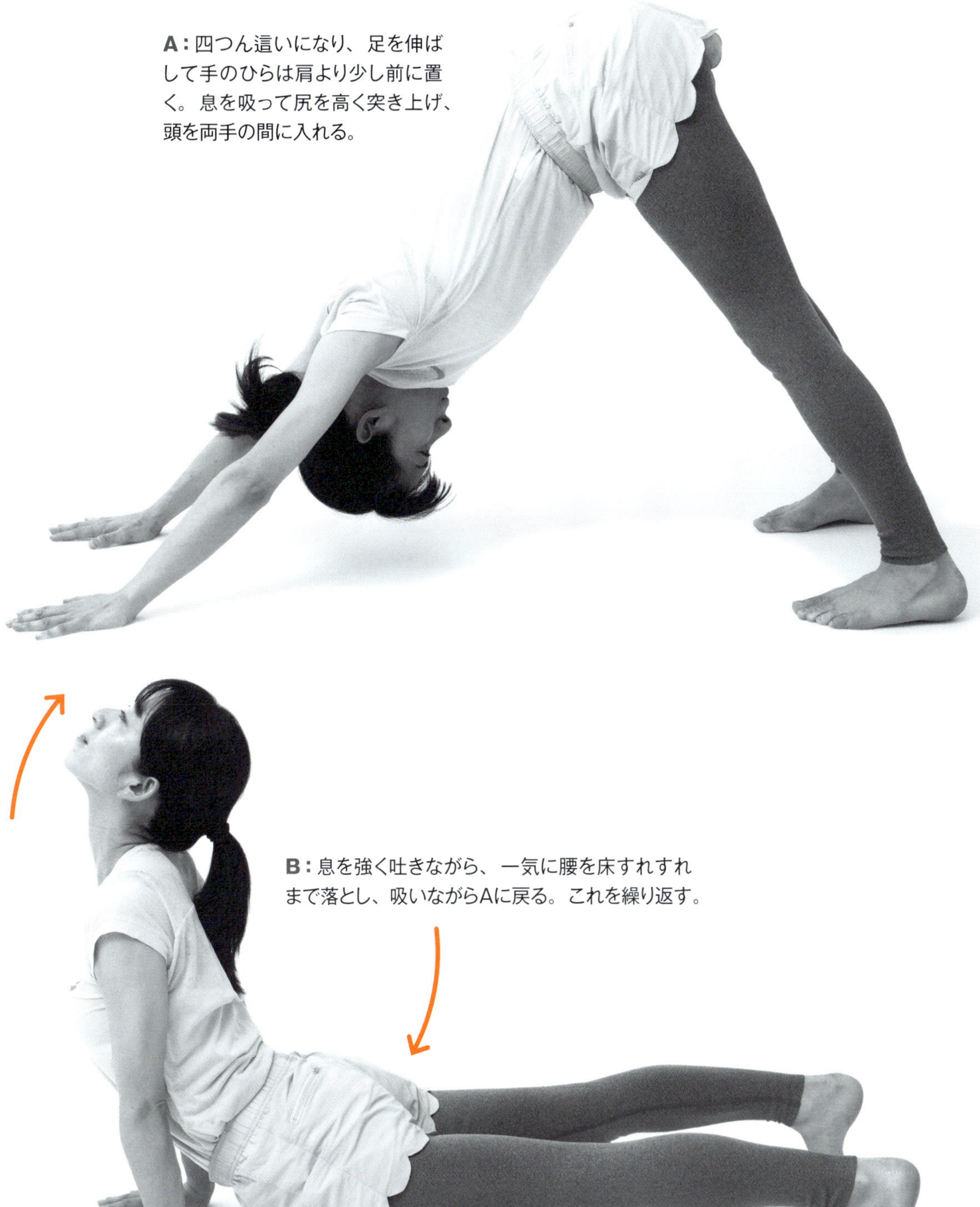

B：息を強く吐きながら、一気に腰を床すれすれまで落とし、吸いながらAに戻る。これを繰り返す。

❹ ひざつき、手先四方の腕立て伏せ

腕の力は肋骨の開閉力と呼吸力に比例します。手先を四方向に変えて腕立て伏せをし、肋骨や肩甲骨の周りの筋肉群と呼吸筋を整え鍛えます。

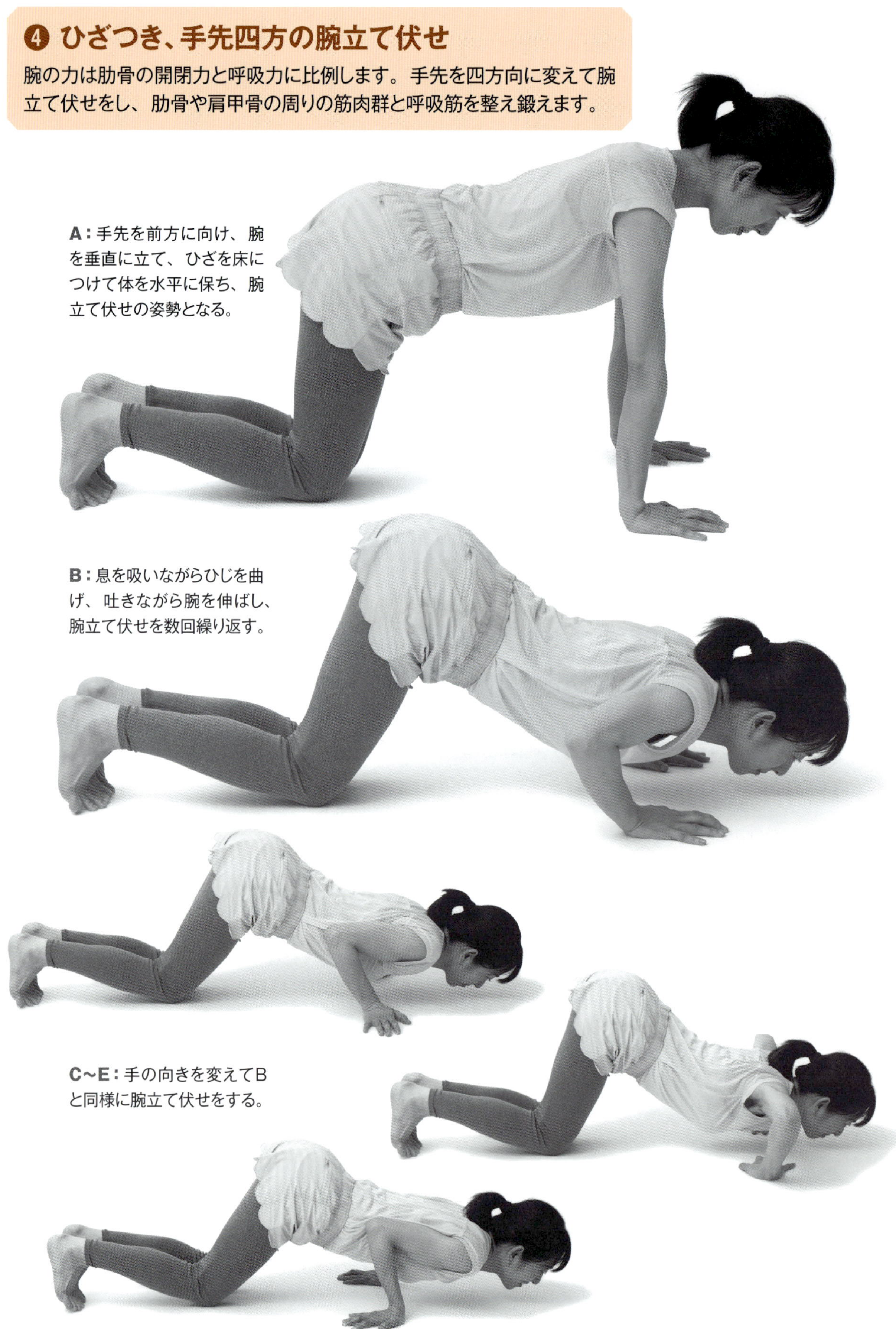

A：手先を前方に向け、腕を垂直に立て、ひざを床につけて体を水平に保ち、腕立て伏せの姿勢となる。

B：息を吸いながらひじを曲げ、吐きながら腕を伸ばし、腕立て伏せを数回繰り返す。

C~E：手の向きを変えてBと同様に腕立て伏せをする。

痩身

異常な肥満の人は、自律神経とホルモンの働きがアンバランスになっていて、体の傾向も締まる力が弱くなっています。単にカロリーオーバーや運動不足の問題ではありません。異常肥満の原因を大別すると、①病気、②異常食癖、③運動不足、④排泄不完全があります。また肥満には三タイプがあり、①水ぶくれ、②油ぶくれ、③排泄物ぶくれで、どの場合も肋骨・腸骨が拡がり、締まる力が弱く、筋肉の収縮力が弱いのが特徴です。

肥満になりやすい食物の例では、陰性・酸性の食物には筋肉や内臓を緩めて拡げるものが多く、また体を冷やすものが多いので、新陳代謝がにぶくなり、中性脂肪や老廃物を体内にためやすくなります。特に白砂糖や白米や白パンなどのとりすぎは、肥満の大きな原因になります。

ここでは、締める力を高め、自律神経・ホルモンのバランスを取る方法を中心にしています。

❶ 手足の内捻り起き上がり

足首と肋骨、骨盤を締めることによって、足と内臓のうっ血を除き、足と腹のぜい肉を取ります。

A：仰向けになり、両足を腰巾に開く。両手は内側に捻り、甲を互いにつけて天井へ向けてまっすぐに伸ばす。

反動をつけたり、手を振ったりして起き上がらないようにする。

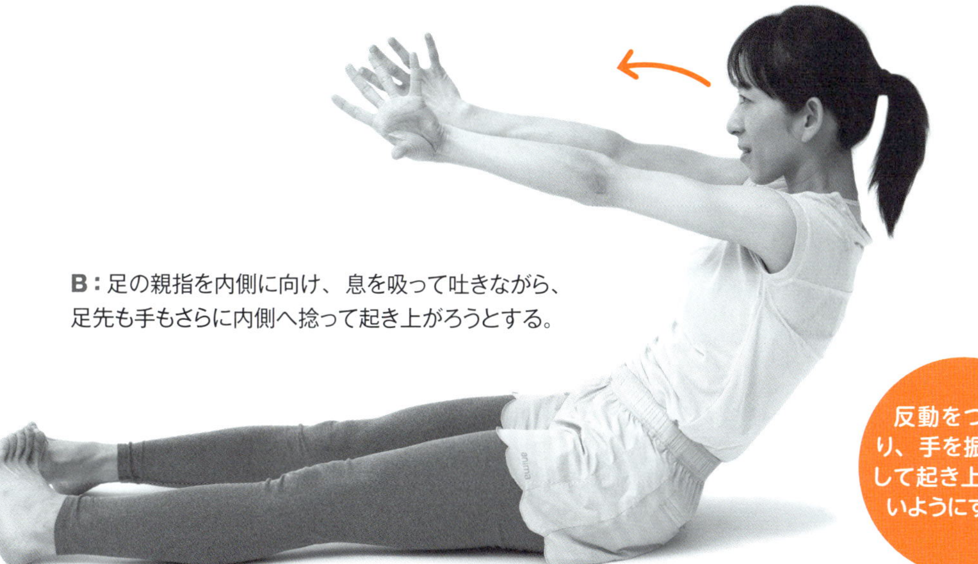

B：足の親指を内側に向け、息を吸って吐きながら、足先も手もさらに内側へ捻って起き上がろうとする。

❷ 反り上がりバランスシーソー

交互に腕と足を上げて、上下半身の左右のバランスを整え、反り上がりシーソーで腹部のぜい肉を取り、背中と尻を引き締めます。

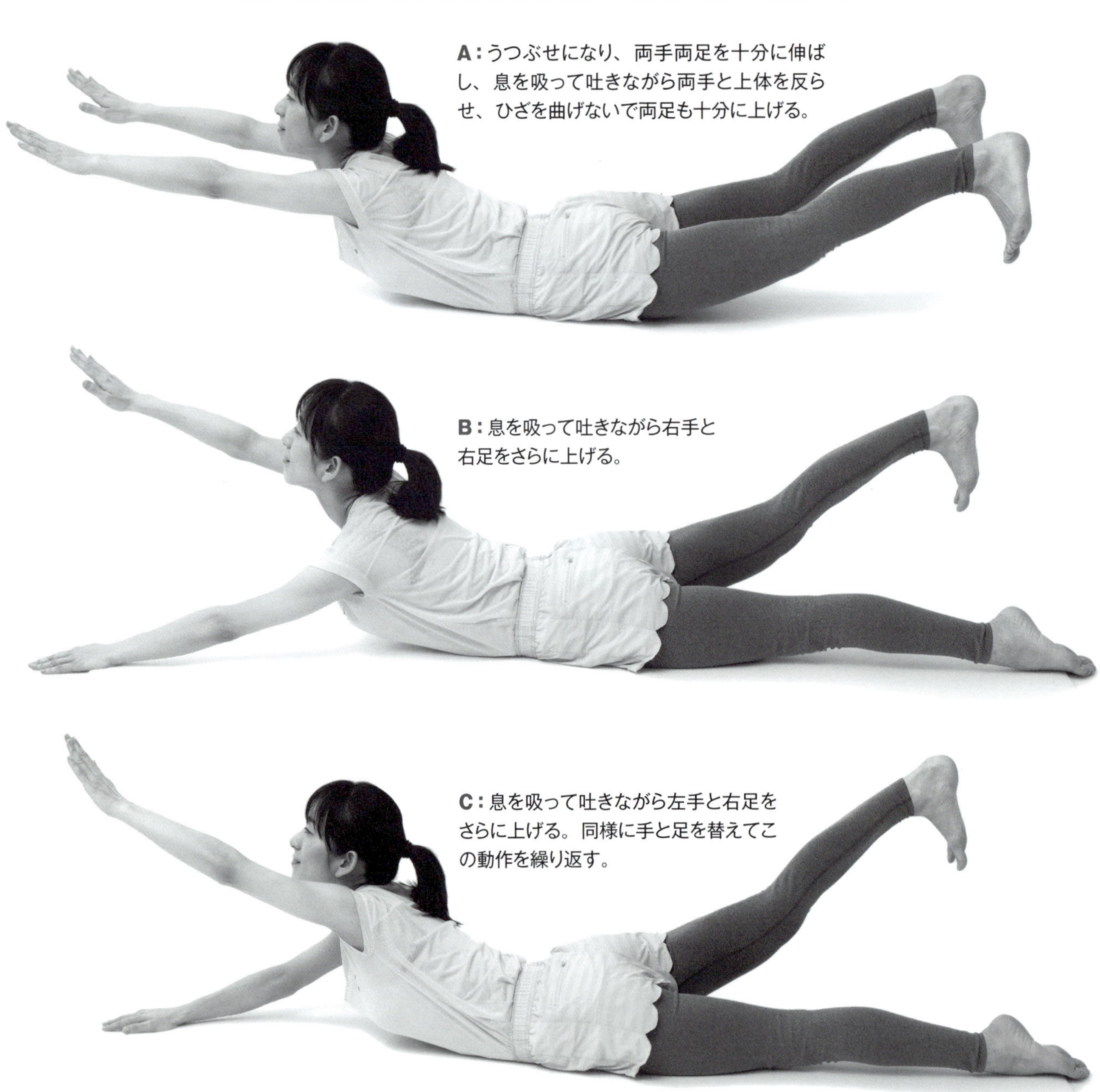

A：うつぶせになり、両手両足を十分に伸ばし、息を吸って吐きながら両手と上体を反らせ、ひざを曲げないで両足も十分に上げる。

B：息を吸って吐きながら右手と右足をさらに上げる。

C：息を吸って吐きながら左手と右足をさらに上げる。同様に手と足を替えてこの動作を繰り返す。

❸ 四つん這いで、片手片足上げ

不安定な形になるので、微妙に体幹部の筋肉がバランスを取るために働きます。体幹部を引き締める効果があります。

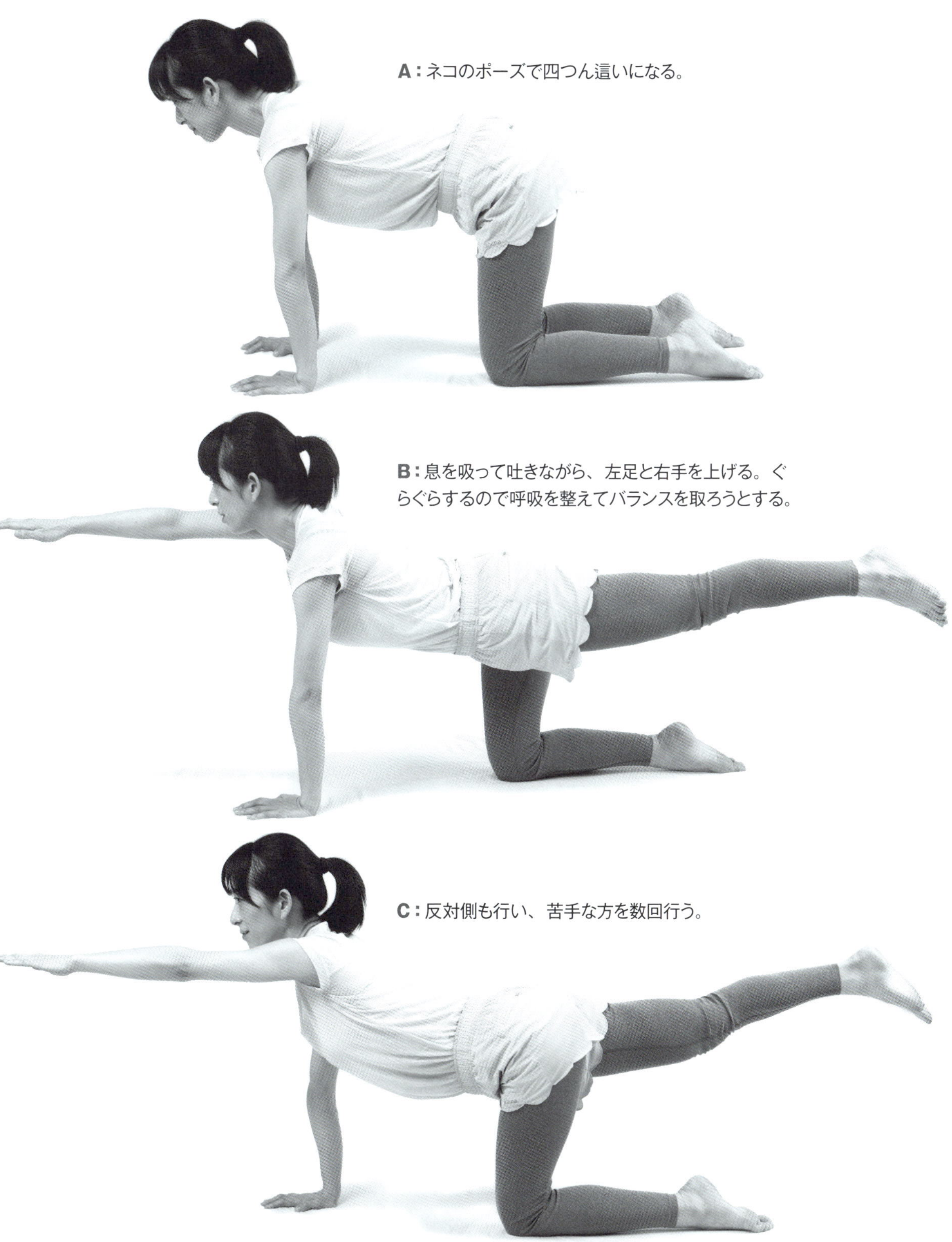

A：ネコのポーズで四つん這いになる。

B：息を吸って吐きながら、左足と右手を上げる。ぐらぐらするので呼吸を整えてバランスを取ろうとする。

C：反対側も行い、苦手な方を数回行う。

❹ 合掌腕伸ばし左右倒し

合掌した手を高く上げて肩や腕のぜい肉を取り、側腹部を伸ばして締める刺激で、胴体横のぜい肉が取れやすくなります。

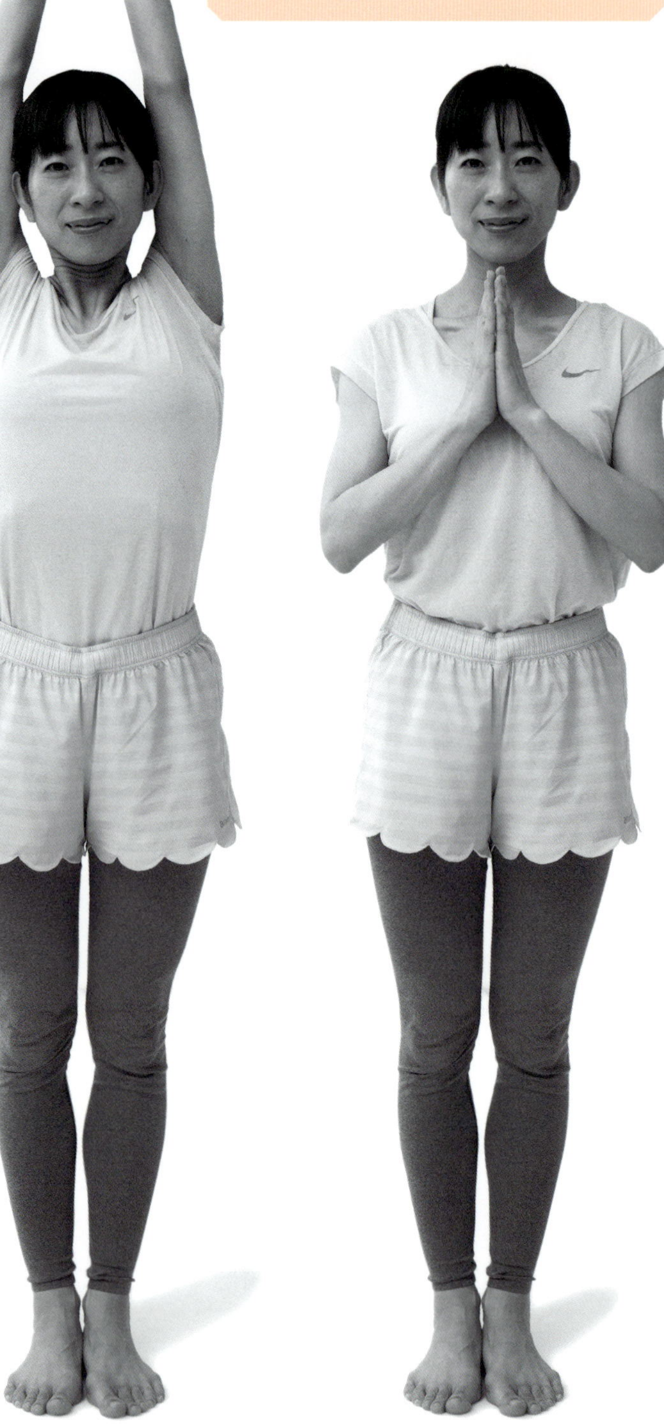

C・D：息を吐きながら、腕をさらに伸ばしつつ、体を右へ伸ばし曲げていき、同時に左腰を横へ出して、できるだけ大きな弓なりの形になり、息を吐ききる。息を吸いながら中央へ戻し反対も行う。

B：息を吸いながら両手をまっすぐに上方へ伸ばしていき、息を吸いきって伸ばしきる。

A：両足をそろえて、まっすぐに立ち、両手を合掌して息を整える。

❺ 三角捻りのポーズ

腰腹部や背骨を左右に捻り、血行を良くして内臓の働きを高め、ウエストを引き締め、脚部のぜい肉を取り、排泄力を高めます。

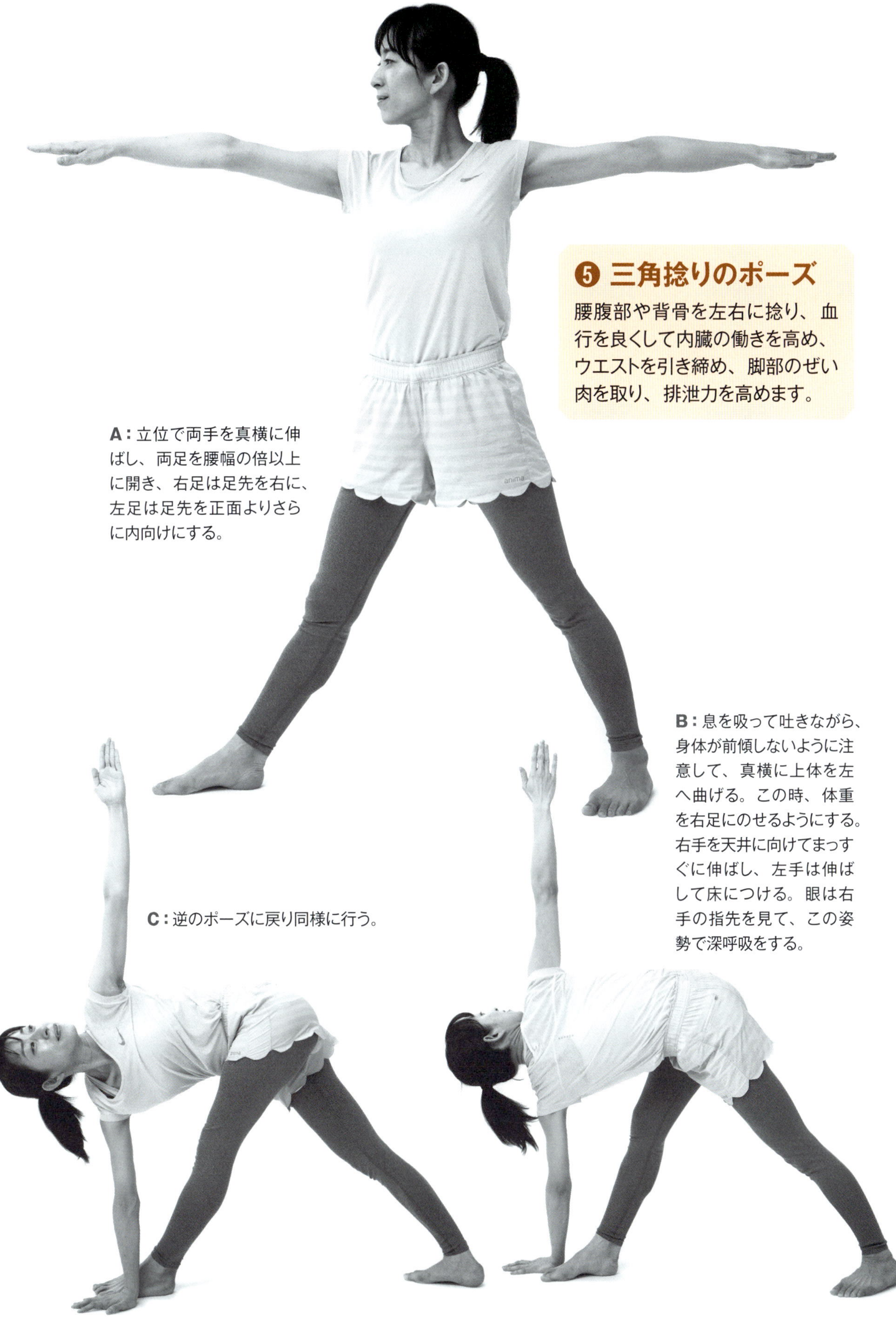

A：立位で両手を真横に伸ばし、両足を腰幅の倍以上に開き、右足は足先を右に、左足は足先を正面よりさらに内向けにする。

B：息を吸って吐きながら、身体が前傾しないように注意して、真横に上体を左へ曲げる。この時、体重を右足にのせるようにする。右手を天井に向けてまっすぐに伸ばし、左手は伸ばして床につける。眼は右手の指先を見て、この姿勢で深呼吸をする。

C：逆のポーズに戻り同様に行う。

❻ 立位前後開脚で、合掌上方伸ばし

上半身と下半身のバランスを整え、背中や脚部のぜい肉を取り、バランスの良い体型に整えます。

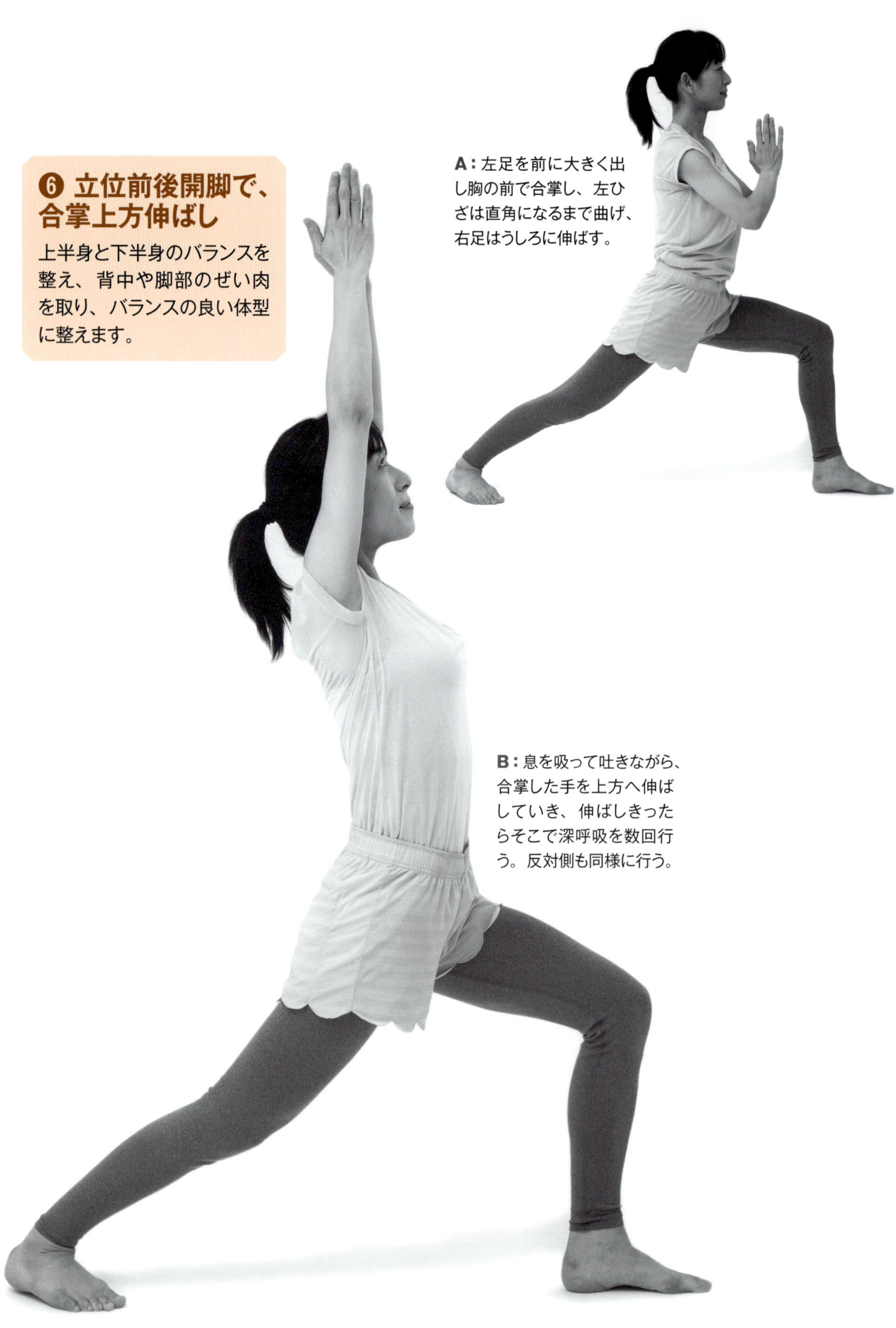

A：左足を前に大きく出し胸の前で合掌し、左ひざは直角になるまで曲げ、右足はうしろに伸ばす。

B：息を吸って吐きながら、合掌した手を上方へ伸ばしていき、伸ばしきったらそこで深呼吸を数回行う。反対側も同様に行う。

❼ 両手背中組み、ひざ締め屈伸

ひざを締める力と内股を締める力を高め、骨盤を締め、背中のぜい肉を取り、下腹を締めて胸を持ち上げます。

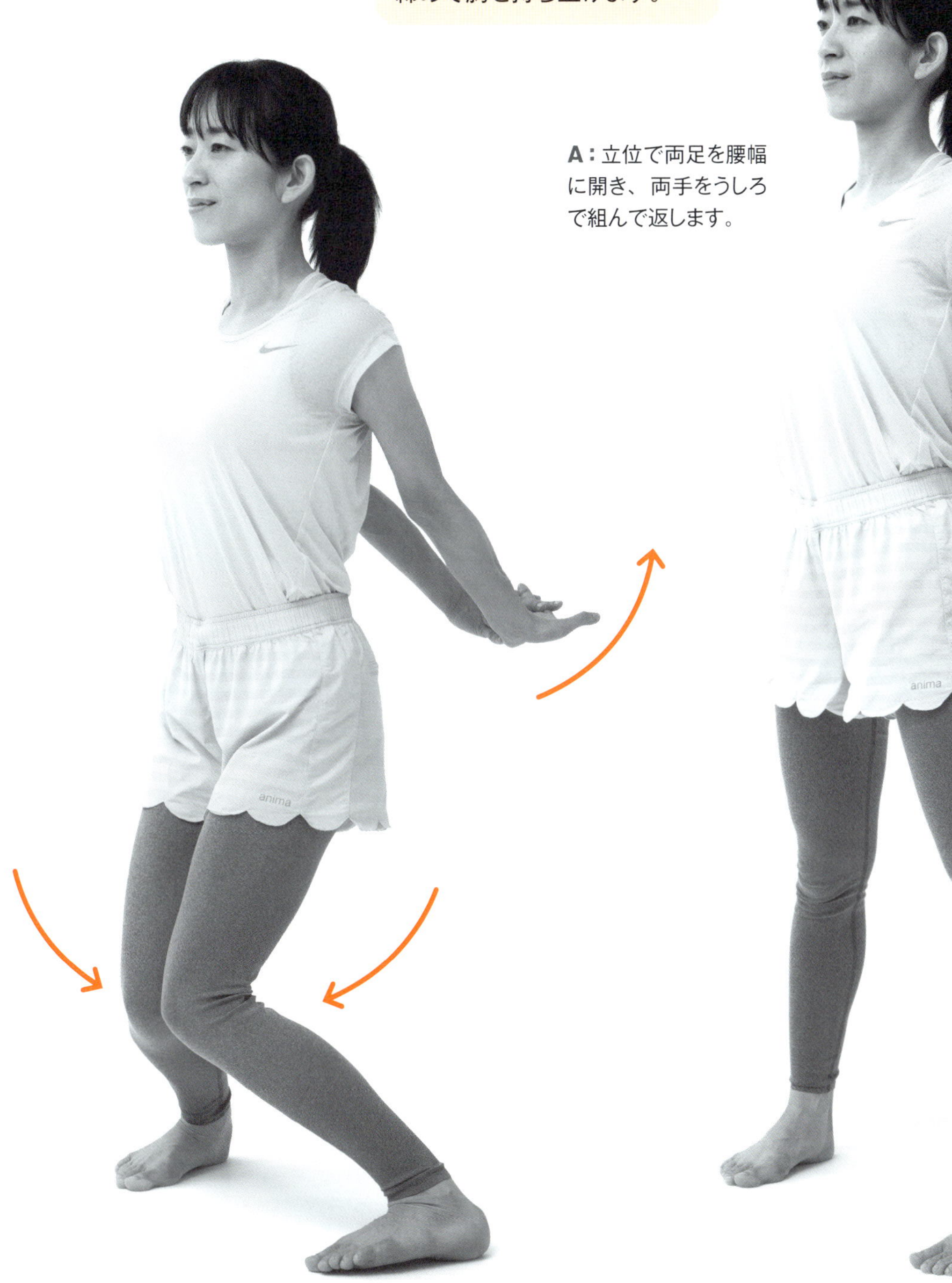

A：立位で両足を腰幅に開き、両手をうしろで組んで返します。

B：足の親指を内側に向けて、ひざをくっつける。次に、息吸って吐きながら、ひざをつけたまま腰をできるだけ落としていく。吸いながら、同様にひざはつけようとしたままでAに戻る。

腰痛・背痛

腰痛・背痛は一番よくある痛みです。主な原因は脊椎の変位、筋肉の病気、内臓の異常やガンによる腰背痛もあり、二百以上原因があると言われます。ここでは一般的な腰痛・背痛の治し方として、主にゆがみを直し正しい姿勢を身につけ、仕事や偏った体の使い方で生じた無理を除き、体操と共に呼吸法で腹圧を高め、内臓を強化し、便秘や内臓下垂をなくすように心がけます。痛む時は無理に行ってはいけません。

❶ 関連部位刺激で痛みを取る

手にある腰、腕にある腰、足裏にある腰のそれぞれの関連部位を探して揉みます。経験的には、10人中8人程度に即効性があります。

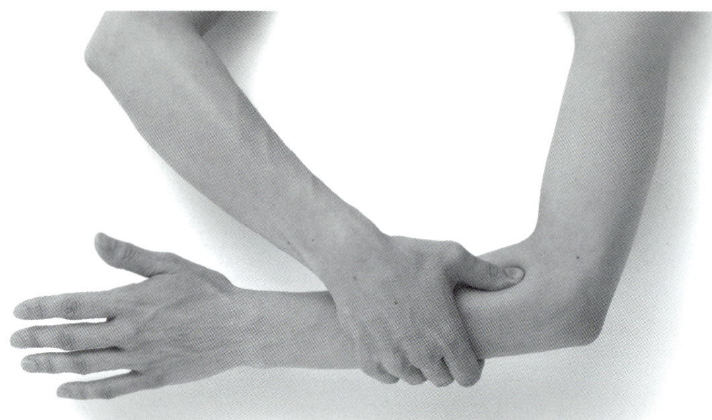

C：ひじのツボ。ひじの下（手首側）から手首の方向へ骨にそって押してみて、一番痛いところがツボ。息を吐きながらもむ。

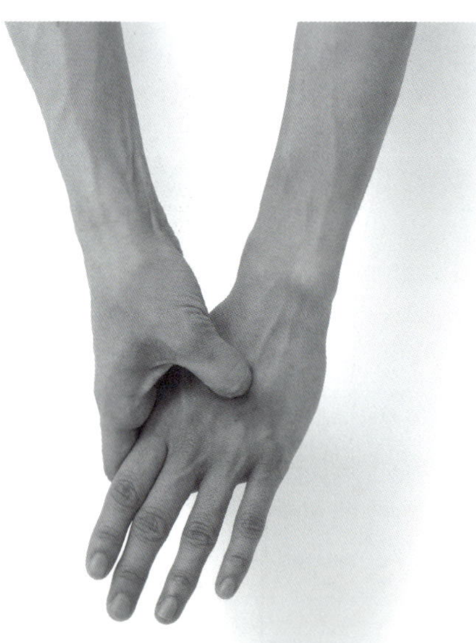

A・B：手の甲のツボ。手首に近いところで、中指のつけ根の両側を押してみて痛い所がツボ。息を吐きながらもむ。

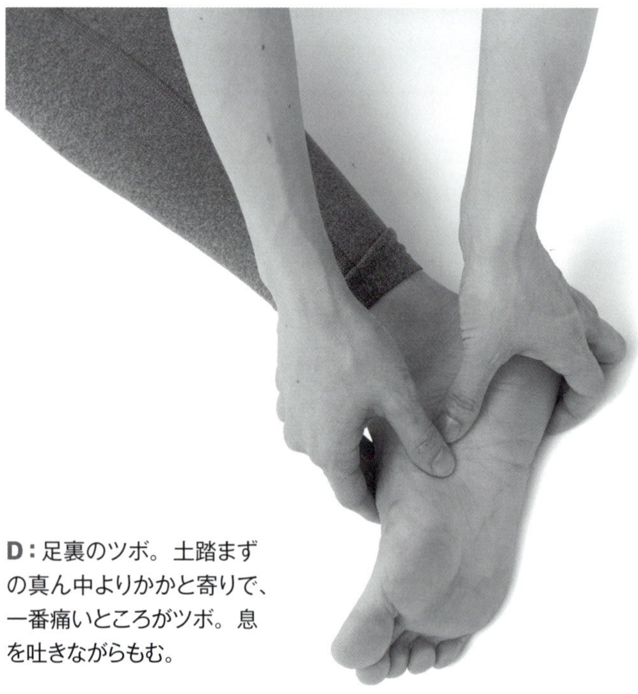

D：足裏のツボ。土踏まずの真ん中よりかかと寄りで、一番痛いところがツボ。息を吐きながらもむ。

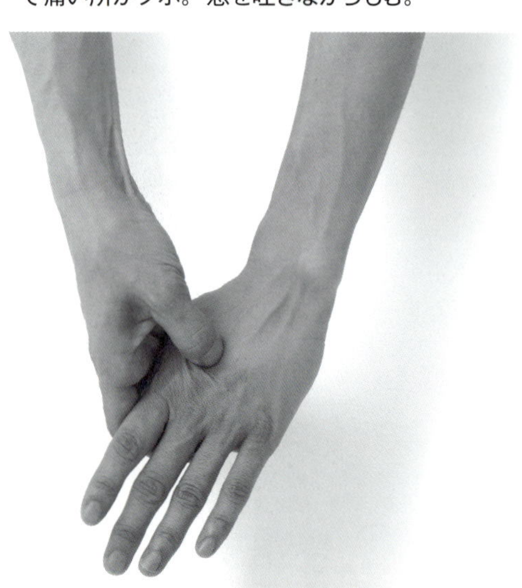

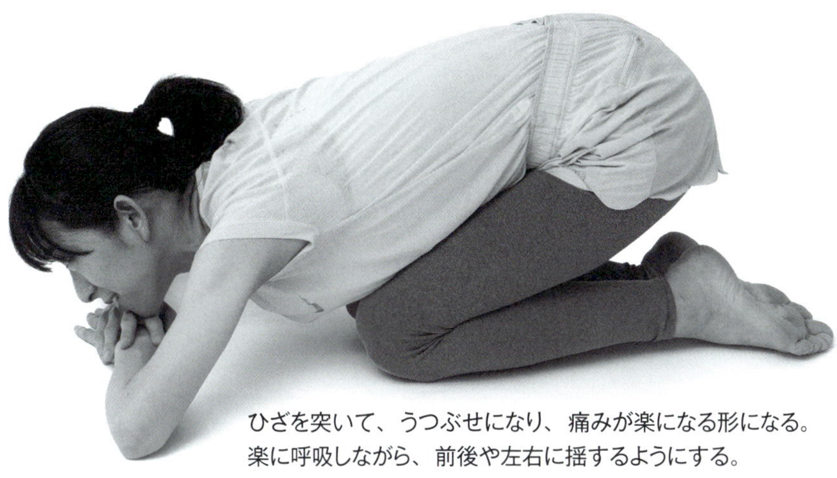

ひざを突いて、うつぶせになり、痛みが楽になる形になる。楽に呼吸しながら、前後や左右に揺するようにする。

❷ ひざつき、うつぶせ揺すり

腰に負担のかからない楽な姿勢で揺すると、骨のゆがみや筋肉の緊張、つっぱりが取れてきて痛みが軽減します。

❸ 横座り、両手組上伸ばし左右

骨盤を横に下すこと（横座り）で、左右の偏りを直し、側腹部を伸ばすことで、腰と背部の左右の偏りを正し、痛みを和らげます。痛い時や不快な時は避けます。

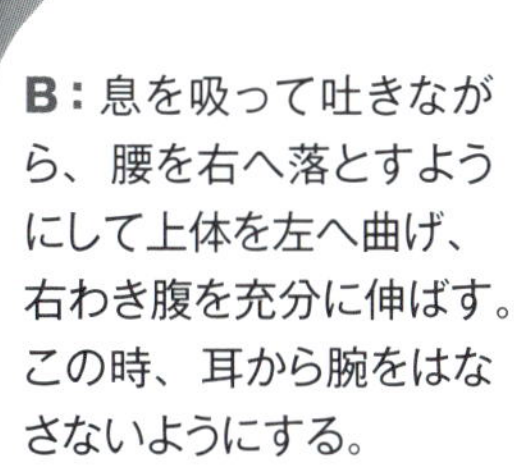

B：息を吸って吐きながら、腰を右へ落とすようにして上体を左へ曲げ、右わき腹を充分に伸ばす。この時、耳から腕をはなさないようにする。

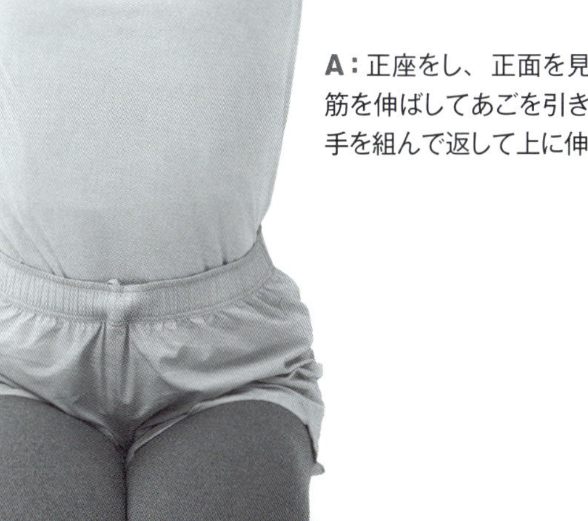

A：正座をし、正面を見て背筋を伸ばしてあごを引き、両手を組んで返して上に伸ばす。

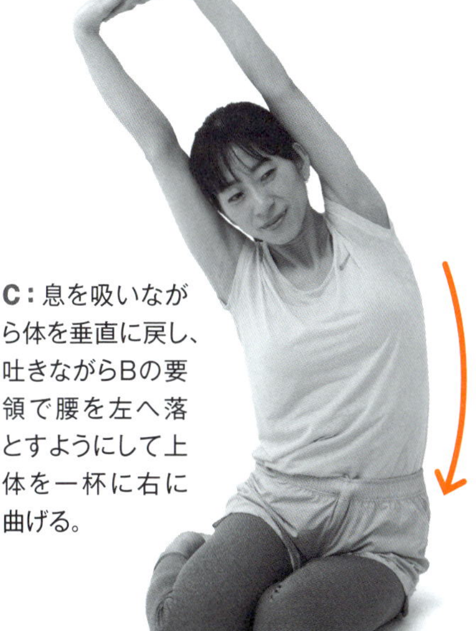

C：息を吸いながら体を垂直に戻し、吐きながらBの要領で腰を左へ落とすようにして上体を一杯に右に曲げる。

❹ 両ひざ抱え、背中伸ばし

ひざを抱え、背中を丸めて背骨横の筋肉群をごろごろしながらほぐします。背中の筋肉をほぐし、血行を良くします。

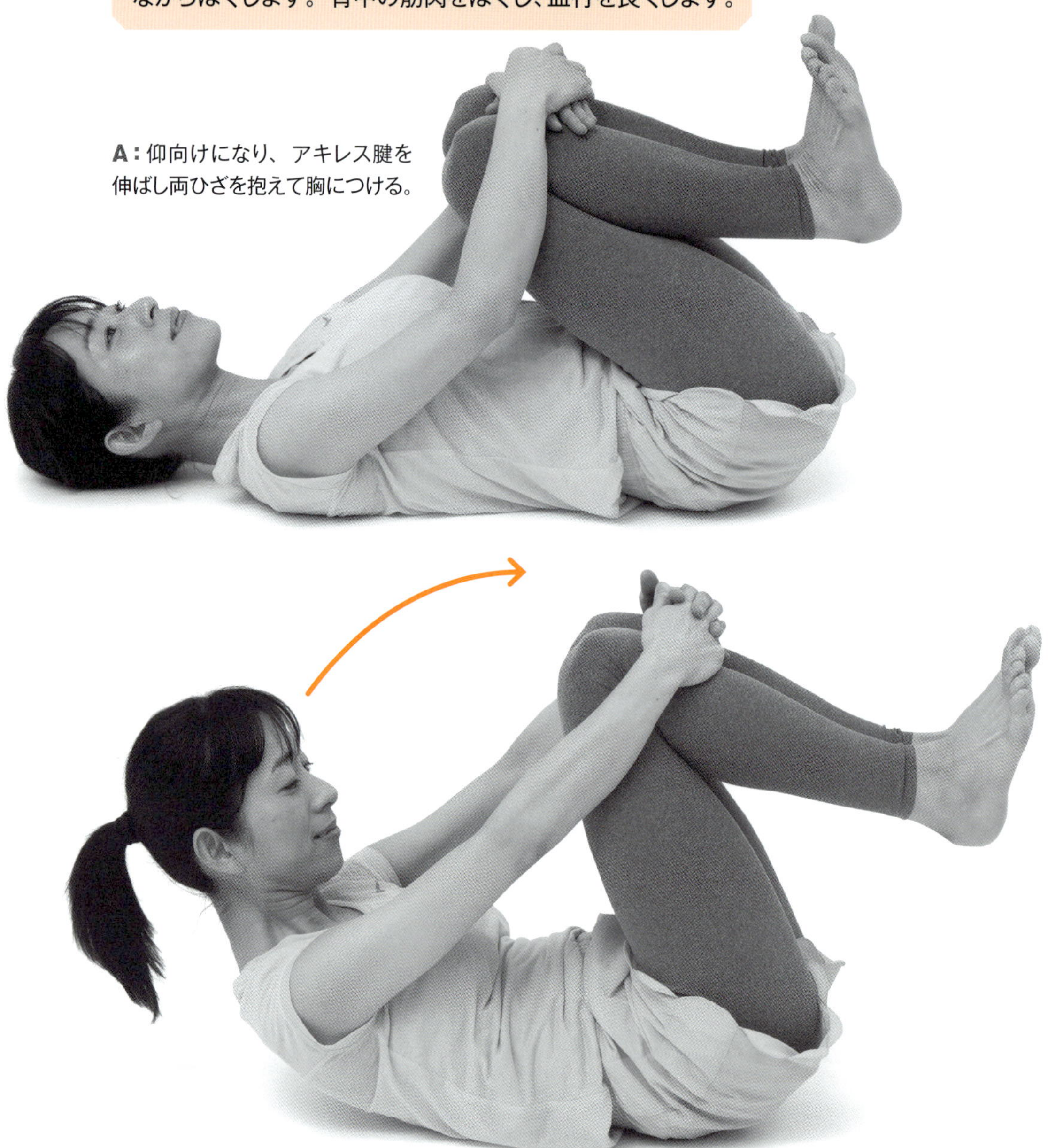

A：仰向けになり、アキレス腱を伸ばし両ひざを抱えて胸につける。

B：息を吸って吐きながら、ひざを抱えたまま起き上がろうとする。息を吸い吐く息で体をもとへ戻す。これを数回繰り返す。

❺ 片ひざ抱え、起き上がり

片ひざを引きつけ抱えることで、骨盤の前後の偏りを修正し、腹部の左右差や血行を整えます。

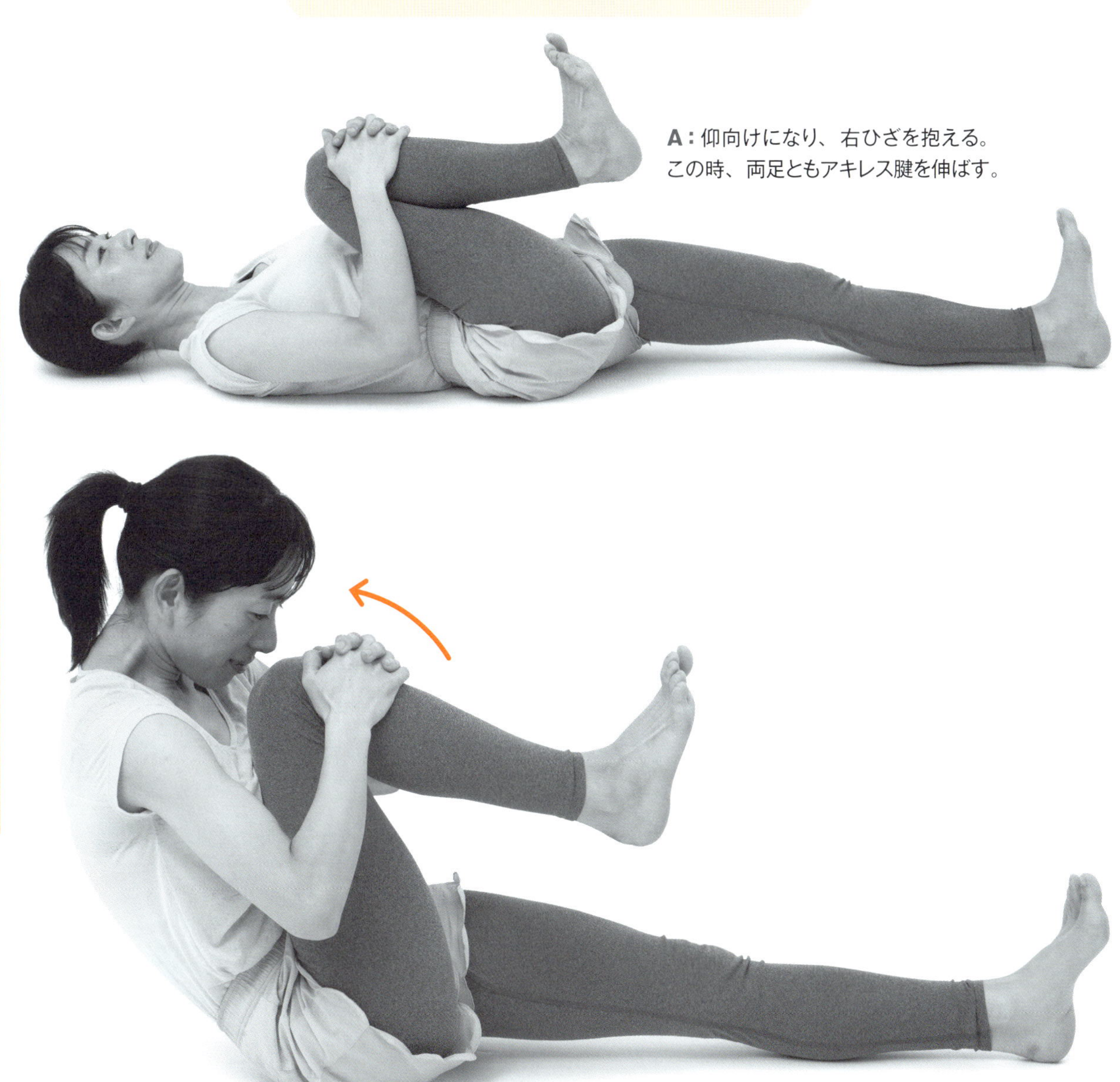

A：仰向けになり、右ひざを抱える。この時、両足ともアキレス腱を伸ばす。

B：息を吸って吐きながら、右ひざを抱えたまま起き上がろうとする。同様に、左ひざを抱え、息を吸って吐きながら起き上がろうとする。

❻ 両手首、腰上げ捻り

腰背部の捻れを直し、腰腹部の筋力をつけます。足の角度を開くと、より刺激の中心が下方に移ります。

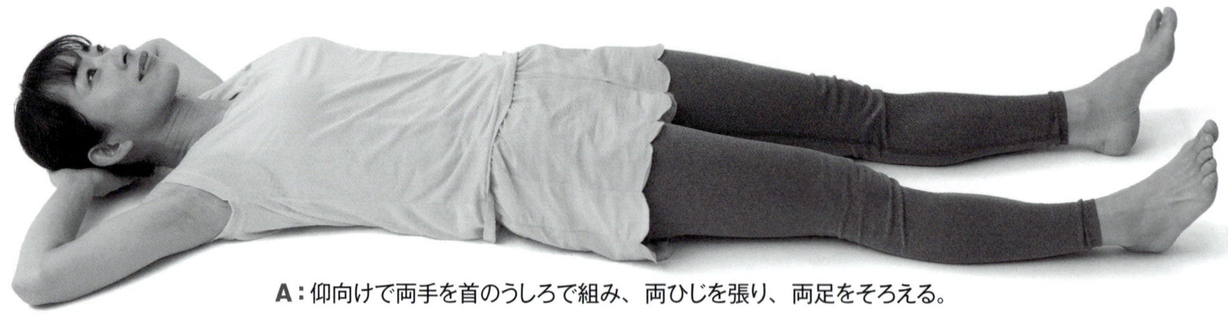

A：仰向けで両手を首のうしろで組み、両ひじを張り、両足をそろえる。

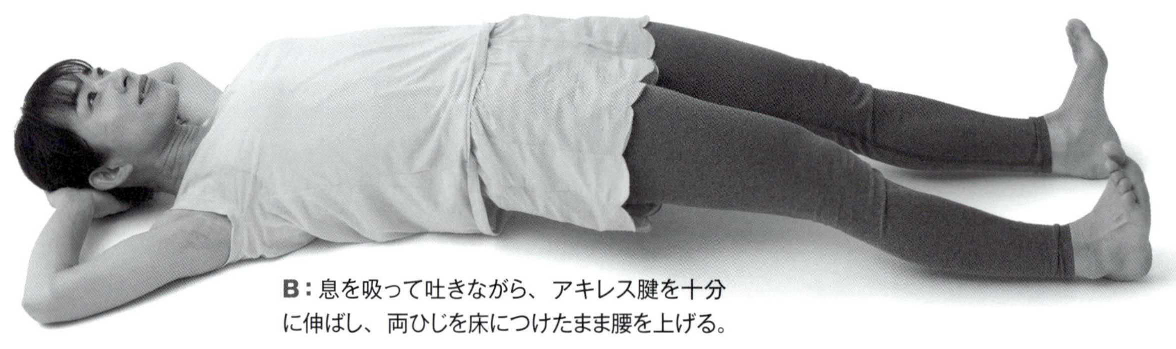

B：息を吸って吐きながら、アキレス腱を十分に伸ばし、両ひじを床につけたまま腰を上げる。

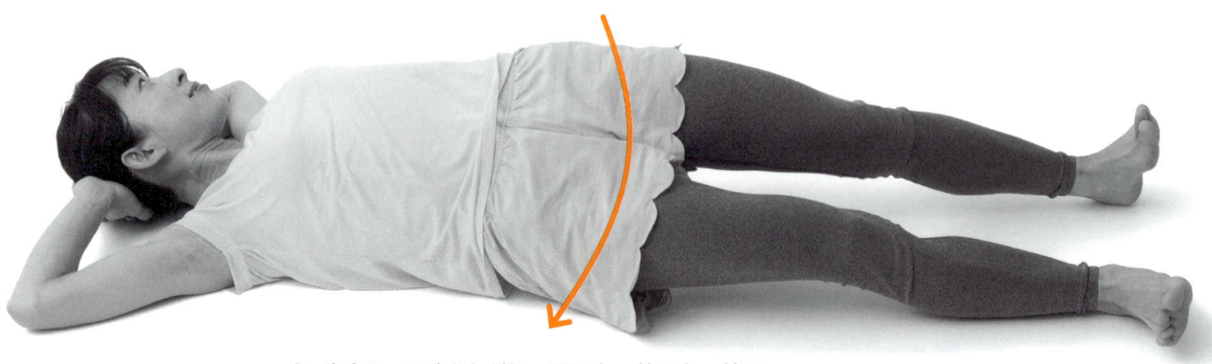

C：息を吸って吐きながら、腰は右へ首は左へ捻る。

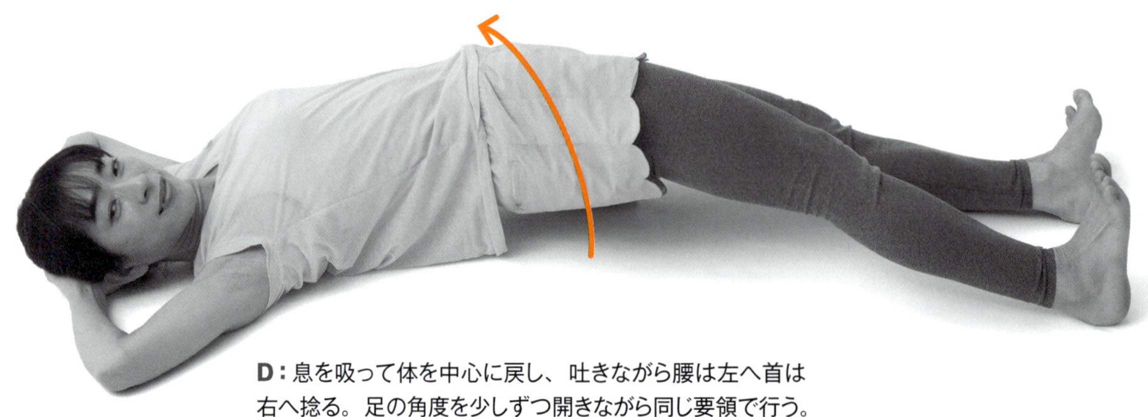

D：息を吸って体を中心に戻し、吐きながら腰は左へ首は右へ捻る。足の角度を少しずつ開きながら同じ要領で行う。

❼ 正座からネコ反らし伸び

背骨全体をしなやかにしながら、背骨の前後のゆがみを直します。波打つような動きで、各脊椎骨の間のアンバランスを改善します。

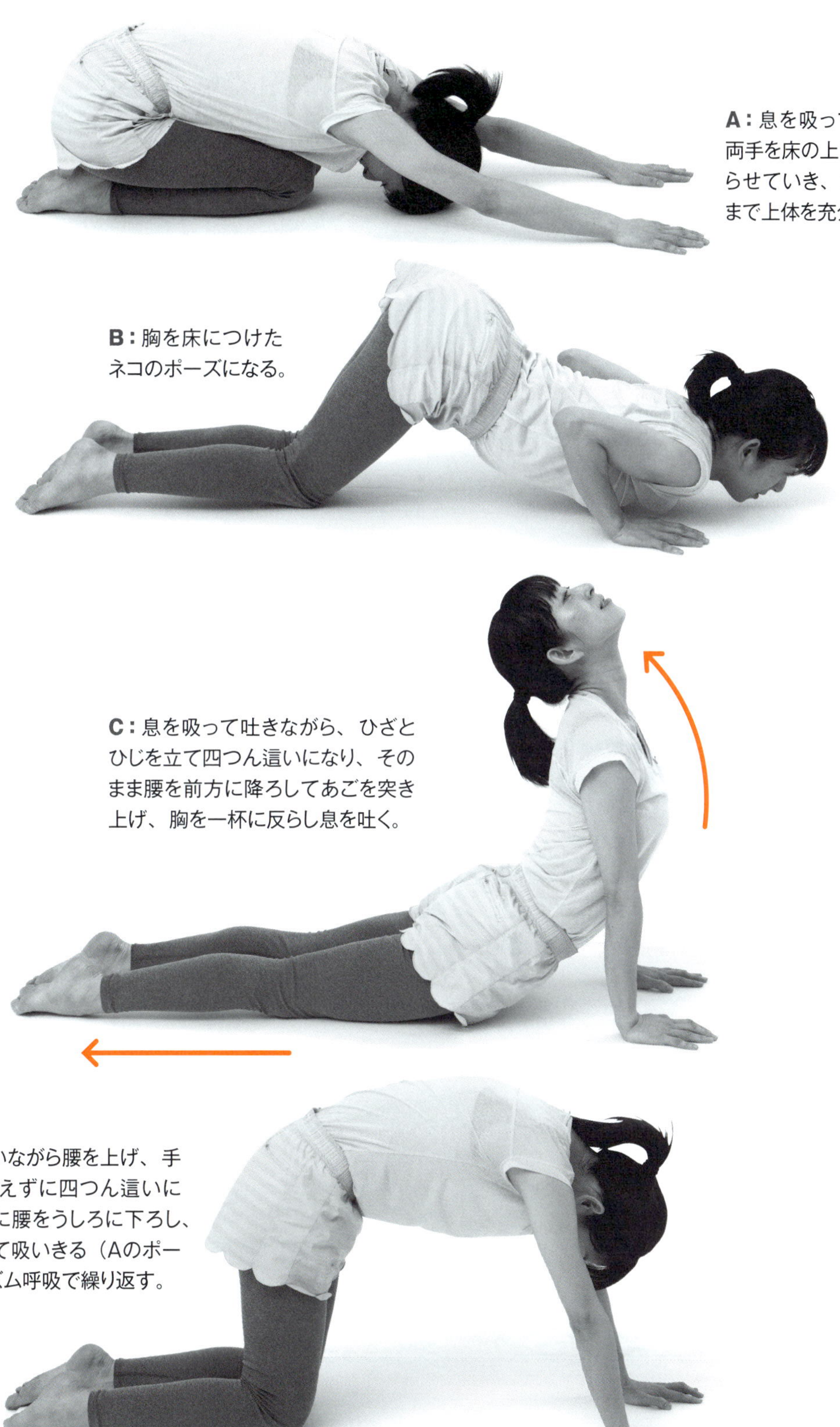

A：息を吸って吐きながら、両手を床の上で前方にすべらせていき、正座をしたままで上体を充分に伸ばす。

B：胸を床につけたネコのポーズになる。

C：息を吸って吐きながら、ひざとひじを立て四つん這いになり、そのまま腰を前方に降ろしてあごを突き上げ、胸を一杯に反らし息を吐く。

D：息を吸いながら腰を上げ、手の位置を変えずに四つん這いになる。さらに腰をうしろに下ろし、腕を伸ばして吸いきる（Aのポーズへ）。リズム呼吸で繰り返す。

❽ 足上げコブラで片足開き

コブラのポーズの変形で、腰背部に刺激を与え、片足ずつ上げてから開くことで刺激位置を変えます。開いた方の腰部をより刺激します。

A：うつぶせになり床にひたいをつけ、両腕を体側に置きひじを閉める。足をそろえて伸ばしアキレス腱を伸ばす。
B：息を吐きながら頭と左足を上げ、次第に横に開いていき、息を吸いながら戻す。
C：右足も同様に行う。
D：頭と両足を十分に上げて反らせる。

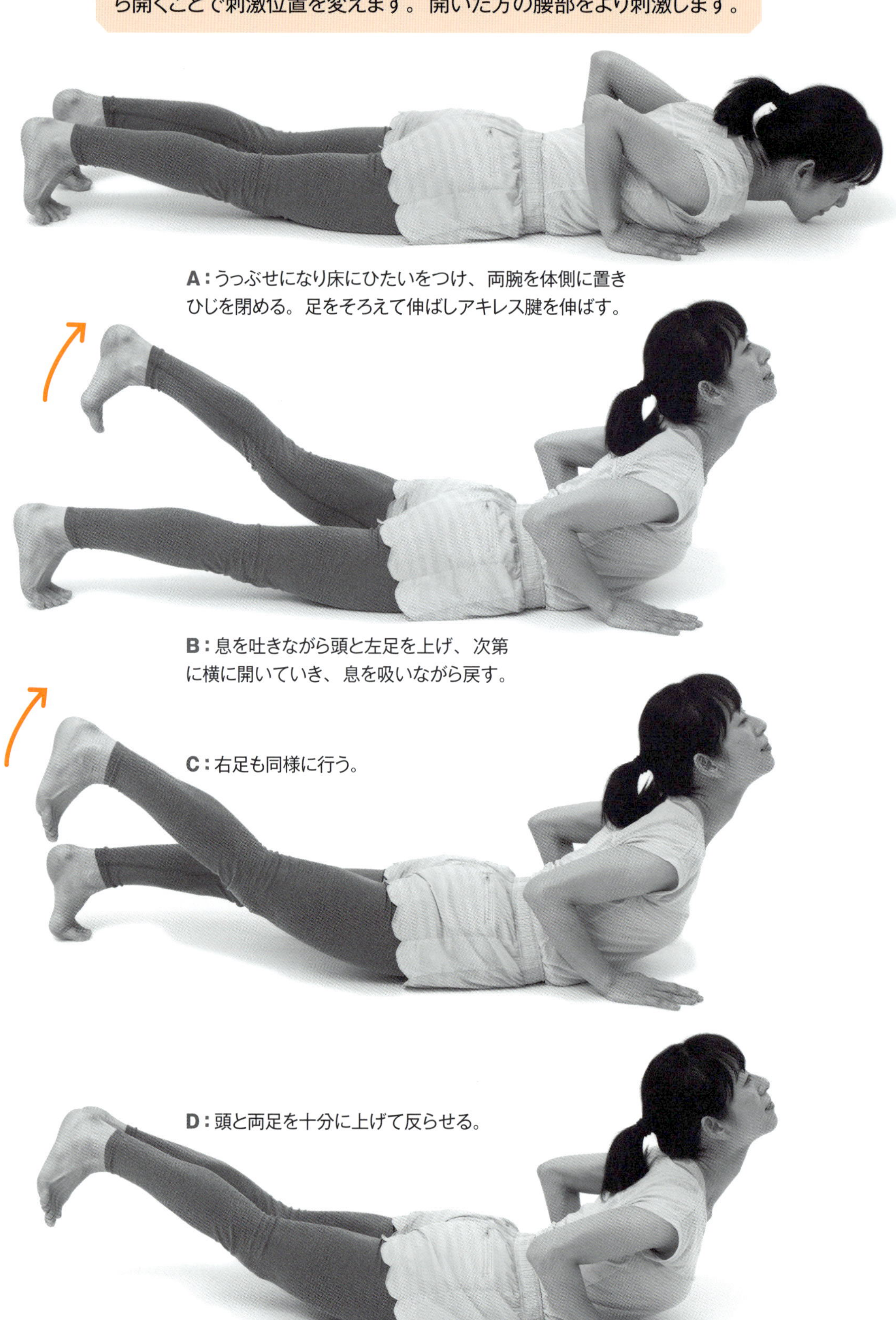

❾ 片足外曲げ、開脚でひねり前屈

骨盤の開閉左右差を整え、ひねり前屈することで、内臓の左右差や足裏部の左右の縮みを調整しながら捻れを直します。

A： 足を大きく開き、左足はアキレス腱を伸ばし、右足は曲げて体の中心に置く。背筋・首筋を伸ばし右手は上に、左手は腰に当て、正面を向いて呼吸を整える。

B： 上体を左に向け、左足のかかとを両手でつかみ、左ひざが曲がらないようにして、息を吐きながら左足先に向って前屈する。この時、胸とひたいが足にくっつくように努力する。息を吸いながら体を起こし、同じ要領で足を組み替えて行う。

❿ 片足外曲げ、開脚で側屈

側腹部を伸ばし肋骨の左右のバランスを取り、左右の足裏部の縮みを取ります。

B： ❾のＡの姿勢から息を吐きながら左足先に向って倒す。左足の指先を両手でつかみ、左ひざが曲がらないようにして、右わき腹を十分に伸ばす。同じ要領で足を組み替えて行う。

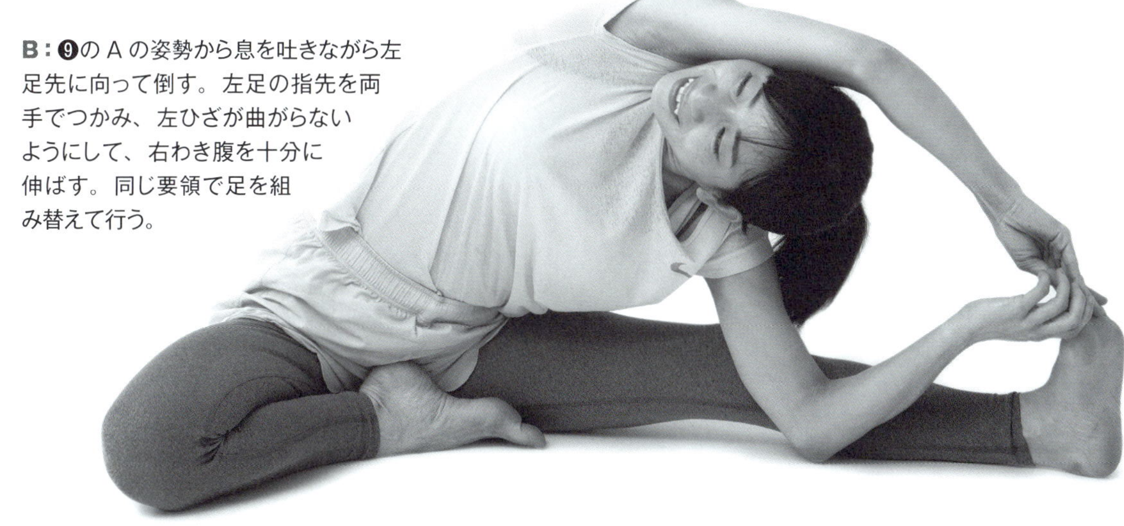

生理異常

生理は本来自然現象ですから、強い異常感が伴うのはおかしなことで、特別な異常感が無いのが正常です。生理異常は腰の捻れ、骨盤のゆがみや開閉のアンバランス、冷えなどが原因の中心となるので、これらを直し、下肢部のうっ血や便秘、臀部のたるみを取るように体操が工夫されています。異常感を訴える人には、腰腹部の力がない人が多いので、足腰を鍛えることも大切です。感情の不安定さや混乱も大きく影響しますので、心の安定も必要です。

❶ 仰向け、合蹠で腰上下

骨盤の左右の開閉力の差を取ります。また腰椎の捻じれを正し、腰腹部の筋力のバランスを改善し、下腹部臓器の血行を良くします。

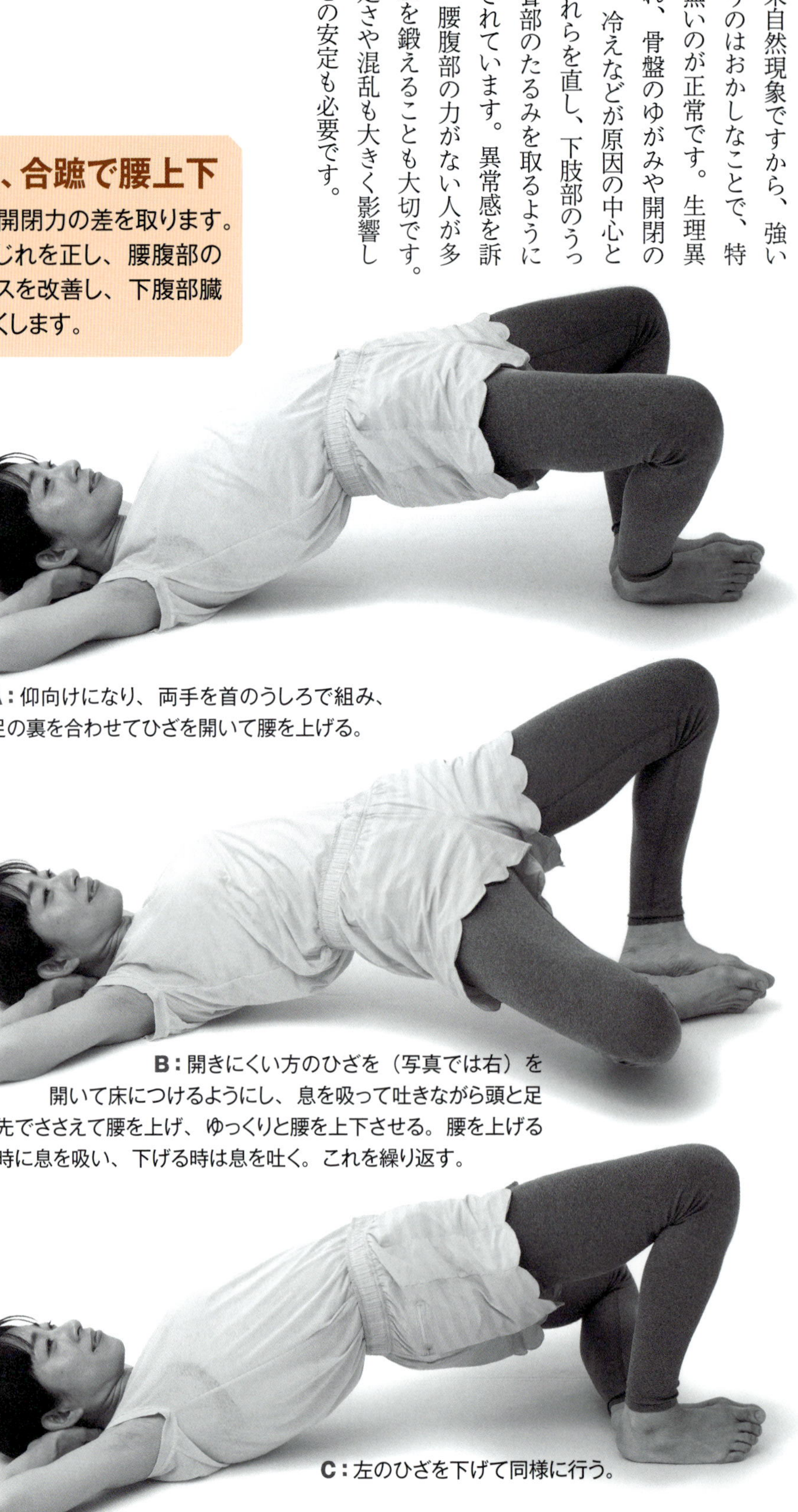

A：仰向けになり、両手を首のうしろで組み、足の裏を合わせてひざを開いて腰を上げる。

B：開きにくい方のひざを（写真では右）を開いて床につけるようにし、息を吸って吐きながら頭と足先でささえて腰を上げ、ゆっくりと腰を上下させる。腰を上げる時に息を吸い、下げる時は息を吐く。これを繰り返す。

C：左のひざを下げて同様に行う。

❷ 片ひざ外曲げ、腰上下

萎縮硬化した方の骨盤の開閉力を高め、左右のバランスを取ります。側腹部のアンバランスも正し、下腹部臓器の働きを整えます。

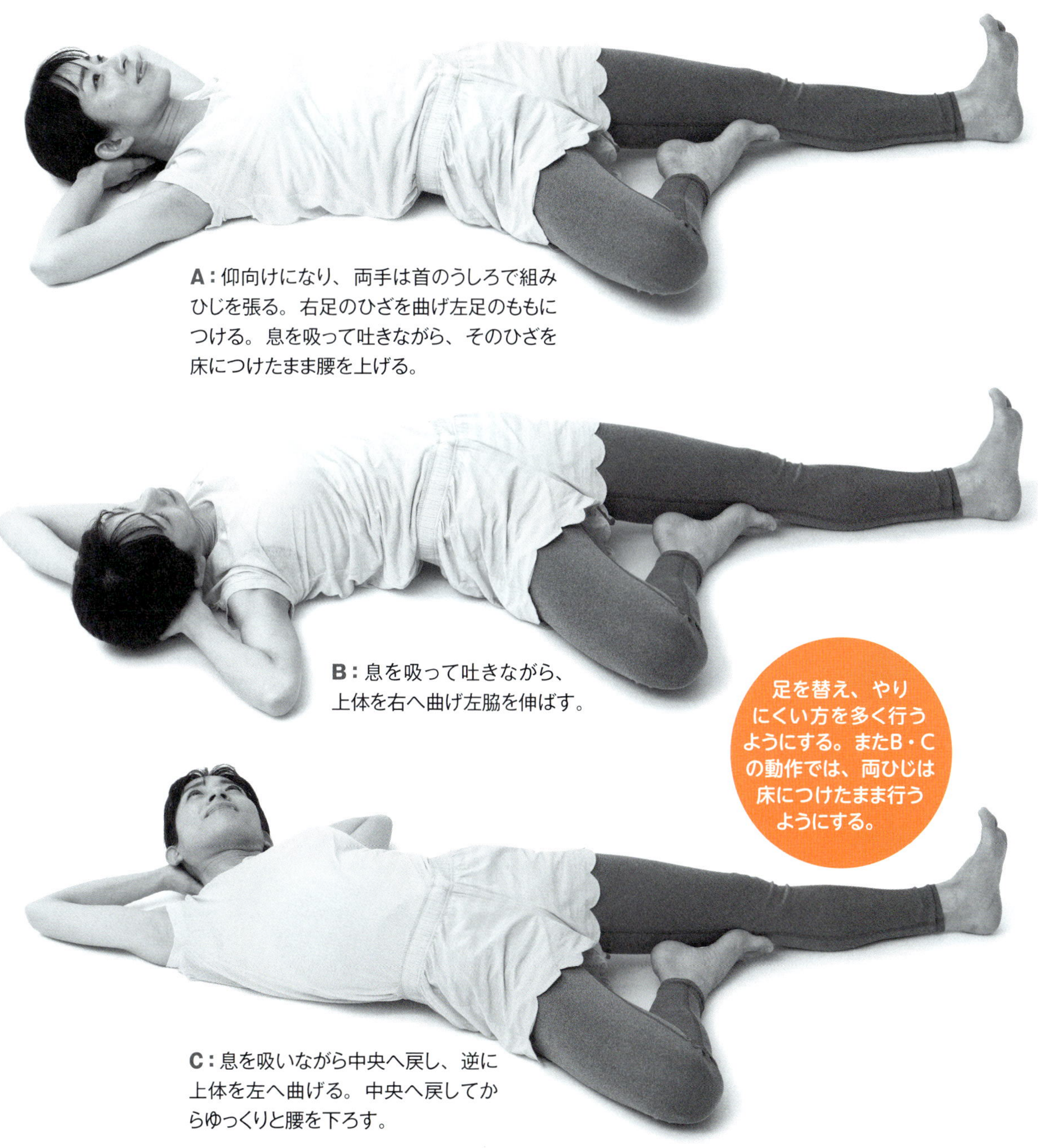

A：仰向けになり、両手は首のうしろで組みひじを張る。右足のひざを曲げ左足のももにつける。息を吸って吐きながら、そのひざを床につけたまま腰を上げる。

B：息を吸って吐きながら、上体を右へ曲げ左脇を伸ばす。

足を替え、やりにくい方を多く行うようにする。またB・Cの動作では、両ひじは床につけたまま行うようにする。

C：息を吸いながら中央へ戻し、逆に上体を左へ曲げる。中央へ戻してからゆっくりと腰を下ろす。

❸ 上向き四つん這い、腰上げ前後

脚部ともも前部の縮みを取り、骨盤の前後の傾きを整え、恥骨の位置を正します。腰腹部の筋力も高めます。

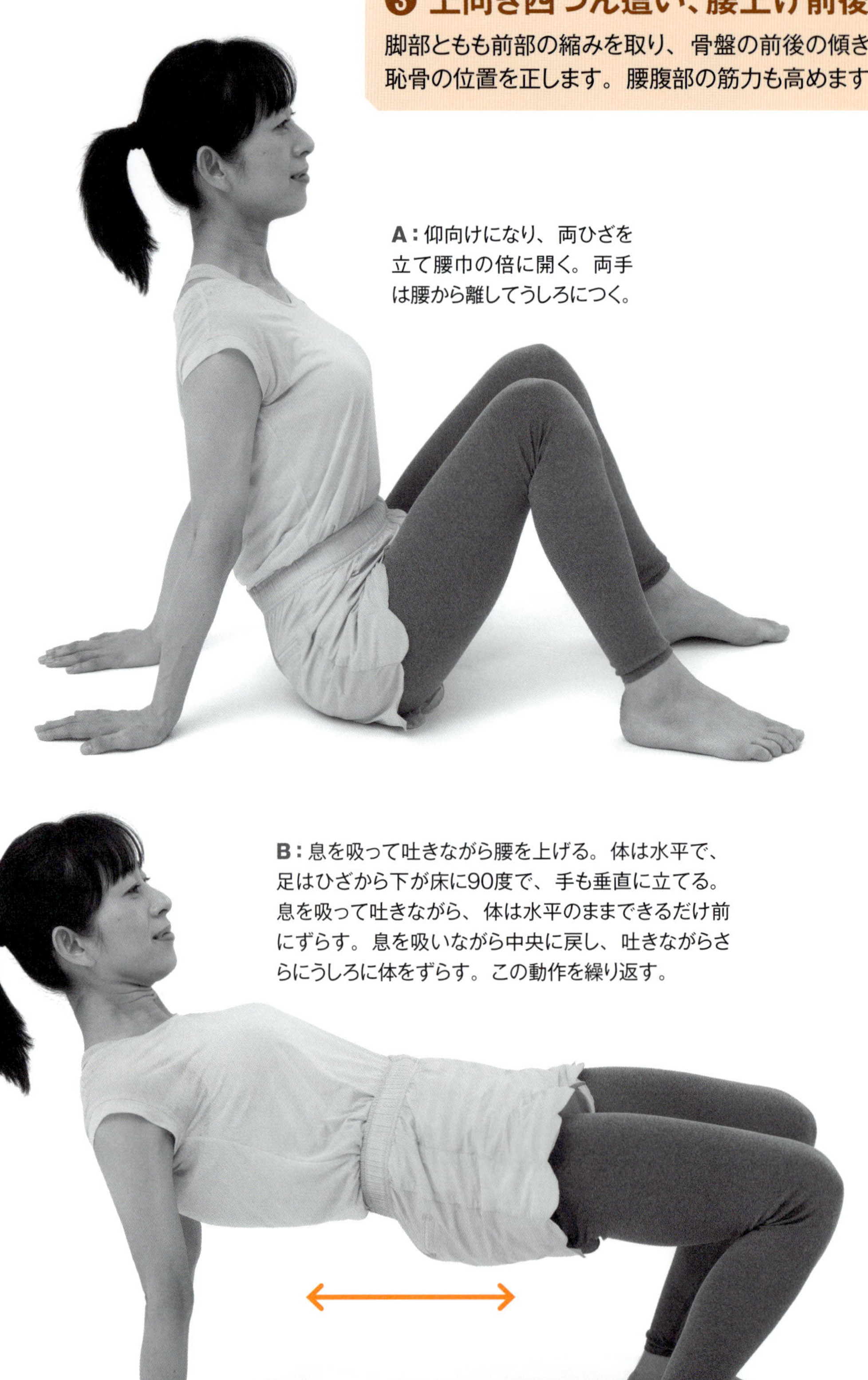

A：仰向けになり、両ひざを立て腰巾の倍に開く。両手は腰から離してうしろにつく。

B：息を吸って吐きながら腰を上げる。体は水平で、足はひざから下が床に90度で、手も垂直に立てる。息を吸って吐きながら、体は水平のままできるだけ前にずらす。息を吸いながら中央に戻し、吐きながらさらにうしろに体をずらす。この動作を繰り返す。

❹ 顔上げ犬の左右捻り

腰腹部と背骨を捻り、生理異常の大きな原因である腰の捻れを取ります。下腹部臓器の血行が良くなり排泄力も高まります。

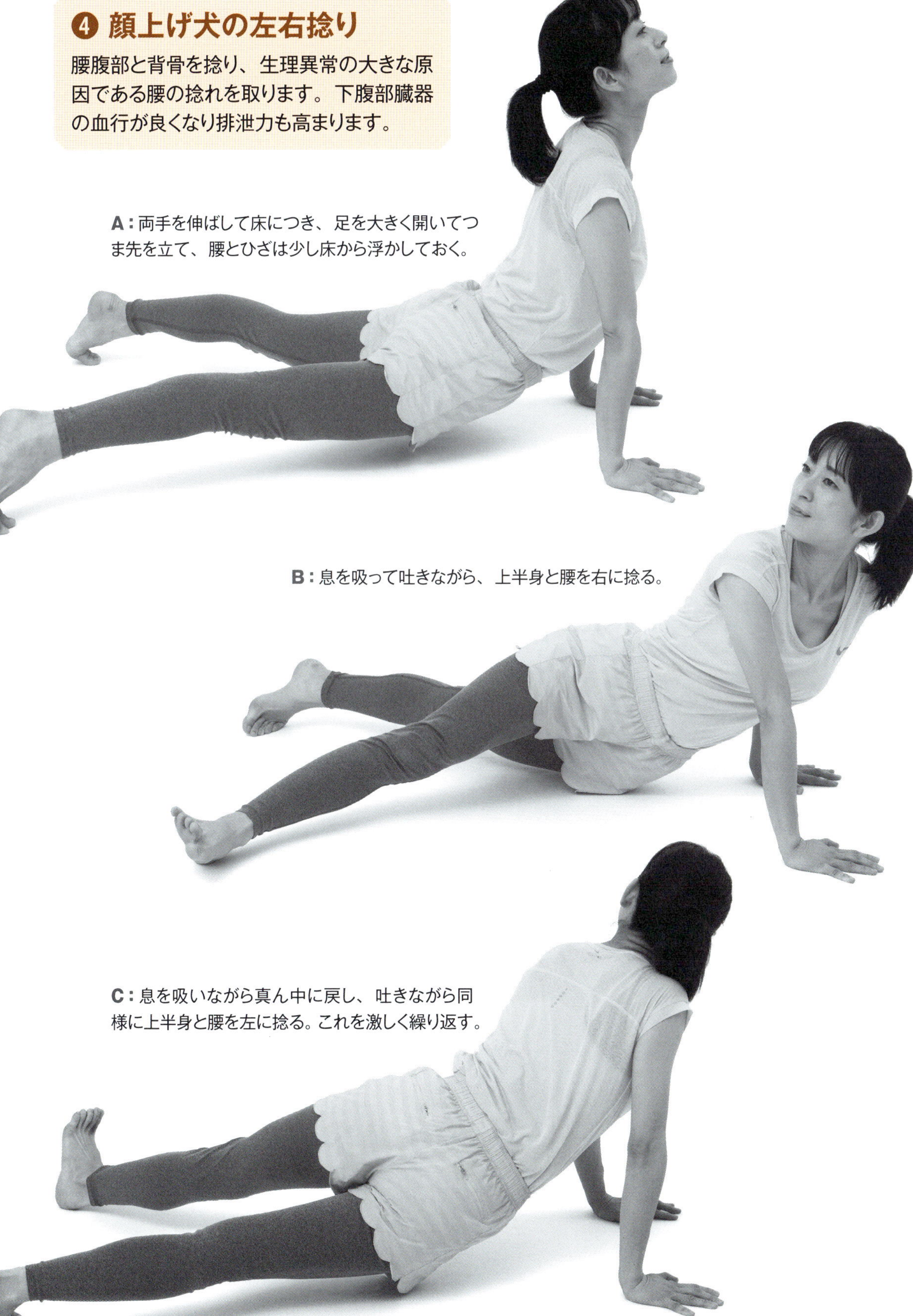

A：両手を伸ばして床につき、足を大きく開いてつま先を立て、腰とひざは少し床から浮かしておく。

B：息を吸って吐きながら、上半身と腰を右に捻る。

C：息を吸いながら真ん中に戻し、吐きながら同様に上半身と腰を左に捻る。これを激しく繰り返す。

沖ヨガ式呼吸体操

呼吸と動作を特に一体化させて、呼吸筋群の伸縮体操を行い、生命が求める自然な呼吸運動を筋肉の委縮やゆがみで邪魔しないようにします。各々の体操は伸縮する呼吸筋群が異なり、全身の呼吸筋が活発化します。

❶ 前後体操　主に胸郭が前後に広がる時の呼吸筋を伸縮させせます。

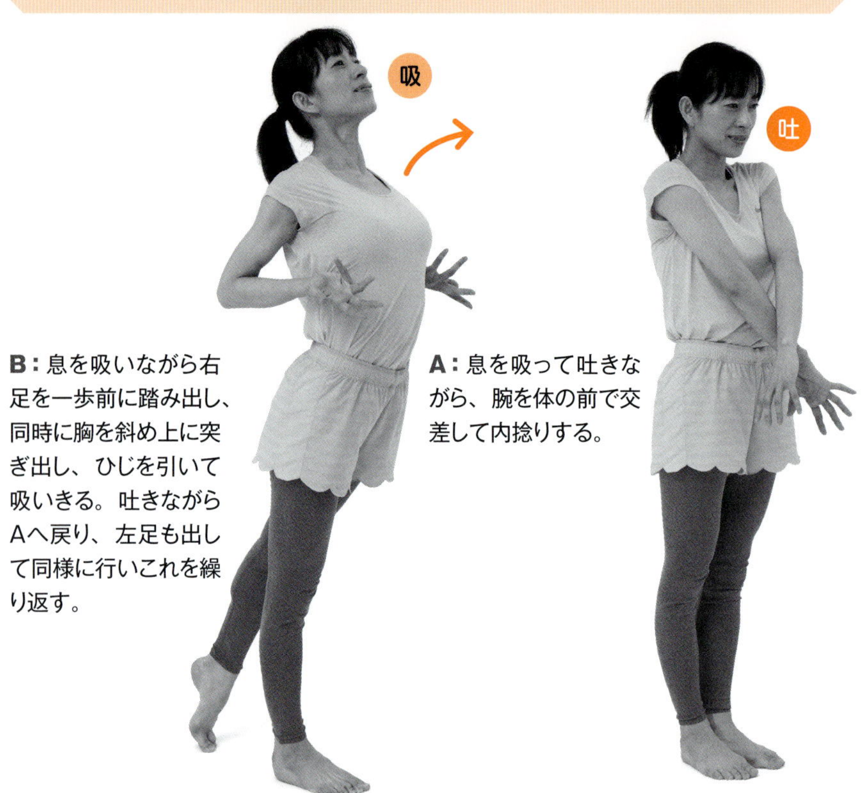

A： 息を吸って吐きながら、腕を体の前で交差して内捻りする。

B： 息を吸いながら右足を一歩前に踏み出し、同時に胸を斜め上に突ぎ出し、ひじを引いて吸いきる。吐きながらAへ戻り、左足も出して同様に行いこれを繰り返す。

❷ 左右体操　主に胸郭が左右に広がる時の呼吸筋を伸縮させせます。

吸

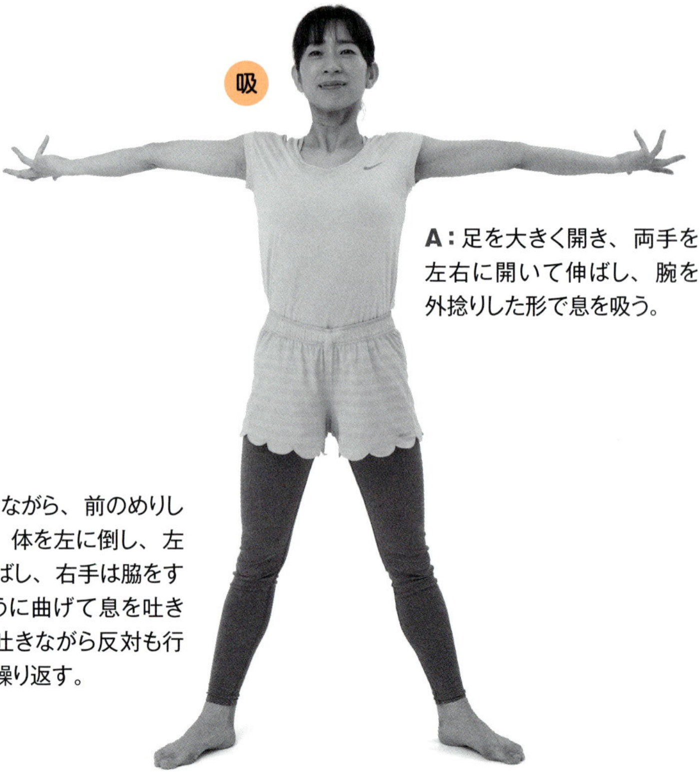

A： 足を大きく開き、両手を左右に開いて伸ばし、腕を外捻りした形で息を吸う。

吐

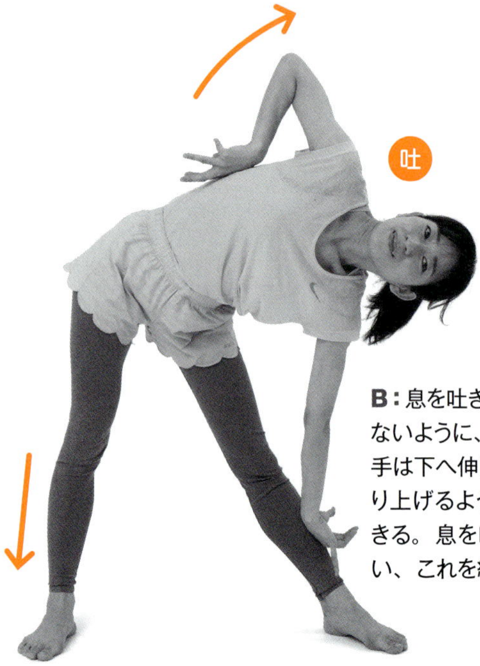

B： 息を吐きながら、前のめりしないように、体を左に倒し、左手は下へ伸ばし、右手は脇をすり上げるように曲げて息を吐ききる。息を吐きながら反対も行い、これを繰り返す。

❸ 捻り体操
捻り体操は肋骨まわりの呼吸筋や腹直筋、側腹筋を伸縮させます。

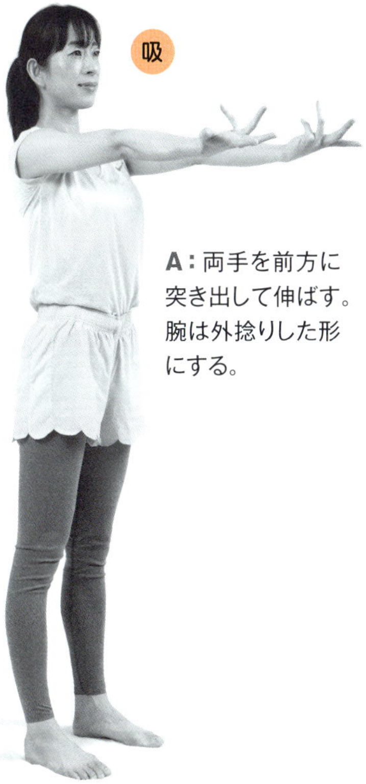

吸

A： 両手を前方に突き出して伸ばす。腕は外捻りした形にする。

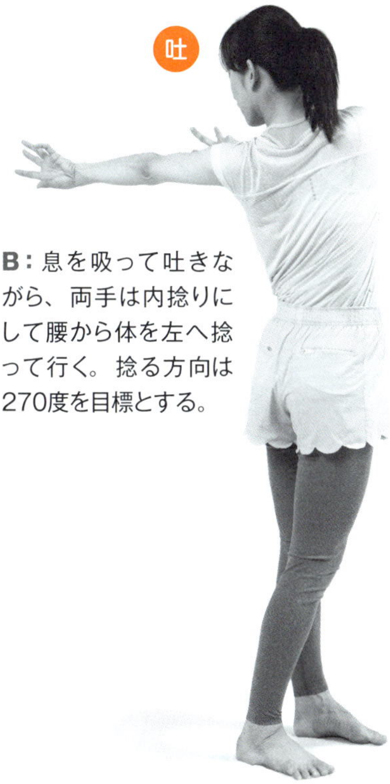

吐

B： 息を吸って吐きながら、両手は内捻りにして腰から体を左へ捻って行く。捻る方向は270度を目標とする。

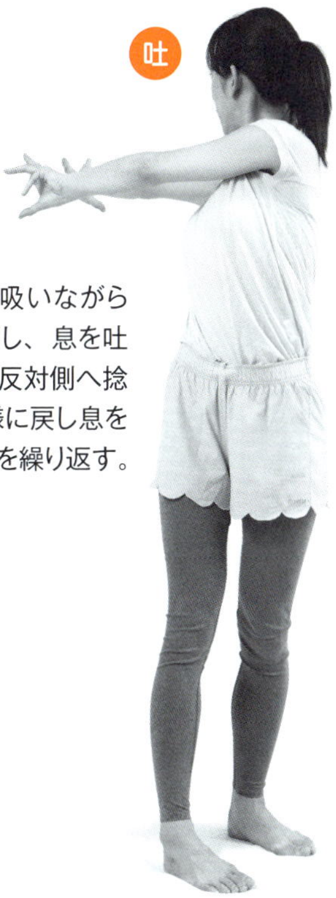

吐

C： 息を吸いながらもとへ戻し、息を吐ぎながら反対側へ捻り、同様に戻し息を吸うことを繰り返す。

❹ 上下体操
胸郭を持ち上げる呼吸筋や腹筋群を伸縮させます。

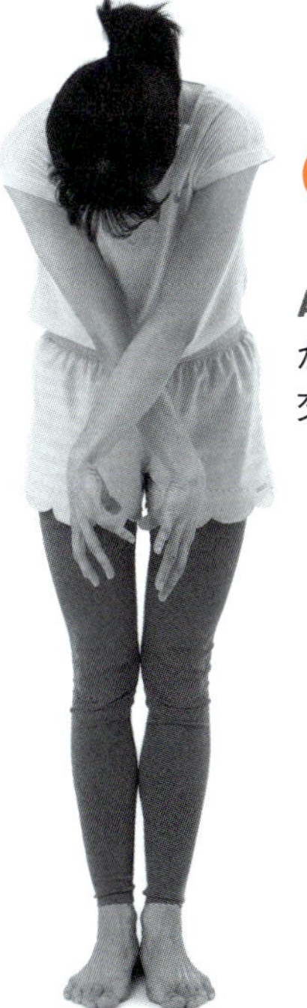

吐

A： 息を吸って吐きながら、腕は体の前で交差し、内捻りする。

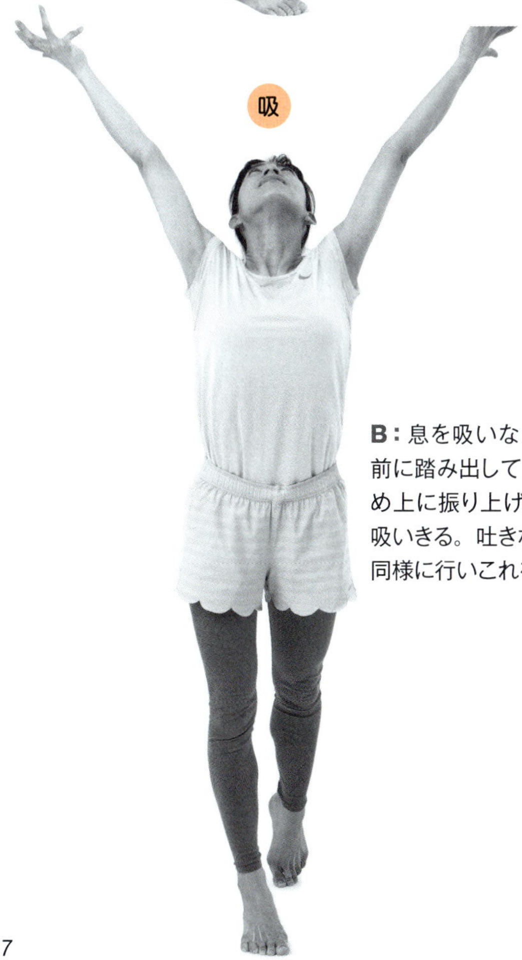

吸

B： 息を吸いながら、右足を一歩前に踏み出して、同時に両手を斜め上に振り上げ、外捻りして息を吸いきる。吐きながら左足も出して同様に行いこれを繰り返す。

❺ 腰回転体操 腰回転法は、腰腹部の腹式呼吸関連筋群を伸縮させます。

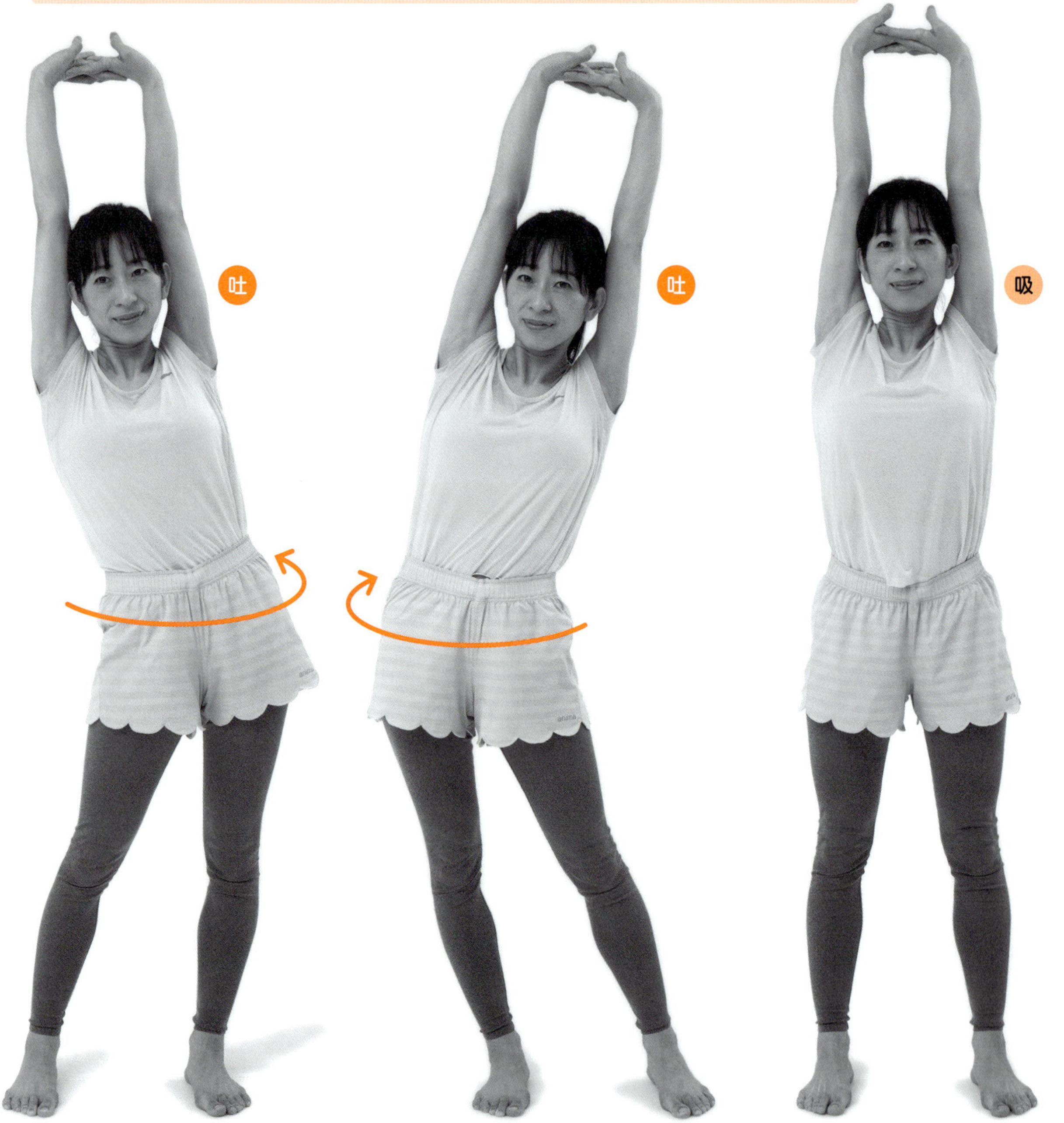

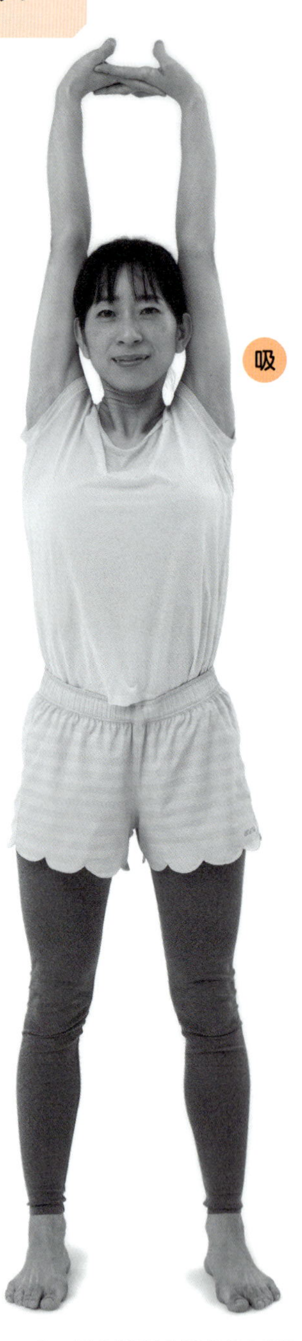

A：足を腰幅より多めに開ぎ、両手を組み裏返して上方へ伸ばす。

B：息を吸って吐きながら、へそで水平に円を描くように右回しで4回程度回す。

C：反対側も同様に行う。

❻ 垂直伸び体操

頭頂部から足裏に抜ける氣の道を開発します。

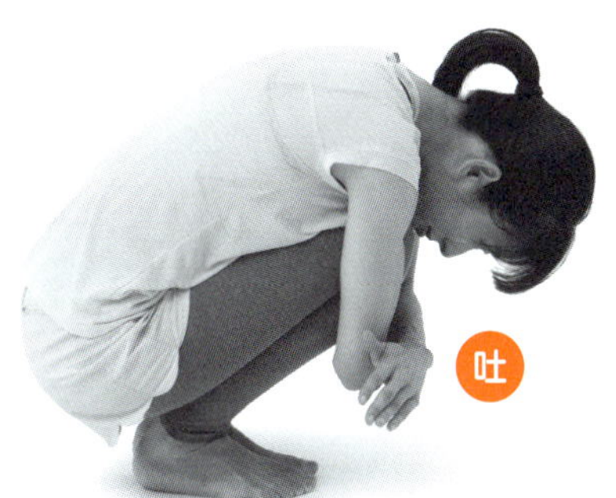

A：腰幅より広めに足を開いて立ち、息を吐きながらしゃがんで、下を向いて腕を交差する。

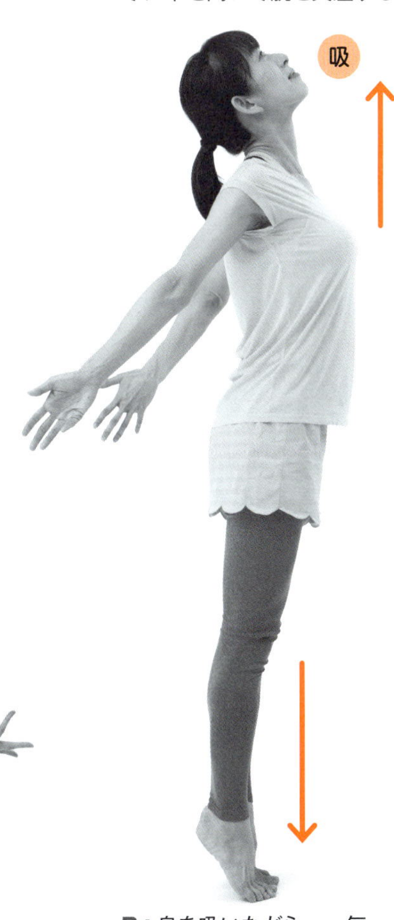

B：息を吸いながら、一気に垂直に伸び上がり、胸を開き腕を外捻りする。頭から足裏に氣を通すような気持ちで行う。

❼ 大の字腰下げ体操

重心を下げ丹田力をつけて、足腰を強化し下半身に氣を充実させます。

吐

A：息を吸って吐きながら、両腕を腹の前で交差させる。

吸

B・C：息を吸いながら、左足を大きく横に開き、両手は上に持ち上げてから「フム」と息を半分ほど吐いて、真横へ振り出し、腕は外捻りで息を留める。

吐

❽ 中心強化気合法 -1-

腰側から腹側へ道を開いて丹田に氣を集めます。

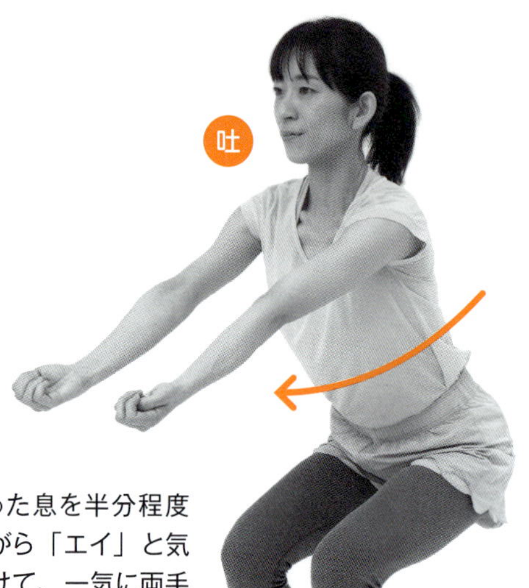

A：足を腰幅より広めに開き、足の親指を意識して、息を吸いながらつま先立ちして、腕をうしろに引く。

B：吸った息を半分程度吐きながら「エイ」と気合をかけて、一気に両手を振り下げ、斜め下へ出して留める。同時に残りの息を腹に留めて、数秒耐える。この時、肛門も締める。

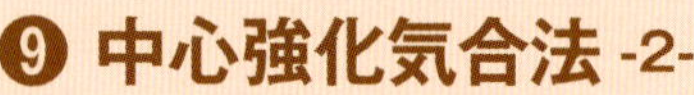

❾ 中心強化気合法 -2-

腹側から腰側へ氣の道を開いて丹田に氣を集め充実させます。

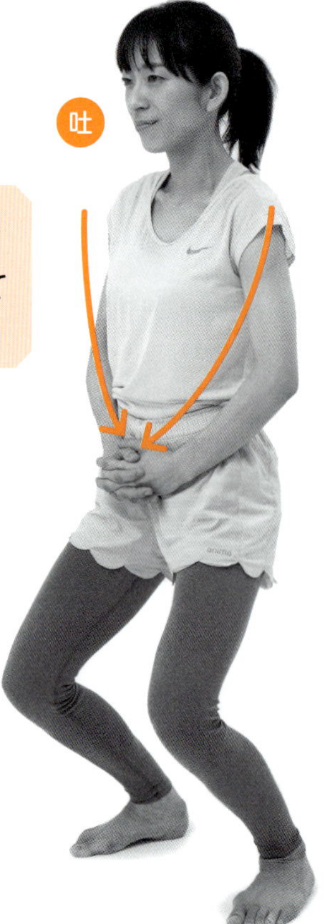

A：足を腰幅より広めに開き、足の親指を意識して、息を吸いながらつま先立ちして両手は組んで裏返して真上に伸ばす。

B:吸った息を半分程度吐きながら「エイ」と気合をかけて、残りの息を下腹に留めて下腹をゴムマリのように膨らませて肛門を締め、一気に組んだ両手を振り下ろして、下腹を叩く。数秒耐えてからもとへ戻す。

食事法の注意点

食事法も修正行法の大切な要素になります。各症状に有効な主な食品を紹介しました。

●睡眠障害
玄米、黒パン、野菜類、海藻類、小魚、豆類、れんこん、玉ネギ、にんじん、かぼちゃなどが有効です。

●視力異常
ビタミンA、B、C、カルシウムが不足しないようにします。野菜類、海藻類、果実類などアルカリ性食品を多くし、血液を酸化させないように、肉類、タマゴ、魚の切り身、バター、チーズなどは制限しなければなりません。

●肩・首のこり
玄米、野菜類、海藻類、豆類で、大根、こんにゃく、ひじきなどが有効です。

●内臓強化法
ビタミン、カルシウム、ナトリウムが特に必要で、その他には植物成分と良質のタンパク質です。ハト麦、黒ゴマ、黒豆、かたつむり、松葉、にんにく、くるみ、ネギ、玉ネギ、うなぎ、木の芽、山いもなどです。
また、内臓下垂の症状では、食べ過ぎや有害物の連用は避け、カルシウム、ナトリウム、鉄分など陽性のミネラルを多く含んだものが良いのですが、肉類や澱粉類に偏ると、ミネラルをいくらとっても不足がちになります。内臓下垂症や無力症は陰性の虚症であるので、糖分や果物類は避け、玄米、ごぼう、にんじん、納豆、ひじき、昆布、小魚、黒ゴマ、ネギなどが有効です。

●便秘・排泄不完全
玄米、繊維質の野菜類、海藻類、漬物の類が良く、ごぼう、こんにゃく、さつまいも、大根、ひじき、昆布、わかめ、納豆、おから、リンゴなどが有効です。

●不妊改善・安産法
タンパク質、ビタミンA、B、C、カルシウム、鉄分など、陽性成分の多く含まれている植物性の食物をとると有効です。お産で苦しむ人は、糖分、果物類を好み、澱粉類、動物性食品の過食者が多いのです。

●頭重・偏頭痛
十分なカルシウムやビタミンB1などで、全体食、生野菜をとる必要があります。小魚、海藻類、れんこん、にんじん、セロリ、小豆、ゴマ、抹茶、大根などが有効です。

●耳・鼻の異常
カルシウム、ビタミンB、Cをとる必要があり、玄米、黒パンが有効です。野菜をとる場合、陽性体質の人は生野菜に、陰性体質の人は油いためにすると良いでしょう。

●呼吸障害
ビタミンB、Cを含んだものが良く、澱粉のとり過ぎは便秘によってガスが上昇し、咳が出やすくなるので避けた方が良く、タンパク質はタンを作るのでできるだけ少量にし、れんこん、黒豆、かぼちゃ、玉ネギ、にんじん、コンフリー、春菊などが有効です。

●痩身
根菜類、乾燥野菜類、海藻類（海藻の中に含まれるヨードは脂肪の燃焼を完全にする働きがあります）が良く、高血圧症の人の場合は海藻類に果汁や酢をかけ、病的な肥満症の人は、ミネラル、ビタミンを多く含んでいる野菜類を多くとり、脂肪類は植物性のものを少量とるのが有効です。

●腰痛・背痛
ビタミンB、C、カルシウム、ナトリウムを多く含んだものをとり、糖分、動物性脂肪の過剰は避けます。玄米菜食、特に根菜類、海藻類が有効です。

●生理異常
ビタミンB、C、カルシウム、ナトリウムの多いものをとります。玄米菜食、特に根菜類、海藻類を多くとると有効です。

丹田力・生命力強化法と脳について

最近の大脳生理学を中心とした脳の科学は、心の問題についてかつて不明であった多くのことを明らかにしています。また、肉体と脳の関係においても、どの部分が心身のどういう機能と関係があるのかを教えてくれます。例えば、脳の出血や梗塞が体に与える弊害もだいぶ知られるようになってきましたが、逆に、どういう動作をすれば脳の働きが良くなるのか（つまり身体から脳への刺激）については、一般の本ではあまり触れられていません。

ところで、沖ヨガ式の丹田力・生命力強化法（以下、強化法）は、インドのヨガにはない独自なものであり、また脳科学をもとに作られたものでもありませんが、上記の脳科学の理論と一致したものが数多く見られます。この強化法は経験的に試行錯誤しながら作り上げた訓練法であり、訓練を受けた人々が生き生きとし、丹田力が高まったと感じられるものを抽出し体系化したものですが、みごとに脳科学の研究と一致してきているのです。

それでは、強化法の訓練法を脳科学でどう解釈できるのか、米国の教育学者ウィン・ウェンガー博士の理論を借りて動作と脳の進化の関係を見ていきます。

適応力の向上が脳の進化を生む

脊椎動物の進化過程、つまり魚類→両生類→爬虫類→鳥類・哺乳類→高等哺乳類という流れを見ると、新たな環境に適応するために、既存の神経中枢組織にそれぞれの新しい機能を担う神経細胞を付け加える形で、脳を進化させてきたことが分かります。例えば、原始魚類から原始両生類にいたる過程では、海から陸に移行するわけですが、陸地は海に比べて重力が大きく、温度の変化も激しい過酷な環境になるので、ここで海中での生存に適した神経組織に新たな環境に適応できる要素が加わらなければなりません。これが「橋（橋脳）」と呼ばれる部分で、延髄の土台の上に加えられることにより、新しい環境への適応が可能になったのです。

この新たな脳組織を付け加えるという方法は、それ以後の進化にも見られ、常に既存の脳が土台となって、より鋭く繊細な知覚や、より豊かな運動能力、また外界の変化に生化学的に対応するために、中枢組織などを順次発展させてきたのです。

前述した原始魚類から原始両生類が分化してきた過程は、水中という環境から空気中という環境への適応を迫られた結果ですが、空気中から酸素を取り入れるためにヒレに代わる仕組みを作り、重力に耐え、体を支え、陸上を歩く脚部の筋肉や骨格の仕組みを発達させることではじめて可能となったのです。

脳の進化の過程と体の動き

さて、強化法の訓練法は、魚類→両生類→爬虫類→鳥類・哺乳類→高等哺乳類という進化の過程に対応した体の動きを取り入れることにより、脳の進化を再現し、生命力の強化につなげるものです。

①魚類は脊髄と延髄が中心

魚類が中心だったころに発達した脳が脊髄や延髄です。これらの脳は生きていく上で基本的な働きである呼吸や心臓の鼓動の中枢ですが、これより上位の脳の発達の土台になりものです。

人間の胎児も母体の中で育っている時は羊水の中にいるので、いわば魚の状態と同じということができます。胎児の時に中心的に働いているのは脊髄と延髄で、より上位の脳も存在していますが未発達で、これらは生後、さまざまな刺激の中で発達して行くのです。

強化法としては、エビや魚、しゃくとり虫などの動きの類ですが、これらは手足の

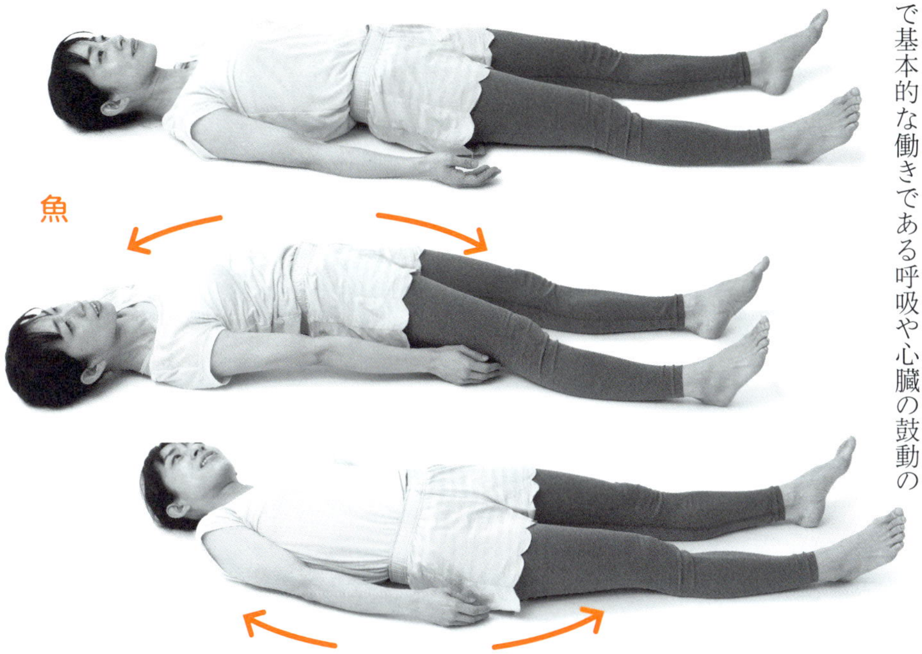

魚

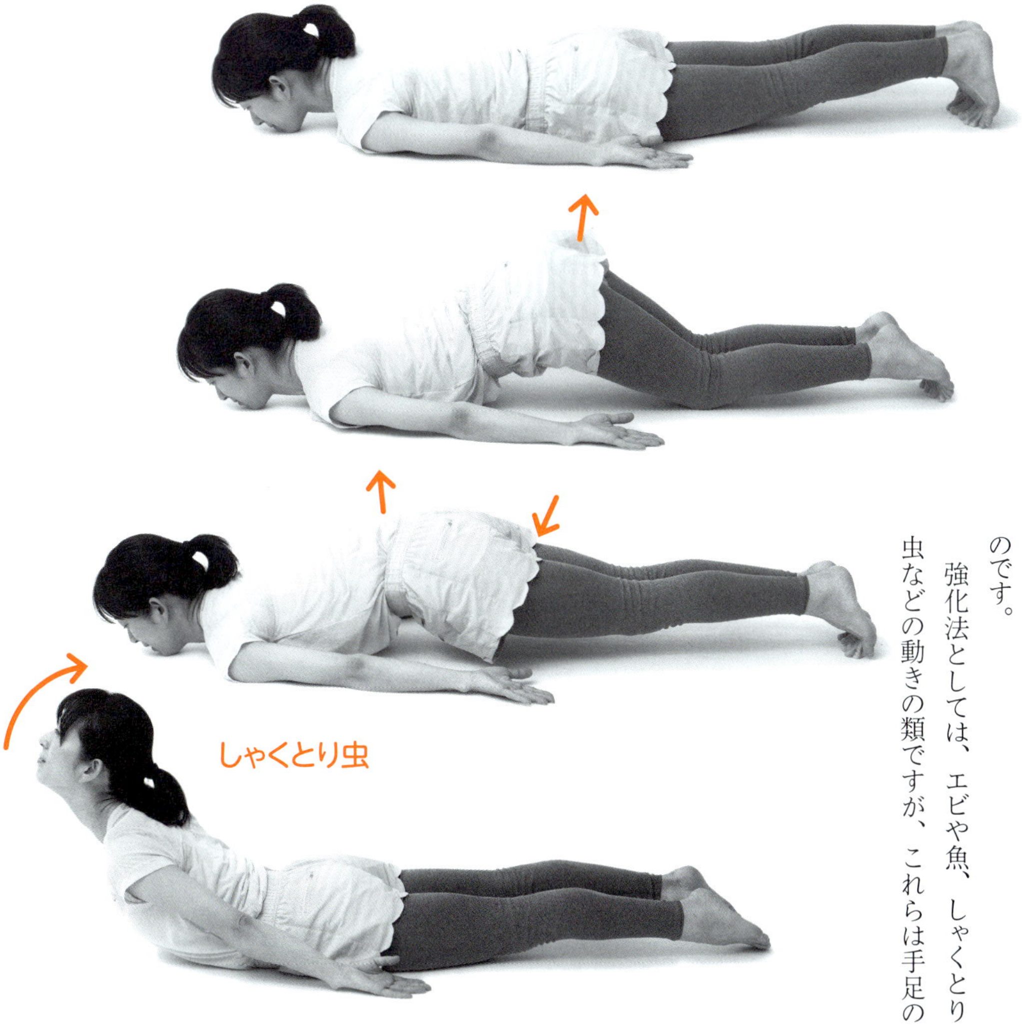

しゃくとり虫

ないものとして、体全体を上下左右にくねらせながら前進する訓練です。

赤ちゃんハイハイ

②両性類は橋が加わる

脊椎と延髄の上に橋が加わります。橋は左右の小脳両葉を橋状につなぐ脳で、原始的両生類など、最初の陸上動物の時代に発達した脳です。橋が加わることにより、はるかに高いレベルの感覚を支配しています。視覚においては、物の形の把握が可能で、聴覚や触角における基本的な要素と連携しています。また橋は、生まれたばかりの赤ん坊に腹ばいになって這うことを覚えさせる役割を持っていて、赤ん坊にハイハイをさせてやらないと、橋が未発達のままになり、その後の脳の発達に重要なハンディーを負わせることになります。成人にこのハイハイの動きをさせることは、橋レベルの発達と強化に役立ちます。橋から出ている小脳は、全身の動きの協調性や微調整に関わっていて、脊髄と延髄を上位の脳をつなぐ重要な役割を果たしています。脳障害で片側の上肢や下肢が不自由な時にこの動きを練習すると、リハビリに役立ちます。

③爬虫類は中脳が加わる

橋の上に中脳が発達してきますが、中脳は爬虫類の時代に発達し始めた脳です。陸上での生存競争が激しくなってくるにつれて、生き残るために、より複雑な動作をする能力や鋭い感覚が要求されてきます。中脳では、猿のように頭上の枝にぶら下がったり、後ろ足で立って直立歩行するといった、はるかに進んだ発達段階のものは無理ですが、それを除いて、ほとんどの身体作用の調整が習

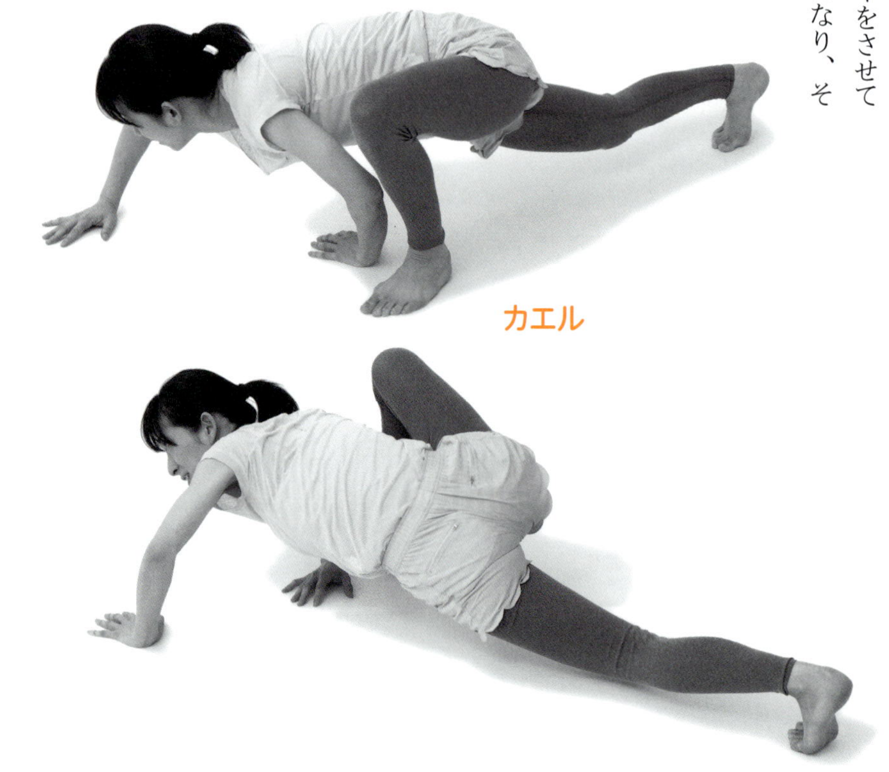

カエル

得されます。

強化法としては、カエルやワニの動きや犬走り、ウサギなど、腹を床につけないで四つん這いで行う動きがたくさんあります。これらは中脳レベルの強化発達に役立ちます。これらを行うと、全身的により大きな力を一度に引き出せるようになります。緊張と弛緩の調和力が増し、統一力が増してきます。

④哺乳類には大脳が加わる

哺乳類は爬虫類が進化して生まれてきたものとされています。大脳はこの時代に入って本格的に発達しました。中でも猿の一群は、生存する上で特別に発達した牙や爪など、身体を守る手段を持たないために、頭を使って身を守る以外ないという状況によって二足歩行ができるようになり、同時に手を自由に使えるようになって、どんどん大脳を発達させる結果となったと考えられます。これ以後、急激な大脳の発達が始まり、「生物学上の奇形」と言われるほどに、大脳皮質が発達したのです。このおかげで、人類はさまざまな道具を作り、他の生物では生きられないような困難な環境にも適応できるようになったのです。

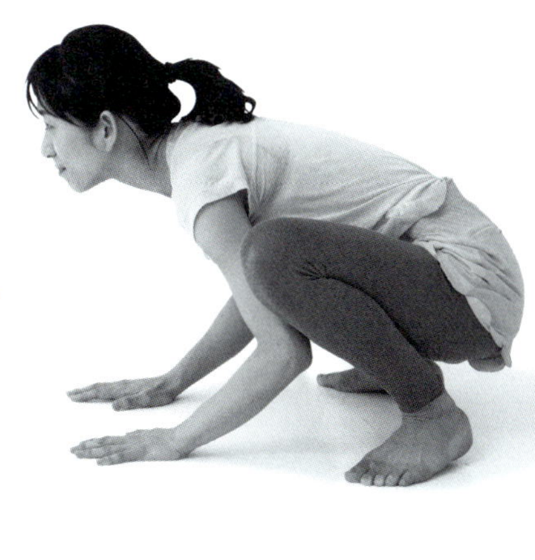

カエルジャンプ

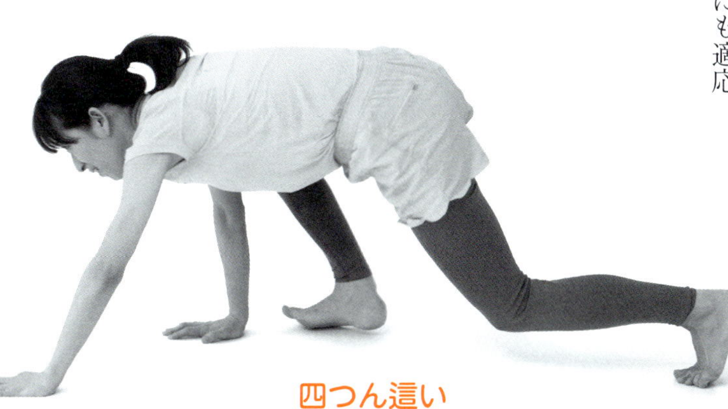

四つん這い

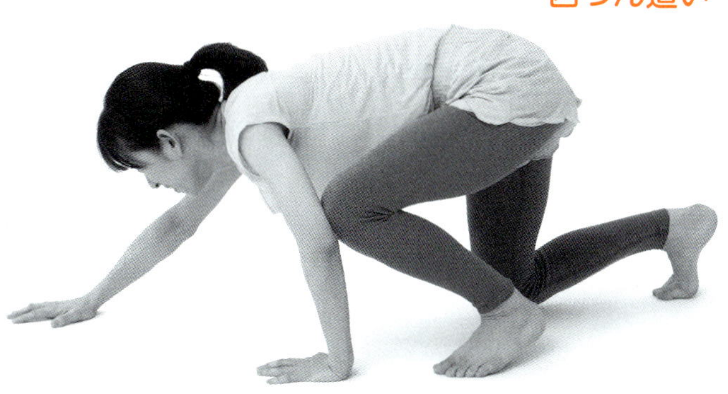

【著者関連の主な団体】

●龍村ヨガ研究所・国際総合生活ヨガ研修会 事務局

〒257-0014 神奈川県秦野市今泉 646-13
TEL & FAX：0463-85-3033
http://www.tatsumura-yoga.com/
Eメール：osamu.tatsumura@gmail.com

●NPO法人 沖ヨガ協会（旧称:国際総合ヨガ協会）事務局

〒164-0003 東京都中野区東中野 4-9-1 第一元太ビル 4B
TEL：03-6908-5613 FAX：03-6369-3216
http://www.okiyoga.com/
Eメール：kyoukai@okiyoga.com

●NPO法人 日本YOGA連盟 事務局

〒020-0885 岩手県盛岡市紺屋町 4-24
TEL：019-601-8891 FAX：019-601-8894
http://www.npo-yoga.com/
Eメール：info@npo-yoga.com

●一般社団法人 手のひらセルフケア協会 事務局

〒466-0831 愛知県名古屋市昭和区花見通 1-96
TEL：052-763-2757 FAX：052-763-2577
http://www.terucare.com/

●神園ホリスティックセラピー「ふれあいセロトニン&ほほえみサロン」事務局

〒663-8113 兵庫県西宮市甲子園口北町 3-8 ジョイフル北町 102
http://www.heart-release.com
Eメール：info@heart-release.com

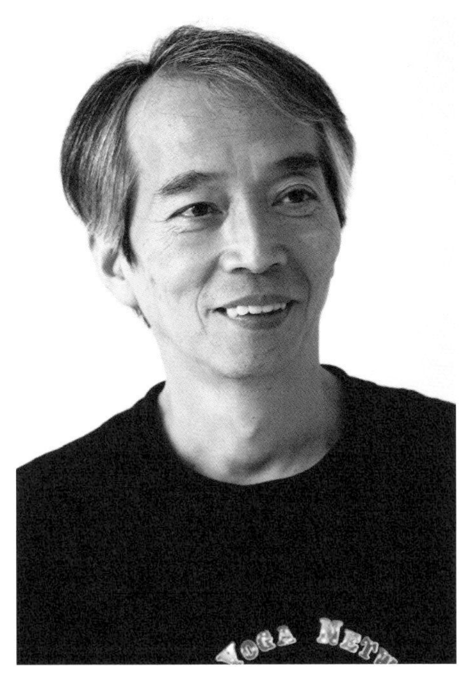

著者紹介

龍村 修（たつむら・おさむ）

1948年、兵庫県生まれ。神奈川県秦野市在住。1972年、早稲田大学文学部卒業。

学生時代の演劇活動の中でヨガに出会い、1973年に求道ヨガの世界的権威・沖正弘導師に入門、内弟子になる。導師に同行し、世界10数か国以上でヨガ指導を経験。1985年に沖導師没後、沖ヨガ修道場長就任を経て、1994年 4月に独立、龍村ヨガ研究所を開設。国内外でのヨガ指導に従事。ヨガや東洋伝統の英知を活用する心身づくりを提唱している。

現在、龍村ヨガ研究所所長、国際総合生活ヨガ研修会主宰、NPO法人日本YOGA連盟副理事長、NPO法人沖ヨガ協会理事長、一般社団法人手のひらセルフケア協会理事長。

主な著書に、『龍村式指ヨガ健康法』『龍村式ゆがみ解消法』『眼ヨガ』『龍村式耳ヨガ健康法』（いずれも小社）、『深い呼吸でからだが変わる』『深い呼吸で「心」が変わる』（共に草思社）、『生き方としてのヨガ』（人文書院）、『超ヨガ』（幻冬舎）、『伝統のヨガマイスターが教えてくれた 究極の生きる智恵』（やましたひでこ共著、PHP研究所）などがある。

編集協力&モデル 沖道靖子（おきどう・やすこ）

求道ヨガの世界的権威・日本ヨガの父、沖正弘導師のDNAを受け継ぐ（導師は大叔父にあたる）。
日本最大級のスタジオで育成トレーナーを経て、フリーに転身。
都内を中心に各地で個人から大手企業やイベント規模の講師まで幅広く活躍中。
国内外への寄附活動も継続し、『教育×ヨガ』の必要性を広めている。
沖ヨガの龍村修氏、佐藤松義氏に師事。
レッスン等の詳細は、下記公式サイトや LINE からお気軽にお問い合わせください。

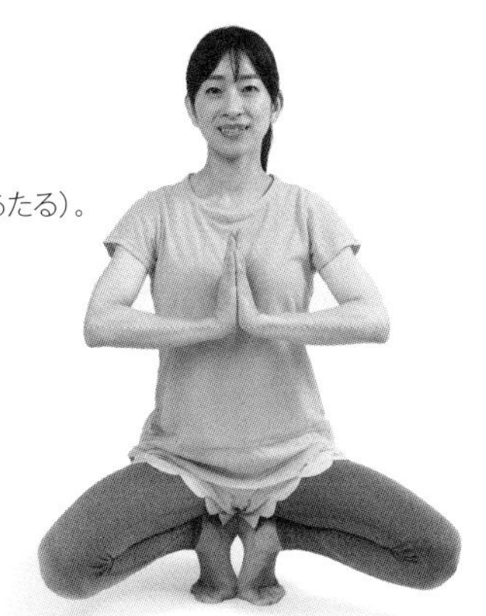

●お問合わせ：info@okidogiftyoga.com
◎公式サイト [OKI YOGA YASUKO]　http://okiyoga-yasuko.com
◎公式 LINE＠　ID 検索で友だち追加 [＠qai1395a]

77の基本ポーズで分かる
龍村式ヨガレッスン

●定価はカバーに表示してあります

2019年7月15日　初版発行

著　者　龍村 修
発行者　川内長成
発行所　株式会社日貿出版社
東京都文京区本郷 5-2-2　〒113-0033
電話（03）5805-3303（代表）
FAX（03）5805-3307
振替　00180-3-18495

印刷　株式会社シナノパブリッシングプレス
写真撮影　小山幸彦
本文レイアウト・装丁　新井美樹
モデル　沖道靖子
ヘア・メイク　岩村尚人

ISBN978-4-8170-7047-0　http://www.nichibou.co.jp/